Bircher-Benner Diätbücher

Handbuch für Nieren- und Blasenkranke

Diätanleitungen
zur Verhütung und Therapie
mit Rezeptteil,
eingehende Ratschläge
und ausgearbeiteter Kurplan
aus einem ärztlichen Zentrum
modernster Heilkunst

Dr. med. Andres Bircher
und Mitarbeitende des
Bircher-Benner Zentrums
Lilli Bircher, Pascal Bircher,
Anne-Cécile Bircher

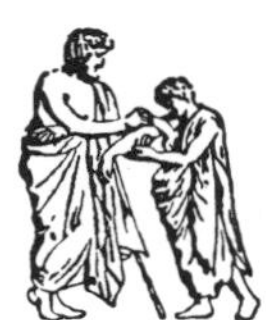

EDITION BIRCHER-BENNER
CH-8784 BRAUNWALD

Bircher-Benner Diätbücher

1. Handbuch für Multiple-Sklerose-Kranke, Morbus Parkinson und andere neurodegenerative Leiden
2. Handbuch für Leber- und Gallenkranke
3. Handbuch für die Familie und das gesunde Kind
4. Handbuch für Frischsäfte, Rohkost und Früchtespeisen
5. Handbuch zur Steigerung der Abwehrkräfte und gegen Infektionskrankheiten
6. Handbuch für Bergsteiger und für den Sport
7. Handbuch für Diabetiker
8. Handbuch zur Verhütung und unterstützenden Therapie bei Lungenkrankheiten
9. Essensfreude ohne Kochsalz
10. Handbuch für Rheuma- und Arthritiskranke
11. Handbuch für Männer mit Prostataleiden
12. Handbuch für Nieren- und Blasenkranke
13. Handbuch für Venenleiden
14. Handbuch für Magen- und Darmkranke
15. Handbuch für die Ernährung in Schwangerschaft und Stillzeit
16. Handbuch für Frauenleiden und die Wechseljahre
17. Handbuch zur Verhütung und begleitenden Therapie der Krebskrankheit
18. Handbuch für Kopfschmerzen und Migräne
19. Handbuch für Bluthochdruck, Herz- und Arteriosklerosekranke
20. Handbuch zur Überwindung von Angst und Depression
21. Handbuch für Hautkranke und Hautempfindliche
22. Handbuch für Stresskranke
23. Handbuch für Allergiekranke
24. Handbuch zur Verhütung von Demenz und Alzheimerkrankheit
25. Handbuch zur inneren Behandlung der Augenkrankheiten
26. Handbuch zur Heilung von Gewichtsproblemen, Adipositas und Anorexie

Die Ergebnisse weltweiter Forschung sind in diesen Handbüchern ebenso berücksichtigt, wie die über 100-jährige Entwicklung ärztlicher Kunst und Erfahrung in der bekannten Bircher-Benner Klinik. Der Leser spürt auf Schritt und Tritt die hilfreiche Art des kundigen Arztes.

11. völlig neu bearbeitete Auflage 2022

info@bircher-benner.com www.bircher-benner.com

Buchbestellungen: edition@bircher-benner.com

Printed in Germany

Satz: Eberl & Koesel Studio, Altusried-Krugzell
Druck und Bindung: Pustet, Regensburg

Inhalt

Vorwort ... 9

Die Nieren ... 12

Die Harnblase ... 15

Die Harnröhre ... 15

Die Untersuchung des Urins ... 16

Die Ultraschalluntersuchung ... 17

Die Nierenfunktion ... 18
- Der Kreatininspiegel ... 18
- Die Kreatinin-Clearance ... 18

Die Untersuchungstechnik ... 20
- Die Zystoskopie ... 20
- Röntgenuntersuchung, Ultraschall und Magnetresonanztomografie ... 21

Nierenkrankheiten ... 24
- Nierenzysten und Zystenniere ... 24
- Die Ursachen von Zystennieren ... 25
- Der klinische Verlauf und die Prognose vererbter Zystennieren ... 25

Die Glomerulonephritis ... 29
- Die primären Glomerulonephritiden ... 29
- Die sekundären Glomerulonephritiden ... 31
- Nicht entzündliche Glomerulopathien ... 32

Die Therapie der Glomerulonephritis ... 34

Die interstitielle Nephritis ... 35

Die Purpura Schönlein-Henoch ... 36

Die Hämodialyse 37
Die Hämodialyse im nephrologischen Dialysezentrum 37
Sonderformen der Hämodialyse 40
Die Indikation zum Beginn einer Dialysetherapie 40

Nierenkrebs 41
Die Risikofaktoren für das Entstehen von Nierenkrebs 41
Die Klassifikation der Nierenkarzinome 41
Die Klassifikation der Arten von Nierenkrebs 42
Die Symptome des Nierenkrebses 42
Die Diagnose des Nierenkarzinoms 43
Die TNM-Klassifikation der Ausbreitungsstadien 43
Die UICC-Stadieneinteilung 44
Die Prognose-Scores des Nierenzellkarzinoms 44
Die Therapie des Nierenzellkarzinoms 44
Zytostatika 46

Nieren- und Blasensteine 48
Methoden zur Entfernung von Nierensteinen 49
Die Harnleiterschiene 50

Veränderung der Lebensgewohnheiten 51
Heilpflanzen gegen Nierensteine 51

Krankheiten der Blase 52
Der vesikorenale Reflux 52

Infektionen der Blase 54
Umstände, welche das Risiko für Harnwegsinfekte erhöhen 55
Die Symptome eines Harnwegsinfekts 55
Laboruntersuchungen 56
Die antibiotische Therapie der Blasenentzündung 56
Die interstitielle Zystitis 57

Die Ernährung und chronische Harnwegsinfekte 58
Das Mikrobiom der Harnwege 58

Die Bedeutung des Schwefels 59

Sekundäre Pflanzenstoffe (Phytochemicals) 60
Nahrungsmittel mit natürlicher antibiotischer Wirkung 60
Nahrungsmittel mit entzündungshemmender Wirkung 60
Nahrungsmittel zur Stärkung und Modulation des Immunsystems 61
Nahrungsmittel mit antioxydativer Wirkung 61

Arzneimittel aus der Naturheilkunde 62
Homöopathische Mittel 63

Die Harninkontinenz 66
Die Dranginkontinenz 66
Die Belastungsinkontinenz (Stressinkontinenz) 66
Die Überlaufinkontinenz 67
Die Reflexinkontinenz 67
Die extraurethrale Inkontinenz 67
Die Therapie der Inkontinenz 67
Operative Methoden gegen Inkontinenz 68
Möglichkeiten der Naturheilkunde gegen Harninkontinenz 68
Die Therapie der Beckenbodenschwäche 69
Das Beckenbodentraining 69
Allgemeine Empfehlungen 69
Heilpflanzen gegen Inkontinenz 70
Das Blasentraining 70
Richtiges Trinken 71
Übergewicht und Inkontinenz 71
Inkontinenz und die Lebensweise 71
Die Homöopathische Therapie der Inkontinenz 71
Die Neuraltherapie 72

Blasenkrebs 73
Die Ursachen des Blasenkarzinoms 73
Rauchen, Kaffeekonsum und Blasenkrebs 73
Künstliche Süssstoffe und Blasenkrebs 74

Aromatische Amine und Blasenkrebs 74
Alkohol und Blasenkrebs 74
Harnabflussstörungen und Blasenkrebs 75
Übergewicht und Blasenkrebs 75
Diabetes mellitus und Blasenkrebs 75
Die Ernährung und Blasenkrebs 75
Die Symptome bei Blasenkrebs 76
Die Diagnose 76

Die Ausbreitungsstadien von Blasenkrebs 77
Die Klassifikation des Blasenkarzinoms 77
Die Einteilung nach dem Ursprungsort 78
Die immunhistochemische Beurteilung 78

Die Therapie des Blasenkarzinoms 79
Die Ableitung des Harns nach der Entfernung der Blase 80
Die „Jenaer Harnblase“ 81
Die Prognose des Blasenkarzinoms 81
Blasenkrebs und die Naturheilkunde 82

Die Ordnungstherapie der Nieren- und Blasenkrankheiten 84

Die Ernährung und die Nieren- und Blasenkrankheiten 85
Die Diät 87

Die Darm-Harnwegsachse, Darm-Hautachse und die Darm-Hirnachse 88

Das Problem der Nahrungsenergie 90
Zweierlei Nahrungsenergien 90
Das Grundregulationssystem des zarten Bindegewebes (Matrix) 92
Das Integralgesetz der Nahrung 94
Die Lebendigkeit der Nahrung 94
Die Bedeutung der Nahrungsökonomie 94

Sekundäre Pflanzenstoffe (Phytochemicals) 96
Nahrungsmittel gegen Krebs 96
Nahrungsmittel zur Bekämpfung der Infektionskrankheiten der Harnwege . . . 97

Nahrungsmittel zur Kräftigung und Modulation des Immunsystems . . . 97

Der nutritive Reiz . . . 98

Die Bedeutung der Bewegung . . . 98

Die Bedeutung des Klimas . . . 98

Die Bedeutung des Schlafs . . . 98

Die Bedeutung der Pflege der Haut . . . 99

Allgemeine Richtlinien zur Ordnungstherapie . . . 102

Die Grundpfeiler der Therapie sind folgende . . . 102

Zur Durchführung der Diät . . . 102

Die Heildiät mit lebendiger, vegetabiler Frischkost (Rohkost) . . . 105

Speisezettel . . . 106

Rohkost . . . 106

Tagesmenü . . . 109

Wochenpläne . . . 110

Rezepte für Nieren- und Blasenkranke . . . 113

Säfte . . . 113

Fruchtsäfte . . . 113

Gemüsesäfte . . . 113

Kartoffelsaft . . . 114

Schleim als Zusatz zu Säften . . . 114

Birchermüesli . . . 114

Früchte-Frischkorn-Speisen . . . 116

Kaltschalen . . . 117

Rohgemüse und Salate . . . 117

Salatsaucen . . . 118

Rohgemüse, gemischt . . . 121

Getreidekörner, gekeimt . . . 121

Gemixte – pürierte Rohgemüse . . . 122

Zum Rohgenuss geeignete Gemüse und die dazu passenden Kräuter und Saucen . . . 122

Salatsaucen . . . 122

Vorschläge für passende Saucen zu Salaten und Rohgemüse 124
Milcharten 125
Butter, Pflanzenfette und Öle 126

Gekochte Speisen 127
Schonendes Kochen und Dämpfen 127
Suppen 127
Suppeneinlagen 128
Gemüse 132
Salate von gekochten Gemüsen 138
Kartoffelgerichte 140
Getreidespeisen 143
Saucen 147
Belegte Brötchen 149
Grundaufstriche 149
Desserts 150
Gesundheitstees 155

Rezeptverzeichnis 157

Literaturnachweis 161

Stichwortverzeichnis 169

Vorwort

Die Nieren sind ein Meisterwerk der Natur. In jeder einzelnen Niere sind rund 1,5 Millionen Nierenkörperchen vorhanden. Man nennt sie Glomerula. Im Lichtmikroskop erscheinen sie als ganz kleine, rundliche Bläschen mit einem Durchmesser von 0,2–0,3 Millimetern. Diese „Bläschen" bestehen aus einer doppelten Zellschicht, mit je einer Basalmembran, einem Zwischenraum und jedes ist an ein ganz feines Nierenkanälchen angeschlossen. In jedes dieser „Bläschen" geht eine ganz feine Arterie hinein, zweigt sich auf zu rund 30 Kapillarschlingen, um sich danach gleich wieder zu einem ganz feinen abführenden Gefäss zu vereinen. Jede dieser Kapillaren enthält eine Innenschicht aus ganz feinen, schlauchförmig angeordneten Zellen, einem „Endothel". Darunter befindet sich eine „Basalmembran", welche molekularbiologisch genial aufgebaut ist, sodass sie genau die richtige Menge an Wasser und harnpflichtigen Substanzen aus dem mit hohem Druck und hoher Geschwindigkeit durch die Kapillarschlingen hindurchfliessenden Blut abfiltriert und alles Eiweiss und die Zellen des Blutes zurückhält.

Der Primärharn fliesst zwischen die beiden Zellschichten der Kapsel der Nierenkörperchen hinein und von dort direkt weiter in die Nierenkanälchen, die man, da sie so fein sind, „Tubulus" nennt. Das feine Blutgefäss, welches das Blut vom Nierenkörperchen wegführt, geht zum Inneren der Niere, macht eine Schlaufe, geht sofort wieder zurück und bildet um das Nierenkanälchen herum ein Kapillarsystem. Mit diesem pflegen die Zellen des Nierenkanälchens einen intensiven Stoffaustausch für die Rückresorption von Glukose, Natrium, Wasser sowie die Regulation des Elektrolythaushalts und des Säuregehalts des ganzen Körpers. Dies fordert viel Energie. Am Gefässpol jedes Nierenknäuelchens gibt es spezielle Zellen, welche laufend den Blutdruck messen. Sinkt er ab, so produzieren sie ein Hormon, das man „Renin" nennt, um ihn wieder zur Norm zu bringen. Das Renin wirkt auf Angiotensine des Blutes ein und diese bewirken, dass die Nebennieren das Hormon Aldosteron ausschütten, welches auf die Zellen des distalen Nierenkanälchens einwirken, sodass sie noch mehr Kochsalz und Wasser ins Blut zurückresorbieren und der Blutdruck steigt. Auch dies ist eine grosse Leistung der Nieren, ohne die wir nicht leben könnten. Der ganze Stoffaustausch und die ganzen Regulationsleistungen, welche die Nieren leisten, sind ein Meisterwerk der Natur, welches unseren Respekt und sorgfältige Schonung verdient.

Kein Wunder, dass dieses ganze System empfindlich ist. Selbst wenn wir uns so ernähren würden, wie es unserer Biologie entspricht, wäre die tägliche Leistung des Abfiltrierens des Primärharns, der Rückresorption lebenswichtiger Substanzen und vieler Liter Wasser, die täglich aus dem Primärharn ins Blut zurückgebracht werden müssen und die Regulation des pH und des Blutdrucks, eine gewaltige, alltägliche Aufgabe.

Wenn wir aber unseren Stoffwechsel täglich mit sinnlos zugeführten Substanzen belasten, aus einer Nahrung mit Riesenmengen an Zucker, Salz, Fett, Eiweiss, organischen Säuren, Alkohol, und sauren, stark oxidierenden Schlackenstoffen, so muss man sich nicht wundern, dass die Nieren in ihrer Aufgabe überfordert sind. Bei der allgemein üblichen Fehlernährung schädigen die Stoffwechselschlacken die empfindlichen Basalmembranen und lagern sich in sie hinein. Aus solcher Nahrung entstehen stark oxidierende Substanzen, sogenannte „reactive Oxygen Species". Diese schädigen durch ihre oxidative Aggressivität die empfindlichen Moleküle der Basalmembranen, sodass die Filtrationsleistung der Nieren immer mehr zurückgeht, bis hin zur Niereninsuffizienz, wodurch harnpflichtige Substanzen im Körper liegenbleiben und eine innere Vergiftung entsteht.

Bei der allgemein verbreiteten Fehlernährung entsteht im Darm ein krankes Milieu mit Überwucherung anaerober, Toxine bildender Bakterien, entsteht eine tief eingedrungene Schädigung des enteralen Immunsystems und eine chronische Entzündung, sodass Immunglobuline in die Nierenkörperchen eindringen und gegen Moleküle der Basalmembranen reagieren und sich Immunkomplexe darin einlagern, bis die Basalmembran undicht wird und immer mehr Albumin aus dem Blut in den Harn austritt. Gegen diese degenerativen Veränderungen reagiert das Immunsystem mit Autoantikörpern, sodass sich die Nierenkörperchen entzünden und nach und nach zugrunde gehen. Diese degenerative Entzündung, diese „Glomerulonephritis", ist die häufigste Ursache einer chronischen Niereninsuffizienz, bis hin zum terminalen Nierenversagen und zur Notwendigkeit einer Dialysebehandlung.

Viele Medikamente schädigen die Nieren und erzeugen eine sogenannte „interstitielle Nephritis", die oft nicht mehr ausheilt, obschon man die schuldigen Medikamente absetzt.
Sie ist eine typische „Nebenwirkung" beliebter und oft verschriebener Medikamente und eine weitere, häufige Ursache einer terminalen Niereninsuffizienz.

Die Summe der Gene der Mikroben, die in unserem Darm leben, ist wesentlich grösser als unser eigenes Genom. Genau wie unsere eigenen Gene wirken die Gene der Bakterien auf uns ein, bilden Übertragungsstoffe, die unser Gehirn und unser Nervensystem verändern, und wirken auf alle Zellen unseres Körpers ein. Sowohl bei der Glomerulonephritis als auch bei chronischen und rezidivierenden Harnwegsinfekten, ist die Zusammensetzung der Bakterien des Mikrobioms im Darm in je typischer Weise verändert. Sogar bei angeborenen Zystennieren, besteht ein direkter Zusammenhang zwischen dem Entstehen der Zysten und der allgemein verbreiteten Fehlernährung.

Auch die Harnwege haben ihr besonderes Mikrobiom, das durch einen kranken Darm in krankhafter Weise verändert wird, sodass chronische Harnwegsinfekte und Inkontinenz entstehen. Auch das vaginale Mikrobiom wird durch die Mikroben des Darms beeinflusst und ist eine bedeutende Ursache für chronische und rezidivierende Harnwegsinfekte. Auch die gutartige Vergrösserung der Prostata ist eine häufige Ursache von Inkontinenz und entsteht durch die allgemein verbreitete Fehlernährung.

Krebs ist kein Zufall. Dieses Buch zeigt die Ursachen und die therapeutischen Möglichkeiten zur Verhütung und Heilung des Nierenzellkarzinoms und des Blasenkarzinoms auf, auch diejenigen der Naturheilkunde. Es erklärt die Ursachen aller Krankheiten der Nieren und der Harnwege eingehend und zeigt auf der Basis wissenschaftlicher Evidenz den Weg, wie die meisten dieser Krankheiten verhütet und geheilt werden können, so lange dies noch möglich ist.

Dieses Buch ist für Menschen geschrieben, welche die Ursachen der Krankheiten der Nieren und Harnwege verstehen möchten und die einen Weg suchen, der es möglich macht, an ihrer Heilung selbst mitzuwirken. Es enthält viele Anleitungen, Anwendungen und Rezepte aus der Naturheilkunde, und erklärt die Diät, welche die Krankheiten der Nieren und Harnwege verhütet und heilt, wenn man rechtzeitig damit beginnt – mit Diätplänen und feinen Rezepten aus der berühmten Bircher-Benner Klinik, bereit zur praktischen Anwendung: ein Weg, der sich lohnt. Für den behandelnden Arzt ist dieses Buch eine grosse Hilfe für die Führung und Begleitung seiner Patienten und bedeutet eine grosse Zeitersparnis.

Dr. med. Andres Bircher

Die Nieren

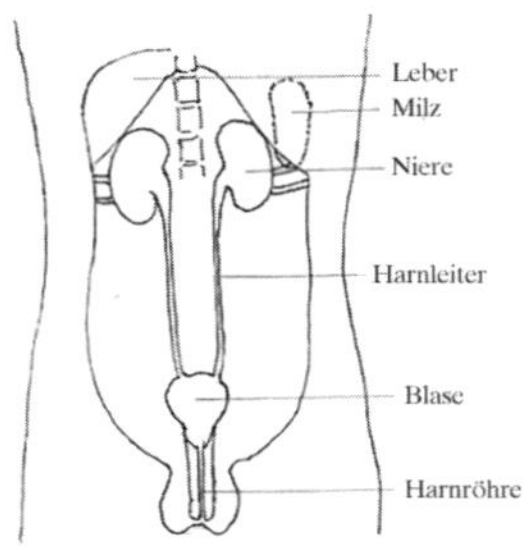

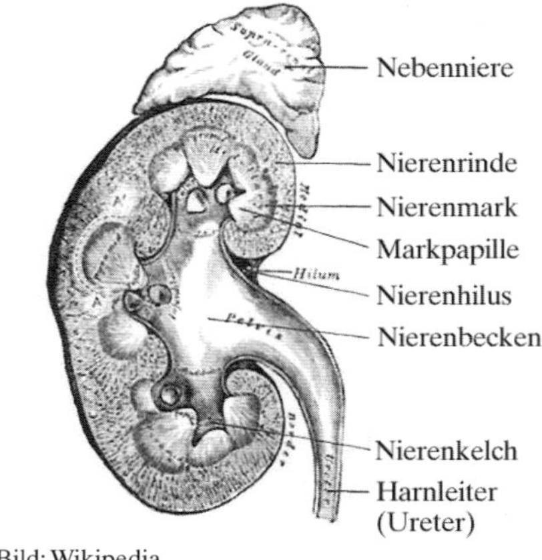

Bild: Wikipedia

Altgriechisch heissen die Nieren „νεφρός nephrós“ und auf Lateinisch „Ren“. Unsere zwei Nieren befinden im oberen Bereich der Lenden, geschützt durch die untersten Rippen. Bei ihrer Entwicklung werden sie gemeinsam mit den Geschlechtsorganen ganz unten im kleinen Becken angelegt und wandern vor der Geburt des Kindes hinauf. Da die Nieren gemeinsam mit den Geschlechtsorganen entstehen, ist die neurovegetative Regulation zeitlebens mit derjenigen der Geschlechtsorgane verbunden. Über den Nieren befinden sich die Nebennieren mit ihrer hormonellen Funktion. Man unterscheidet die Nierenrinde und das Nierenmark. In der Nierenrinde befinden sich die Glomerula, die Nierenkörperchen, in welchen der noch sehr wässrige Primärharn in die Nierenkanälchen abgeschieden wird, und die Nierenkanälchen, Tubuli genannt, in welchen bereits viel Wasser rückresorbiert wird und die Elektrolyte ausgetauscht werden.

Am Anfang sind die Nierentubuli gewunden, dann verlaufen sie gestreckt wieder zurück und münden schliesslich in die Sammelrohre, aus denen die sogenannten Nierenpapillen bestehen. Dies sind dreieckige Gebilde, welche in die Nierenkelche hineinragen und den definitiven Harn ins Nierenbecken ausschütten.

Jede einzelne der vielen Einheiten der Harnbildung und Ausscheidung nennt man Nephron. Dieses besteht aus einem Nierenknäuelchen, und dem Nierenkanälchen, das in ein Sammelrohr mündet. Das Nierenknäuelchen nennt man Glomerulum. Die Nierenarterie verzweigt sich bis hin zu einer kleinsten Arterie. Diese verzweigt sich im Nierenknäuelchen drin zu mehreren Kapillarschlingen, aus denen der Primärharn abfiltriert und durch einen kleinen Kelch des Nierenkanälchens aufgefangen wird.

Die Nieren haben die Aufgabe, das Blut von allen wasserlöslichen Stoffwechselprodukten zu reinigen, die aus dem Körper ausgeschieden werden müssen. Viele solcher Substanzen werden in der Leber wasserlöslich gemacht, sodass die Nieren

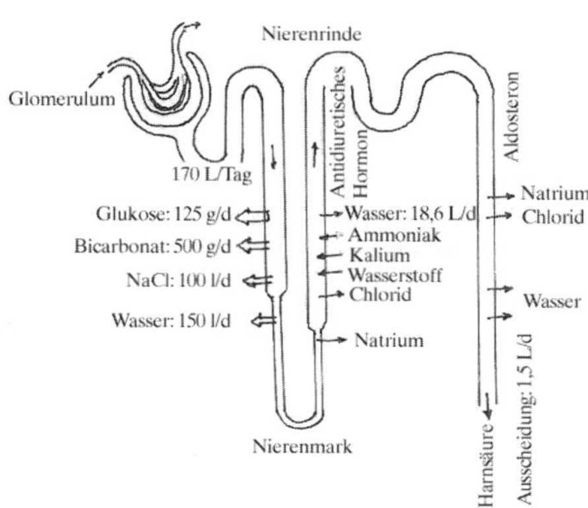

sie ausscheiden können. Mit dem Primärharn werden viele lebenswichtige Substanzen mit dem Wasser aus dem Blut abfiltriert. Darum haben die Nierenkanälchen die grosse Aufgabe, diejenigen Substanzen, welche der Körper braucht, wieder aus dem Primärharn ins Blut zurückzubringen. Aus dem ersten Teil des Nierenkanälchens, dem sogenannten proximalen Tubulus, werden durch Transportsysteme, die viel Energie verbrauchen, täglich 125 g Glucose, 100 g Kochsalz und 500 g basisches Bicarbonat sowie 150 Liter Wasser ins Blut zurückgebracht. Aus dem zweiten Teil des Nierenkanälchens, dem sogenannten distalen Tubulus, werden täglich 18 Liter Wasser ins Blut zurückgebracht. Chemische Transportsysteme tauschen Natrium gegen Kalium aus, indem sie Natriumchlorid (Kochsalz) ins Blut zurückholen, im Tausch gegen Kalium und Wasserstoff, die ausgeschieden werden sollen. Zudem scheidet der distale Tubulus Ammoniak und Harnsäure in den Harn aus, die vom Abbau von Eiweissen und Nukleinsäuren aus der Nahrung anfallen.

Noch immer ist die Harnmenge viel zu gross, sodass wir täglich literweise Wasser verlieren würden. Darum bildet der Hinterlappen der Hirnanhangsdrüse, die sogenannte Neurohypophyse, antidiuretisches Hormon (ADH). Dieses bewirkt in den distalen Tubuli eine massive Wasserrückresorption ins Blut und im weiteren Verlauf bewirkt das Hormon Aldosteron, welches die Nebenniere bildet, nochmals eine starke Rückresorption von Kochsalz und Wasser in das Blut. Nach diesem ganzen, komplexen Vorgang scheiden wir noch rund 1 ½ Liter Harn pro Tag aus, reich an Abbaustoffen des Stoffwechsels, von denen die Nieren uns befreien.

Neben dieser grossen Aufgabe, die sogenannten harnpflichtigen Substanzen und Giftstoffe aus dem Körper auszuscheiden, regulieren die Nieren den Wasserhaushalt, den Wassergehalt, die sogenannte Osmolarität der Gewebe und der Zwischenzellsubstanz. Die Nieren bestimmen, wie viel Wasser in den Geweben und im Blutkreislauf vorhanden ist. Sie regulieren, wie viel Volumen unser Blut im Kreislauf haben soll und damit auch den Blutdruck und den Elektrolythaushalt und dass die richtige Menge Natrium und Kalium im Körper vorhanden ist. Zudem regulieren die Nieren den Säure-Basen-Haushalt, indem sie immer dafür sorgen, dass im Blut stets die richtige Menge an Natriumbicarbonat als Basenreserve vorhanden ist, um die Säuren aus der Nahrung zu neutralisieren.

Die Nieren resorbieren nicht nur die Glucose ins Blut zurück, sie bilden auch selbst Glucose und erzeugen das Hormon Erythropoetin, das die Blutbildung anregt und dafür sorgt, dass immer genug rote Blutkörperchen gebildet werden und sie bauen kurzkettige Hormone ab, sogenannte Peptidhormone. Die Nieren erzeugen das nach ihnen benannte Hormon Renin und stellen damit sicher, dass der Blutdruck für ihr Funktionieren immer genügend hoch ist. Hierfür messen Zellen um die kleinen Nierenarterien laufend den Blutdruck. Sinkt er ab, so scheiden diese Zellen mehr Renin ins Blut aus. Dieses aktiviert Angiotensine im Blut und diese wiederum bewirken die Ausscheidung des Hormons Aldosteron aus der Nebennierenrinde, das auf die Nierenkanälchen einwirkt, sodass diese noch mehr Kochsalz und Wasser ins Blut zurück resorbieren. Dadurch erhöht sich das Blutvolumen und steigt der Blutdruck an, sodass die Durchblutung der Nieren wieder gesichert ist. All diese Prozesse in den Nieren benötigen viel Energie. Darum gehen rund 20 % des Blutdurchflusses aus dem Herzen in die Nieren und sie erzeugen einen Grossteil der Körperwärme.

Das Nierenbecken sammelt den Harn aus den Sammelrohren mit seinen Kelchen und leitet ihn in die Harnleiter weiter. Beide sind mit einem mehrschichtigen Epithel ausgekleidet. Die Harnleiter knicken nach ihrem Abgang aus dem Nierenbecken um etwa 90 °C ab und verlaufen dann unter dem Bauchfell (retroperitoneal) auf der Rückwand der Bauchhöhle über die beiden Äste der Aorta hinweg, dort wo diese sich in die Beckenarterien aufgegabelt hat und münden weiter unten in die Harnblase. Dabei ist der Durchgang durch die Blasenwand so gestaltet, dass er ein längeres Stück schräg durch die Muskelschichten hindurchgeht und zuerst ein kleines Stück weit unter der Schleimhaut der Blase verläuft. Dadurch wird die Uretermündung durch den Druck in der Harnblase abgeklemmt, sodass kein Urin durch die Mündung hinauf in den Ureter gelangen kann und ein Rückfluss (Reflux) zur Niere weitestgehend verhindert wird. Durch diesen längeren Verlauf innerhalb der Muskulatur und unter der Schleimhaut der Blasenwand entsteht in der Blase auf beiden Seiten eine Falte der Blasenschleimhaut, was dem Urologen das Erkennen der Uretermündungen erleichtert.

Auf seinem Weg hinunter unterkreuzt der Harnleiter den grossen Psoasmuskel, die Arterien und Venen der Hoden- bzw. Eierstöcke, weiter unten die Beckenarterien und noch weiter unten kreuzt er, kurz vor seiner Einmündung in die Blasenwand, den Samenleiter bzw. die Arterie der Gebärmutter. Dies sind die vier Engen, wo Steine sich verfangen können.

Die Harnblase

Die Harnblase heisst auf Griechisch „κύστις kýstis“, daher lauten auch viele Fachbegriffe auf „Cyst-“. Sie speichert den Urin, sodass eine willkürliche Kontrolle des Urinabgangs möglich ist. Die Muskulatur der Blasenwand ist kräftig. Im Innern ist die Blase von einem für das ableitende Harnwegssystem typischen sogenannten Urothel ausgekleidet. Bei der Frau liegt die Blase vor der Gebärmutter, welche über sie hinweg nach vorne abgeknickt ist und vor der Vagina, und sie ist mit Bändern am Schambein fixiert. Beim Mann liegt sie zwischen dem Enddarm und dem Schambein und ist ebenfalls an diesem fixiert. Nach unten ist die Blase mit der Prostata verwachsen. Beim Mann gibt es bei einer Füllung mit 350–750 ml starken Harndrang, bei Frauen bei 250–550 ml[1]. In Abhängigkeit von äusseren und inneren Reizen kann es auch schon bei deutlich geringerer Füllung zu Harndrang oder auch zu unwillkürlicher Entleerung kommen. Das maximale Fassungsvermögen der Harnblase (Blasenkapazität) beträgt beim erwachsenen Menschen, je nach der Körpergrösse, 900 bis 1500 ml.

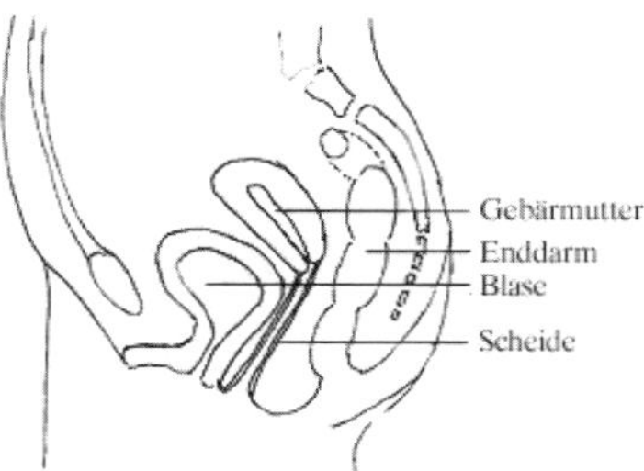

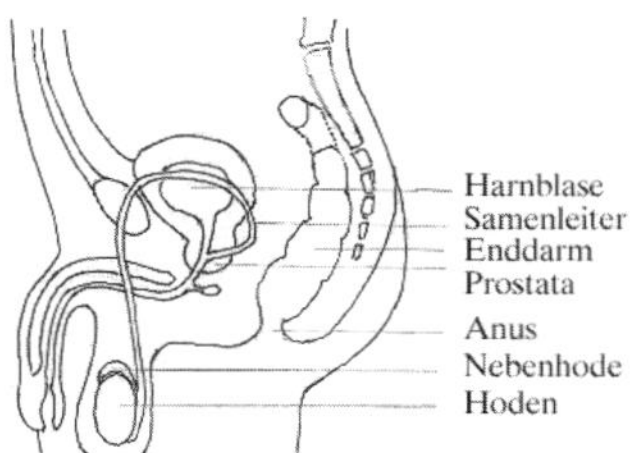

Die Harnröhre

Lateinisch nennt man sie „Urethra“. Sie entspringt aus der Harnblase und mündet bei der Frau im Scheidenvorhof, vor der Klitoris. Beim Mann verläuft sie durch die Prostata und den Penis hindurch und mündet an der Spitze der Eichel.

Die Untersuchung des Urins

Wenn die Nieren oder die Harnwege krank sind, zeigen sich nach einer gewissen Zeit Veränderungen im Harn: Von blossem Auge betrachtet, ist er dann oft trüb oder verfärbt und hat einen eigenartigen, unangenehmen Geruch. In der Kochprobe fällt Eiweiss auf, als weisse Flockung. Ist die Flockung nur gering, so kann dies auch sein, weil er viel Schleim enthält oder viele weisse Blutkörperchen. Eiweiss im Urin muss noch nicht unbedingt Krankheit bedeuten, denn unter Umständen scheiden auch gesunde Nieren Eiweiss aus, zum Beispiel wenn man viel Ei gegessen hat, nach grossen Körperanstrengungen oder bei hohem Fieber. Allerdings kann dies auch die Nieren schädigen. Manche Sportler neigen dazu, viel Eiweiss zu essen, da sie meinen, dies baue Muskulatur auf. Stattdessen schädigt dies die Nieren und ist für ihre Gesundheit sehr gefährlich.

Enthält die Nahrung sehr viel Eiweiss, so ist der Stoffwechsel nicht in der Lage, den Abbau zu bewältigen. Dann werden die Nieren und die Leber geschädigt und wird das zarte Bindegewebe im ganzen Körper durch Ketonsäuren überlastet und nimmt Schaden. Schlanke Jugendliche, mit Haltungsschaden und hohlem Kreuz haben oft Eiweiss im Urin. Man vermutete, dass dies durch eine Fehllage der Nieren und Stauung des Urins entsteht, denn bei Bettruhe verschwindet bei ihnen das Eiweiss aus dem Urin. Ist das Nierenmark entzündet, so sammelt sich das Eiweiss vorerst in den Sammelkanälchen, fällt dort aus und erscheint im Urin als feine Eiweisszylinder. Zu viele rote Blutkörperchen im Urin weisen auf eine Entzündung der Nierenrinde, eine Glomerulonephritis hin, oder eine Blutgerinnungsstörung, einen Tumor oder Steine in den Nieren oder Harnwegen. Bei Entzündungen der Harnwege findet man oft abgestossene Schleimhautzellen im Urin. Wenn man den Urin zentrifugiert, findet man oft Kristalle, die auf gewisse Krankheiten und Stoffwechselstörungen hinweisen oder es entsteht ein rötlicher mehliger Satz, wenn viel Harnsäure ausgeschieden wird. Man bestimmt das spezifische Gewicht des Urins und seinen Säuregehalt durch die Messung des pH. Enthält der Urin mehr als 50 weisse Blutkörperchen pro Milliliter, zeigt dies, dass eine Infektion in den Harnwegen vorhanden ist, sodass man eine Urinkultur anlegt, um die Art der Bakterien zu bestimmen, welche die Infektion erzeugen, und deren Empfindlichkeit auf verschiedene Antibiotika auszutesten. Bei chronischen Infektionen in den Harnwegen findet man Nitrit im Urin. Urinstäbchen, die man mit etwas Urin überschüttet, zeigen sofort den pH an und ob der Urin zu viel Glucose, Eiweiss, weisse oder rote Blutkörperchen, zu viel Nitrit, Ketonkörper, Urobilinogen oder Bilirubin enthält.

Bei Diabetes mellitus übersteigt die Konzentration der Glucose im Blut die Kapazität der Nieren, diese zurückzuresorbieren, sodass sie im Urin erscheint. Bei diabetischer Entgleisung oder im Hungerzustand erscheinen Ketonkörper im Urin, da als Notregulation Fettgewebe abgebaut wird, um das Gehirn und den Körper mit minimal notwendiger Nahrung zu versorgen. Bilirubin erscheint bei einer Gelbsucht durch einen Leberschaden oder durch Gallensteine und Urobilinogen, wenn sich im Blutkreislauf rote Blutkörperchen auflösen (Hämolyse) sowie bei gewissen Lebererkrankungen.

Die Ultraschalluntersuchung

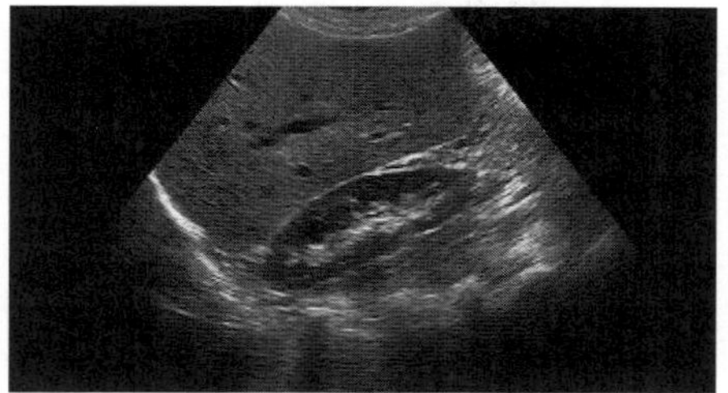

Mit der Ultraschalluntersuchung hat man ein bildgebendes Verfahren, das nicht schädlich ist und mit welchem man die Nieren und deren Lage sehen, ihre Grösse messen und den Zustand der Nierengewebe sehr gut beurteilen kann. Man misst die Grösse der Nieren, die Dicke des sogenannten Parenchyms, des Anteils der Niere, in welchem die Nierenkörperchen sind, beurteilt das Nierenmark und man kann Nierensteine erkennen und eine Harnwegsstauung ausschliessen.

Die Nierenfunktion

Der Kreatininspiegel

Das Kreatinin ist ein Abbauprodukt aus dem Muskelstoffwechsel. Es bildet sich im Muskelgewebe als stark basisches Amid (Lactam) aus der Säure „Kreatin" in wässriger Lösung und zwar irreversibel. Es ist „harnpflichtig", was bedeutet, dass es unbedingt über die Nieren ausgeschieden werden muss. Wie hoch der Kreatininspiegel ist, hängt von der Muskelaktivität und vom Blutvolumen ab. Darum gibt es einen nur unsicheren Anhaltspunkt zur Nierenfunktion. Zum Beispiel ist das Kreatinin nach einem Leistungssport sehr hoch, aber bei Menschen mit hoher Querschnittslähmung sehr niedrig. Trotzdem gibt das Kreatinin bei normaler Muskulatur und Muskelaktiviät einen Hinweis darauf, ob die Nieren genügend arbeiten. Unter normalen Bedingungen gilt ein Kreatininspiegel von 0,7 mg/100 ml bzw. 50 bis 120 µmol/l als normal. Liegt er höher, so muss die Kreatinin-Clearance bestimmt und berechnet werden, um eine Niereninsuffizienz auszuschliessen.

Die Kreatinin-Clearance

Dies ist das gebräuchlichste klinische Verfahren zur Beurteilung der Nierenfunktion. Sie erlaubt einen relativ genauen Rückschluss auf die glomeruläre Filtrationsrate (GFR), das heisst die Menge an Primärharn, welche die Nieren während eines Tages erzeugen. Darum ist sie wichtig für das Erfassen eines Frühstadiums einer Niereninsuffizienz und deren Verlauf, auch in späteren Stadien.

Zur Berechnung der Kreatinin-Clearance muss man folgendes bestimmen:

- Die Kreatinin-Konzentration im Blutserum
- Die Kreatinin-Konzentration im 24-Stundenurin, bei einer Trinkmenge von 2 Litern/Tag
- Die Urinmenge der 24-Stundenurinsammlung
- Die Körpergrösse
- Das Körpergewicht
- Ein Korrekturfaktor F, für dessen Berechnung man die durchschnittliche Körperoberfläche durch diejenige des Patienten teilt

Die Körperoberfläche kann man mit folgender Formel berechnen:

- Körperoberfläche in m^2 = Körpergrösse in cm × Körpergewicht in kg geteilt durch 3600

Mit diesen Angaben berechnet man die Kreatinin-Clearance mit folgender Formel:

$\mathbf{Cl_{Kr} = VU \times c(Cr)_U / c(Cr)_{Plasma} \times F}$
Cl_{Kr} entspricht der Kreatinin-Clearance in ml/min
V_U entspricht dem Harnzeitvolumen
$c(Cr)_U$ entspricht der Kreatinin-Konzentration im Urin
$c(Cr)_{Plasma}$ entspricht der Kreatinin-Konzentration im Blutserum
F ist der Korrekturfaktor
Wird bei V_U das 24-h-Sammelvolumen in ml angegeben, muss im Nenner der Faktor 1440 min berücksichtigt werden. Alle Dimensionen kürzen sich dann auf ml/min.

Die Normwerte für die Kreatinin-Clearance:

Alter	Kreatinin-Clearance (in ml/min × 1,73 m^2 Körperoberfläche)
Ältere Kinder	> 90
Ca. 25 Jahre	Frauen: 70–110 Männer: 95–140
Ca. 50 Jahre	Frauen: 50–100 Männer: 70–115
Ca. 75 Jahre	Frauen: 35–60 Männer: 50–80

Aus dieser Tabelle ist ersichtlich, dass die Filtrationsleistung der Nieren mit zunehmendem Alter durchschnittlich deutlich abnimmt. Bei einer fortgeschrittenen Niereninsuffizienz können die harnpflichtigen Stoffwechselschlacken nur noch unvollständig ausgeschieden werden, wodurch eine Stoffwechselvergiftung entsteht, die eine Dialysebehandlung notwendig macht. Die Niereninsuffizienz ist auf Seite 37 ausführlich beschrieben.

Die Untersuchungstechnik

Die Zystoskopie

Bei der Urethrozystoskopie spiegelt man die Harnröhre und die Blase mit einem Zystoskop. Durch die Harnröhre wird es bis in die Blase eingeführt. Das erste Gerät hierfür stellte bereits 1807 der Arzt Philipp Bozzini vor. Das erste „moderne" Urethrozystoskop wurde am 9. Mai 1879 vom Dresdner Arzt Maximilian Nitze entwickelt und in Wien der Öffentlichkeit vorgestellt. Dieser Tag gilt als Geburtsstunde der modernen urologischen Endoskopie[2]. Die Zystoskopie wird bei folgenden Indikationen vorgeschlagen:

- bei Blutbeimengung im Urin (Mikrohämaturie oder Makrohämaturie)
- bei Verdacht auf einen Blasentumor
- im Rahmen der Nachsorge nach Blasentumoren
- bei Verdacht auf Fremdkörper in der Harnblase oder Harnröhre
- bei der Abklärung häufig rezidivierender Harnwegsinfekte
- bei Blasenentleerungsstörungen und Verdacht auf ein Hindernis
- bei Harninkontinenz, zur Beurteilung des Schliessmuskels
- bei Verdacht auf eine Fistel, eine Verbindung zwischen der Harnblase und dem Darm oder der Harnblase und der Vagina
- bei Verdacht auf eine Verengung in der Harnröhre
- bei der Refluxkrankheit kleiner Kinder, bei welcher Harn durch die Harnleiter bis in das Nierenbecken hinaufgelangt, sodass Infektionen entstehen und die Nieren Schaden nehmen können

Eine Urethrozystoskopie darf nicht durchgeführt werden während einer Infektion in den Harnwegen, der Prostata oder den Nebenhoden, da sich die Infektion dadurch verschlimmern würde.

Es gibt flexible oder starre Zystoskope. Bei Erwachsenen ist meistens keine Narkose notwendig. Die Untersuchung wird unter Beachtung strenger Sterilität durchgeführt. Das Bild wird auf einen Bildschirm übertragen, sodass man als Patienten die Bilder sehen kann. Mittels eines Videorekorders kann die Untersuchung aufgezeichnet werden. Bei der Untersuchung wird die Harnblase über das Instrument mit steriler Flüssigkeit gefüllt und gespült.

Man liegt auf dem Rücken mit angewinkelten, gespreizten Beinen. Beim Mann wird das Gerät unter Sicht über die Harnröhre bis in die Blase vorgeschoben, wobei zur Beurteilung der Harnröhre und der Blase je eine andere Optik verwendet wird. Bei der Untersuchung wird zuerst die Harnröhre bis zum äusseren Schliessmuskel beurteilt. Anschliessend erfolgt die Beurteilung des Verlaufs der Harnröhre innerhalb der Prostata. Dann wird die gesamte Harnblase systematisch untersucht. Bei der Frau wird die Optik erst in der Harnblase verwendet. Wird man mit einem flexiblen Zystoskop untersucht, so kann man flach auf dem Rücken liegen. Die starre Technik hat grössere Arbeitskanäle, sodass man bessere Spül- und Manipulationsmöglichkeiten hat. Doch ist dies unangenehmer als die Untersuchung mit dem flexiblen Zystoskop. Als Komplikationen können Keime verschleppt werden, kann die Harnröhre und Blase verletzt werden, sodass der Harn blutig wird, und es kann vorübergehend eine Harninkontinenz entstehen. Auch kann nach kleinen Verletzungen der Schleimhaut eine Verengung der Harnröhre entstehen, welche den Abfluss behindert. Nicht selten führt eine Zystoskopie beim Mann zu einer chronischen, nichtbakteriellen Prostatitis.

Röntgenuntersuchung, Ultraschall und Magnetresonanztomografie

Die retrograden Urografie

Die Urografie, auch Pyelografie genannt, stellt das Nierenbecken, die Harnleiter und die Harnblase mit einem Röntgenkontrastmittel dar. Dadurch werden die ableitenden Harnwege dargestellt, Abflussbehinderungen und Harnsäuresteine, die man in gewöhnlichen Röntgenaufnahmen nicht sieht. Die Kontrastmittellösung wird über einen Blasenkatheter in das Hohlsystem eingeführt.

Die intravenöse Urografie

Bei dieser Untersuchung werden 50 ml eines jodhaltigen Röntgenkontrastmittels in eine Armvene injiziert. Dann wird dessen Ausscheidung in einer Serie von Röntgenaufnahmen des Bauches und Beckens dokumentiert. Je nach dem Grad einer allfälligen Abflussbehinderung dauert diese Untersuchung zwischen 15 Minuten und 24 Stunden. Sie bedeutet eine hohe Belastung des Patienten mit Röntgenstrahlen und manchmal kann das Kontrastmittel, wegen seines Jodgehalts, eine allergische Reaktion auslösen. Darum wird diese Untersuchung nicht mehr oft durchgeführt. Sie wurde durch die Sonografie, die Computertomografie und vor allem durch die Kernspintomografie ersetzt.

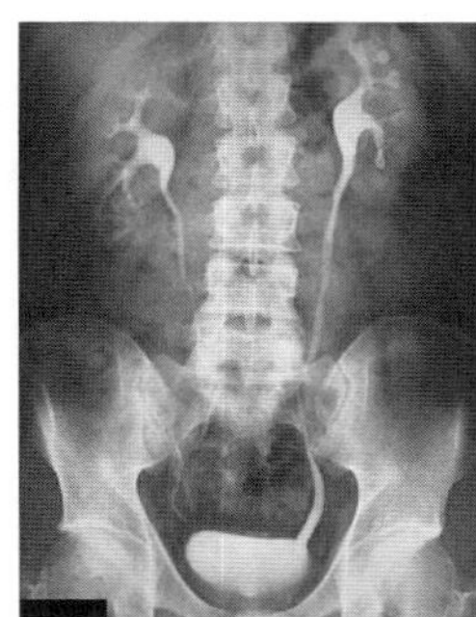

Bild: Wikipedia

Die Schichtaufnahmen der Kernspintomografie (MRT) haben eine besonders hohe diagnostische Aussagekraft. Diese Untersuchung verschont den Patienten vor einer Strahlenbelastung. Doch wird bei der Untersuchung das Kontrastmittel Gadolinium injiziert. Gadolinium ist ein toxisches Schwermetall und es hat sich gezeigt, dass es nicht vollständig ausgeschieden wird, sondern wie Quecksilber sich im Gehirn ablagert und neurodegenerative Schäden verursachen kann.

MRT der Nieren

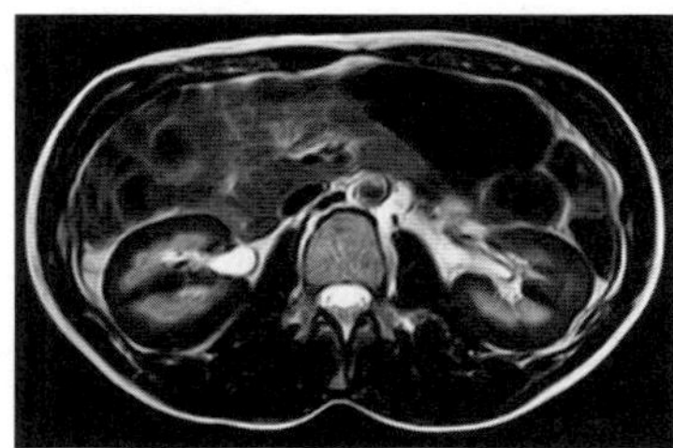

Bild: Hellerhoff, Wikipedia

Sonografie der Niere

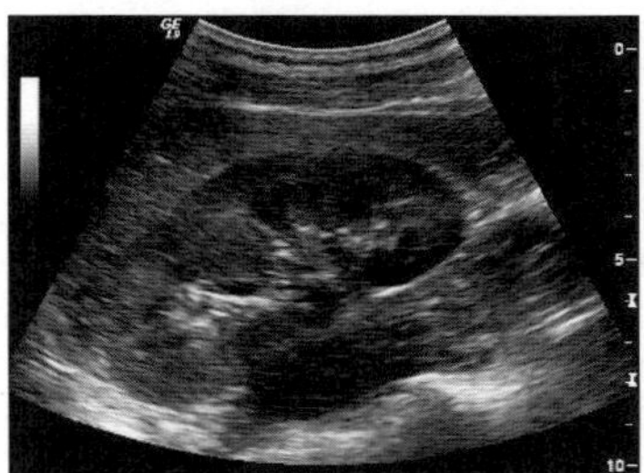

Bild: Klinikum Heidelberg

Die Bilder der Kernspintomografie und der Sonografie haben eine hohe diagnostische Aussagekraft.

Die Nierenszintigrafie

Die Nierenszintigrafie wird auch Isotopennephrografie (ING) genannt. Dies ist ein nuklearmedizinisches Untersuchungsverfahren, das die Beurteilung der Nierenfunktion unter statischen und dynamischen Gesichtspunkten ermöglicht. Mit dieser Methode ist es möglich, die Blutversorgung und die Filtrationsrate jeder einzelnen Niere separat zu beurteilen. Zum Erkennen von Narben im Nierengewebe ist dies die beste Methode, besonders für Kinder. Die Nierenszintigrafie ermöglicht eine seitengetrennte Bestimmung der Nierenfunktion. Dies war auch vor der Einführung der Nierenszintigrafie möglich. Doch musste man dazu in jeden Harnleiter einen Katheter vorschieben, um für jede Niere einzeln Urin zu sammeln und die Filtrationsrate zu berechnen. Es gibt zwei Arten der Nierenszintigrafie, eine statische und eine dynamische.

Die Statische Nierenszintigrafie

Sie verwendet Technetium als Radionuklid (99mTc-DMSA) um das Nierengewebe darzustellen. Sie eignet sich vor allem zur Darstellung von Nieren mit Anomalien, Nieren die falsch liegen oder zusammengewachsen sind („Hufeisennieren") oder zur Darstellung von Schäden durch Entzündungen. Man injiziert das Radionuklid etwa zwei Stunden vor der Messung durch die Gammakamera. Im funktionstüchtigen Nierengewebe wird das Nuklid angereichert. Meistens speichert eine Niere mehr Radioaktivität als die andere. Die Summe dieser Verhältniszahlen von beiden Nieren ergibt 100 Prozent. Das Ergebnis wird als Partialfunktion links/rechts = 39 %/61 % angegeben. Wenn zuvor die gesamte glomeruläre Filtrationsrate (GFR) beider Nieren bekannt ist, kann diese aus den Prozentzahlen für jede Nieren einzeln berechnet werden. Wenn also zum Beispiel die gesamte GFR = 50 ml/min beträgt, errechnet sich die GFR der rechten Niere als 0,61 × 50 ml/min = 30,5 ml/min und diejenige der linken Niere als GFR = 0,39 × 50 ml/min = 19,5 ml/min.

Die dynamische Nierenszintigrafie (Nierenfunktionsszintigrafie)

Damit untersucht man die Nierenfunktion beider Nieren einzeln. Mit dieser Methode kann man für jede Niere die glomeruläre Filtrationsrate, den Blutfluss durch die Niere (renaler Blutfluss RBF) und die Ausscheidung durch die Nierentubuli berechnen. Als Ergebnis kann eine Nephrogrammkurve erstellt werden, welche die seitengetrennte Funktion der Nieren darstellt. Die Strahlenbelastung gilt im allgemein als gering, doch kann sie je nach dem verwendeten Radionuklid auch bedeutend sein.

Die Captopril-Nierenszintigrafie

Wenn eine der Nierenarterien durch Arteriosklerose verengt ist, steigt der Blutdruck an, da die Niere, welche von der Verengung betroffen ist, viel Renin produziert, welches das Angiotensinsystem im Blut aktiviert, das die Nebenniere zu einer erhöhten Produktion des Hormons Aldosteron anregt. Dann bewirkt das Aldosteron in beiden Nieren, dass mehr Kochsalz und Wasser in den Blutkreislauf zurückresorbiert wird, wodurch das Blutvolumen und der Blutdruck ansteigt. Durch eine Gabe des Medikaments Captopril (Captosol®), kann das Angiotensinsystem unterdrückt werden. Erfolgt gleich danach eine Nierenszintigrafie, so kann man das Ausmass der Nieranarterienverengung bestimmen.

Die Diurese-Nierenszintigrafie

Wenn man dem Patienten nach der Nierenszintigrafie ein Diuretikum als Entwässerungsmittel injiziert, kann man die Radioaktivität in den ableitenden Harnwegen und der Blase bestimmen. Man benützt dieses Verfahren um zu sehen, ob die Abflussstörung noch „kompensiert“ ist, was bedeutet, dass sie sich noch nicht in gefährlicher Weise auf die Nieren auswirkt.

Die Nierenszintigrafie hat folgende Indikationen:

- Zur Bestimmung der seitengetrennten Nierenfunktion, bei Schädigungen durch Nierensteine, Nierentumoren und Nieren, die sich in falscher Lage befinden oder die Fehlbildungen aufweisen
- Zur Unterscheidung der Teilfunktion je eines Anteils einer Doppelniere
- Zur Untersuchung von Harnabflussstörungen
- Zur Abklärung, ob Harn aus der Blase in die Ureteren zurückweicht (Vesikulärer Reflux)
- Beim Verdacht auf eine Nierenarterienstenose(-Verengung) als Ursache eines Bluthochdrucks
- Zur Nierenfunktionsprüfung vor einer Nierenspende
- Zur Nachkontrolle transplantierter Nieren
- Bei Verdacht auf eine Verletzung einer Niere
- Zum Ausschluss einer Nierenembolie oder eines Harnstaus, wenn plötzlich kein Urin mehr ausgeschieden wird (Anurie)
- Zum Ausschluss eines Urinlecks bei Verletzungen

Nierenkrankheiten

Nierenzysten und Zystenniere

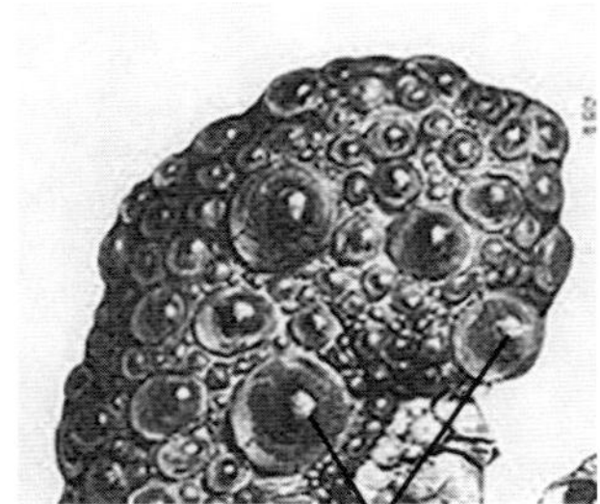

Bild: B. Grabensee, Zysten

Einzelne Nierenzysten findet man oft im Ultraschall. Die Ursache ist nicht bekannt. Man findet sie aber häufiger bei Menschen mit Diabetes mellitus, Bluthochdruck oder einer Funktionsstörung der Nieren (Niereninsuffizienz). Sie gelten als harmlos. Anders ist die Bedeutung der Zystennieren. Erblich bedingte Zystennieren sind die häufigste lebensbedrohliche Erbkrankheit beim Menschen und eine der wichtigsten Ursachen eines chronischen Nierenversagens. Überall in den Nieren entstehen flüssigkeitsgefüllte Bläschen, sogenannte Zysten, wodurch die Nierenfunktion immer mehr eingeschränkt wird.

Bluthochdruck, blutiger Urin (Hämaturie), wiederholte Harnwegsinfekte, eine Zunahme des Bauchumfangs und Schmerzen im Bauchraum sind erste Symptome, die darauf hinweisen können. Solange die Nierenfunktion noch normal ist, sind häufig noch keine Symptome vorhanden. Rund ein Drittel der Patienten bleibt bis zum terminalen Nierenversagen symptomlos. Darum wird die Diagnose oft erst sehr spät gestellt[3]. Doch entstehen in der Regel mit zunehmender Niereninsuffizienz immer mehr Krankheitserscheinungen durch den Rückstau harnpflichtiger Substanzen. Die Patienten fühlen sich unwohl, mögen immer weniger leisten, die Haut wird gelblich bis grau und juckt immer stärker. Sie leiden an Schlaflosigkeit und Konzentrationsstörungen, Kopfschmerzen, Wadenkrämpfen, Übelkeit, Erbrechen, Durchfall und gestörtem Geschmacksempfinden. Bald steigt der Blutdruck, entstehen Herzrhythmusstörungen oder Herzentzündungen und Atemprobleme. Da die kranke Niere zu wenig Erythropoetin bildet, entsteht Blutarmut. Die Patienten leiden unter Störungen der Blutgerinnung, Hirnblutungen, häufigen Infekten und Osteoporose, da die Nieren am Vitamin-D-Stoffwechsel mitbeteiligt sind.

Oft entstehen Schmerzen, seitlich in den Flanken des Rückens oder seitlich im Bauch. Sie können kommen und gehen, aber auch andauernd, dumpf und quälend sein. Das Volumen der Nieren wird grösser, die Nierenkapseln werden stark gedehnt und umliegende Organe werden verdrängt.

Bei etwa 30 bis 50 % der Patienten wird die Diagnose wegen blutigem Urin (Hämaturie) gestellt. Die Blutungen entstehen durch Einreissen der Zysten. Sie sind nicht gefährlich und hören von selbst immer wieder auf. Zystennieren scheiden Eiweiss aus (Proteinurie). Bei täglich 30–300 Milligramm Albumin ist dies als Mikroalbuminurie definiert, grössere Mengen als Makroalbuminurie. Sind auch andere Eiweisse im Urin vorhanden, nennt man dies eine Proteinurie. Diese ist auch mit Teststreifen einfach nachweisbar. Bei Zystennieren weist dies auf eine Einschränkung der Nierenfunktion hin. Zu 50 bis 75 % leiden die Patienten an Bluthochdruck und zwar meistens bevor die Leistung der Nieren ungenügend wird. Durch den hohen Blutdruck ist die glomeruläre Filtrationsrate (GFR) anfangs erhöht[4].

Die Diagnose wird in der Regel im Ultraschall gestellt. Moderne Geräte können Nierenzysten ab 5 mm Durchmesser darstellen. Zu 90 % wird die Diagnose bis zum 20. Altersjahr gestellt.
Bei Kindern wird oft eine Nierenbiopsie empfohlen, um die Prognose zu beurteilen, denn je nach der Art des Defekts der Basalmembran der Nierenkörperchen geht die Krankheit früher oder später in eine Niereninsuffizienz über. Zystennieren können mit einer Vernarbung der Leber, einer Leberfibrose, einhergehen. Die pathologische Anatomie unterscheidet verschiedene Typen von Zystennieren.

Die molekulargenetische Diagnostik der Art der genetischen Veranlagung kann eine Nierenbiopsie zu 95 % ersetzen. Sie ermöglicht frühe prophylaktische Massnahmen und eine unterstützende Therapie, doch belastet die Diagnose die Kinder und ihre Eltern sehr stark. Bei Patienten mit familiärer Veranlagung kann man die Diagnose im Ultraschall ab dem 20. Lebensjahr stellen, wenn mindestens zwei Nierenzysten in jeder Niere nachweisbar sind. Besteht eine familiäre Belastung, so gilt die Diagnose ab dem 20. Lebensjahr als ausgeschlossen, wenn noch keine Zyste erkennbar ist[5].

Zystennieren entstehen durch eine zystische Degeneration der Nierenkanälchen. Bei der autosomal-dominant vererbten Zystenniere vergrössern sich die Nieren im Verlauf von Jahrzehnten, bis zum endgültigen Nierenversagen. Masse und Volumen der Nieren können dadurch erheblich anwachsen und sie können bis zu 8 kg schwer werden. Trotzdem wird die Funktion benachbarter Organe nur selten gestört[6]. Die Zysten befinden sich im Mark und in der Rinde der Nieren. Einzelne Zysten können bis zu 10 cm gross werden.

Die Ursachen von Zystennieren

Zystennieren können durch mehrere Krankheiten entstehen. Sie können sporadisch als Abweichung der normalen Entwicklung der Nieren entstehen oder im Erwachsenenalter erworben werden *(Erworbene Zystennieren)*. Weitaus am häufigsten entstehen sie aber durch Gendefekte *(Erbliche Zystennieren)*. Diese werden meistens autosomal dominant vererbt. Dies bedeutet, dass wenn ein Elternteil krank ist, das Risiko für jedes Kind 50 % beträgt. Rund 7 % der Dialysepatienten leiden an dieser Krankheit[7]. Selten gehen andere Erbkrankheiten mit Zystennieren einher und ebenfalls selten gibt es erworbene Zystennieren ohne genetische Ursache.

Der klinische Verlauf und die Prognose vererbter Zystennieren

Die autosomal dominant vererbte Krankheit (ADPKD) schreitet langsam fort. Bevor die Nierenfunktion ungenügend wird, können die Nieren den Harn nicht mehr genug konzentrieren. Erst ab einer Grösse von 1000 cm^3 nimmt die Leistung ab. Ab 1500 cm^3 vermindert sich die glomeruläre Filtrationsrate jährlich um etwa 4 bis 5 ml pro Minute. Im Mittel nimmt das Volumen der Nieren ab 750 cm^3 pro Jahr um über 5 % zu[8]. Die ersten Symptome nehmen die Patienten meist im Alter zwischen 30 und 40 Jahren wahr, doch ist dies sehr unterschiedlich, sogar innerhalb derselben Familie[9]. Fast immer entsteht schliesslich eine terminale Niereninsuffizienz, bei Frauen durchschnittlich sechs Jahre später als bei Männern[10].

Durch Punktion der Zysten von aussen oder laparoskopisches Schälen der Zysten können die Schmerzen kurzfristig gelindert werden, doch hält die Wirkung nicht an, da sich weitere Zysten bilden, und der Krankheitsverlauf ändert sich dadurch nicht. Noch ist nicht vollständig geklärt, warum polyzystische Nieren zur terminalen Niereninsuffizienz führen. Allein durch den Druck auf das gesunde Nierengewebe lässt sich das nicht erklären. Aus histologischen Untersuchungen lässt sich schliessen, dass der Bluthochdruck ein wichtiger Grund ist für das Fortschreiten der Niereninsuffizienz.

Bei Frauen verschlechtert sich der Verlauf bei einer Belastung der Nieren durch mehrere Schwangerschaften und durch eine hormonelle Therapie in der Menopause erheblich[11]. Auch bei Männern beeinflussen hormonelle Faktoren den Verlauf[12]. Rauchen verschlechtert den Verlauf stark[13]. Die Patienten erreichen je nach der genetischen Veranlagung ein mittleres Alter von 53 bis 69 Jahren. Zu 36 % sterben sie an einer Herzerkrankung und zu 24 % an Infektionen. Bei 89 % wird das Herz vergrössert und 81 % leiden an koronarer Herzkrankheit. 12 % der Patienten sterben an der Ruptur eines Aneurysmas einer Arterie im Gehirn, 5 % an einer Hirnblutung wegen des Bluthochdrucks und 5 % an einem Schlaganfall und niemand an Nierenkrebs[14].

Es gibt auch eine autosomal-rezessiv vererbte polyzystische Nierenerkrankung (ARPKD), die man auch als Schwammniere oder „Potter-I-Niere" bezeichnet an welche eines von 20 000 Neugeborenen Kindern leidet. Diese Mutation im PKHD1-Gen trägt etwa jeder siebzigste Betroffene. Bei dieser Krankheit entstehen die Zysten vor allem in den Sammelrohren der Nierenkanälchen. Diese Krankheit ist immer mit einer angeborenen Vernarbung der Leber verbunden, einer angeborenen Leberfibrose. Sie äussert sich früh im Kindesalter mit einer mittleren Lebenserwartung von 6 Jahren bis höchstens 20 Jahren. Je früher sie entsteht, desto schlechter ist die Prognose. Es gibt auch eine Gruppe autosomal-rezessiv vererbter Zystennieren, die man „Nephronophthisis" nennt. In unterschiedlichem Alter gehen sie in ein terminales Nierenversagen über. Ist ein Elternteil krank, so wird dies zu 25 % auf die Kinder weitervererbt. Zudem gibt es mehrere Fehlbildungssyndrome bei Kindern, die mit Zystennieren einhergehen.

Erworbene Zystennieren

Nach einer mehrjährigen Dialysebehandlung wegen einer durch Medikamente verursachten interstitiellen Nephritis, entstehen bei 40 bis 50 % aller Patienten Zystennieren. Dies kann auch in einer transplantierten Niere geschehen. Bei Patienten mit terminaler Niereninsuffizienz entstehen sehr oft Nierenzysten. Deren Anzahl und Grösse nimmt mit zunehmender Dauer der Dialysebehandlung zu[15]. Dies geschieht unabhängig vom Geschlecht und Alter der Patienten. Dabei besteht ein bedeutendes Risiko für Nierenkrebs[16].

Die Therapie der Zystennieren

Gegen den Natriumverlust im Blut wird manchmal Tolvaptan (Samsca®) verschrieben. Dieses Medikament hat keinen Einfluss auf die Zystenbildung und hat viele Nebenwirkungen. Der Blutdruck wird durch Medikamente gesenkt, welche das Renin-Angiotensin-System hemmen.

Den Patienten wird empfohlen, auf Kaffee und andere koffeinhaltige Getränke zu verzichten, da das Koffein im Verdacht steht, das Wachstum der Zysten zu beschleunigen[17]. Wegen des Bluthochdrucks muss die Diät salzarm sein[18]. Schmerz-

und Rheumamittel und alle anderen Medikamente, welche die Nieren schädigen können, dürfen nicht verwendet werden. Es kann vorkommen, dass sich Zysten infizieren. Dann ist ein verträgliches Antibiotikum notwendig, welches in den Zysten wirkt[19].

Zukünftige Therapieansätze
Die Vermehrung und die Grössenzunahme der dünnwandigen, flüssigkeitsgefüllten Zysten hängt von zwei Prozessen ab: der Proliferation von Zellen der Zystenwand und der Sekretion von Flüssigkeit in die Zysten. Zyklisches Aminomonophosphat (cAMP) fördert das Zellwachstum und die Flüssigkeitsansammlung in den Zysten. Derzeit wird nach Medikamenten geforscht, welche dies hemmen. C-Met-Inhibitoren sind kleine Moleküle, welche das Enzym „c-Met-Tyrosinkinase“ hemmen. Bei Mäusen haben solche Medikamente die Zystenbildung gehemmt[20].

In den letzten Jahren konnten, mit dem zunehmenden molekularbiologischen Wissen über die Ursachen, neue Therapieansätze gefunden werden, die sich teils in klinischer Erprobung befinden. Anlass dazu war ein Zufallsbefund: Bei einigen Patienten, die eine Fremdniere erhalten hatten, stellte man in einer retrospektiven Studie fest, dass die verbliebene polyzystische Niere nicht weiter an Volumen zunahm und die Zysten sich etwas zurückbildeten[21]. Die Patienten hatten gegen die Abstossungsreaktionen das Immunsuppressivum Sirolimus (Rapamycin®) erhalten. In Studien mit Menschen verlangsamte sich wohl die Vergrösserung der kranken Nieren, jedoch nicht das Fortschreiten der Niereninsuffizienz[22].

Aus einem traditionellen chinesischen Arzneimittel namens „Thunder God Vine“ wurde der Inhaltsstoff Triptolid isoliert, der Wirkungen gegen die Zellvermehrung hat und pro-apoptotische Eigenschaften, was bedeutet, dass es Zellen abtötet. Triptolid hemmt im Tiermodell die Zystenbildung und das Zystenwachstum[23].

Bei Patienten mit polyzystischen Nieren schüttet der Hinterlappen der Hypophyse zu viel antidiuretisches Hormon (Vasopressin) aus, das auf die Nierenkanälchen einwirkt und zwar an den Stellen, wo die Zysten entstehen. Das antidiuretische Hormon Vasopressin wirkt auf einen sogenannten V2-Rezeptor im distalen Nierenkanälchen. Im Tiermodell hemmen Medikamente, welche diesen Rezeptor hemmen, die Grössenzunahme der Nieren und die Zystenbildung und schützen die Nierenfunktion[24]. Eines dieser Medikamente, Tolvaptan (Samca®), erwies sich in einer Placebo-kontrollierten Doppelblindstudie bei Patienten mit Zystennieren als sicher und gut verträglich[25]. Tolvaptan ist in Europa zugelassen.

Komplikationen der Zystennieren
Oft entsteht eine Hypertonie, da die kranken Nieren zu viel Renin produzieren. Besonders die Frauen leiden oft an Harnwegsinfekten durch Bakterien aus dem Spital. Meistens bleibt es bei einer Blasenentzündung. Während diese bei Menschen mit gesunden Nieren zu 5 % wegen Nierensteinen entstehen, sind es bei Zystennieren 10 bis 34 %, verursacht durch den sehr sauren Harn[26].
Bei 25 bis 75 % aller Patienten mit erblichen Zystennieren findet man auch in der Leber Zysten, je mehr, desto älter sie sind und besonders bei Frauen. Durch die Zysten kann die Leber erheblich vergrössert und von Zysten durchsetzt sein. Oft vergrössert sich die Leber und ist sie von vielen Zysten durchsetzt, ohne dass die Leberfunktion darunter leidet. Ist die Leber sehr stark vergrössert, so kann sie von unten auf das Zwerchfell hinaufdrücken, gewisse Darmabschnitte oder die untere Hohlvene einengen. Bei der autosomal rezessiv vererbten Form vernarbt

die Leber (Fibrose) bis hin zu einer Leberzirrhose, sodass der Pfortaderdruck ansteigt. Seltener findet man auch in der Bauchspeicheldrüse, der Milz oder den Eierstöcken Zysten[27]. Zu 4,5 bis 22,5 % haben Menschen mit Zystennieren eine Aussackung in einer Hirnarterie, was man Aneurysma nennt. Durch das Pulsieren des Blutes kann dieses einreissen, was zu fast 50 % tödlich verläuft. Darum ist es wichtig, rechtzeitig nach Aneurysmen zu suchen, damit man diese operieren kann, bevor eine Blutung entsteht.

Die Ernährung und Zystennieren

Zwölf Erwachsene mit autosomal dominant vererbten Zystennieren nahmen an einer Pilotstudie teil. Sie ernährten sich während vier Wochen mit einer kochsalz- und eiweissarmen Diät mit viel Obst, Gemüse und Wasser als Getränk. Diese Diät enthielt um 99 % weniger Nahrungsmittel, die zu Säuren abgebaut werden. Im Urin nahm die Ausscheidung von Natrium, Harnstoff, Säuren und die Konzentration (Osmolarität) um 20 %, 28 %, 20 %, 37 % bzw. 15 % ab. Das Volumen des 24-Stundenurins stieg um 35 %. Die Patienten fühlten sich auffallend wohl und die meisten wollten bei dieser Diät bleiben[28]. Eine Reduktion des Phosphatgehalts in der Nahrung verlangsamt die Zystenbildung der Nieren[29]. Studien an Menschen und Tieren deuten darauf hin, dass eher die Art, als die Menge der Eiweisse in der Nahrung von Bedeutung sind. In Versuchen an Tieren mit Zystennieren hatte Sojaeiweiss eine schützende Wirkung auf die Nieren. Es wurde nachgewiesen, dass Pflanzenöle mit hohem Gehalt an Omega-3-Fettsäuren mehrere Schritte des Entstehens der Zysten verändern. Auch verzögern Phytoöstrogene und verschiedene andere sekundäre Pflanzenstoffe in Tierversuchen die Bildung von Zysten. All diese wirksamen Stoffe sind nur in einer pflanzlichen Ernährung und besonders in lebendiger, vegetabiler Rohkost enthalten.

In Versuchen mit Tieren verbesserte eine Reduktion von Kasein und Zugabe von Soja sowie eine Diät mit viel Omega-3-Fettsäure-haltigen Leinsamen die Zystenbildung und die Entzündung im Nierengewebe. Die Sojadiät erhöht den Gehalt an mehrfach ungesättigten Fettsäuren und Betain. Die Leinsamen erhöhen den Gehalt an mehrfach ungesättigten Fettsäuren in den Nieren und reduzieren die Entzündung. Auch erhöhen sie den Gehalt an Betain und Succinat in den Nieren. Betain senkt, zusammen mit Folsäure, Vitamin B6 und Vitamin B12, erhöhtes Homocystein im Blut und wirkt dadurch antioxydativ[30,31,32,33]. Tierexperimente zeigen, dass eine eiweissarme, rein vegetarische Ernährung das Fortschreiten der chronischen Niereninsuffizienz auch bei Zystennieren erheblich verlangsamt[34,35]. Nach unserer jahrzehntelangen Erfahrung verlangsamt eine kontrollierte vegane Ernährung mit hohem Rohkostanteil den Verlauf polyzystischer Nieren sehr stark.

Die Glomerulonephritis

Dies ist eine beidseitige Entzündung der Nieren, bei welcher in erster Linie die Nierenkörperchen, die Glomerula, betroffen sind. Die Glomerulonephritis ist die häufigste Ursache einer Niereninsuffizienz. Mit etwa 34 Erkrankungen pro Million Einwohner ist sie selten, doch ist sie die Ursache für 20 % aller Patienten mit terminaler Niereninsuffizienz. Sie kann die Folge einer Infektionskrankheit sein. Dies ist in Europa selten, in Afrika und Südamerika jedoch sehr häufig[36]. In Europa und in den USA handelt es sich in der Regel um eine Autoimmunkrankheit. Während sie sich bei manchen Patienten mit einer symptomatischen Behandlung beruhigt, handelt es sich bei anderen um Notfälle. Da in der Frühphase häufig nur milde oder gar keine Symptome erscheinen, wird die Diagnose oft zu spät gestellt, erst dann, wenn die Nieren bereits weitgehend geschädigt sind. Nur mit umfangreichem Wissen zur Pathogenese und Diagnostik der Glomerulonephritis kann die Diagnose frühzeitig genug gestellt werden. Meistens ist die Glomerulonephritis von Bluthochdruck und Ödemen begleitet. In der Frühphase kann dies aber fehlen. Darum wird die Diagnose oft erst gestellt, wenn die Nierenfunktion schon beträchtlich eingeschränkt ist. Die Einteilung der Arten der Glomerulonephritis ist nicht einheitlich. Teils wird sie nach der Art des Entstehens, teils nach der Histologie und teils nach dem klinischen Krankheitsbild eingeordnet. Aufgrund des Entstehens unterscheidet man primäre und sekundäre Glomerulonephritiden.

Die primären Glomerulonephritiden

Die primären Glomerulonephritiden entstehen durch Autoantikörper. Doch kann auch bei diesen eine Grundkrankheit vorhanden sein.

Die IgA-Glomerulonephritis

Sie wird auch „Morbus Berger" genannt. Sie ist die häufigste primär chronische Erkrankung der Nierenkörperchen und gilt als „idiopathisch", was bedeutet, dass man offiziell deren Ursache nicht kennt. Bei dieser Form lagert sich Immunglobulin A im Zwischenzellgewebe (Mesangium) der Nierenkörperchen ab. Man erkennt diese Krankheit frühzeitig, wenn der Urin zu viele rote Blutkörperchen enthält, anfangs noch ohne weitere Symptome (asymptomatische Hämaturie). Der Verlauf ist zu 80 % gutartig und sie heilt wieder aus. Bei 20 % der Patienten schreitet sie aber fort, bis zur Niereninsuffizienz. Die offizielle Therapie reicht, je nach dem Verlauf, von blossen Verlaufskontrollen über Medikamente zur Blutdrucksenkung (ACE-Hemmer und Sartane) bis hin zur immunsuppressiven Therapie. Sie kann besonders bei Menschen mit Leberzirrhose entstehen.

Die primäre membranöse Glomerulonephritis

Bei dieser Nierenentzündung findet man sogenannte Phospholipase A2-Autoantikörper (PLA2R) gegen Proteine der Podozyten, einer Zellschicht, die im Nierenkörperchen direkt auf der Basalmembran liegt. Die Basalmembran dient dem Nierenkörperchen als Filtrationsmembran für den Primärharn. Im Erwachsenenalter ist die membranöse Glomerulonephritis die häufigste Ursache des sogenannten *„nephrotischen Syndroms“*. Die Patienten verlieren viel Eiweiss über den Urin, leiden an Ödemen und an einer Fettstoffwechselstörung. Die Diagnose wird durch eine Nierenpunktion sowie histologische und elektronenmikroskopische Untersuchungen gestellt. Bei dieser Krankheit bilden sich Immunkomplexe auf der Aussenseite der Basalmembran in den Kapillarschlingen der Nierenkörperchen. Der klinische Verlauf ist sehr unterschiedlich. Bei ⅓ der Patienten heilt diese Krankheit von selbst aus, bei einem weiteren Drittel wird sie chronisch, ohne sich zu verschlechtern und bei dem letzten Drittel der Patienten verschlechtert sie sich und endet in einem terminalen Nierenversagen.

Die frühkindliche membranöse Glomerulonephritis

Bei Kindern im Alter zwischen 5 Monaten und 2¼ Jahren mit nephrotischem Syndrom fand man im Blut hohe Konzentrationen an Kuhmilchalbumin sowie IgG1- und IgG4-Antikörper gegen dieses Milcheiweiss. Dieselben Antikörper konnte man auch in den Ablagerungen an den Membranen der Kapillarschlingen der Nierenkörperchen nachweisen. Man nimmt an, dass im kindlichen Darm kleine Mengen von Rinderserumalbumin aus der Kuhmilch in teilweise oder gar nicht verdauter Form aufgenommen wird. Bei fast allen Kleinkindern findet man Antikörper gegen Rinderserumalbumin im Blut. Bei Kindern mit nephrotischem Syndrom (membranöser Nephropathie) waren die Serum-Spiegel des Rinderserumalbumins höher als bei gesunden Kindern und dieses war positiv geladen. Die Kinder wurden mit Prednison, Mycophenolat-Mofetil oder Cyclosporin behandelt, wodurch die Krankheit teilweise oder ganz ausheilte[37]. Diese Krankheit ist einer der Schäden, welche durch eine Ernährung kleiner Kinder mit Milch und Milchprodukten entstehen können.

Die Antibasalmembran-Antikörper-Glomerulonephritis

Bei dieser Nierenentzündung werden die Basalmembranen der Kapillarschlingen in den Nierenkörperchen durch IgG-Antikörper angegriffen. Sie greifen das Typ-IV-Kollagen der Membranen an. Die Antikörper können im Blutserum nachgewiesen werden.

Die membranproliferative Glomerulonephritis

Diese Art der Nierenentzündung ist selten. Ihre Ursache gilt offiziell als unbekannt (idiopathisch). Die Patienten sind meistens zwischen 8- und 30-jährig. Im Urin findet man rote Blutkörperchen, die bei der Untersuchung mit dem Phasenkontrastmikroskop deformiert sind (Akanthozyten) und Erythrozytenzylinder bilden. Die Eiweissausscheidung im Urin ist meistens nicht sehr ausgeprägt. Bei dieser Krankheit kann ein Bluthochdruck entstehen, sie kann in ein „nephrotisches Syndrom“ übergehen, wenn die Eiweissausscheidung stärker wird, dann entstehen Ödeme und eine Fettstoffwechselstörung. In der Biopsie findet man eine Verdickung der Basalmembran des Nierenkörperchens durch Einlagerung von Immunkomplexen sowie zwischen die Basalmembran und die Zellen der Innenschicht der Kapillarschlingen eingewanderte Zellen. Man unterscheidet drei Typen dieser Nierenentzündung:

– Beim Typ I finden sich Immunkomplexe, die im Mikroskop der Basalmembran eine Doppelkontur verleihen. Dies ist die häufigste Form der membranproliferativen Glomerulonephritis. Oft findet man keine Ursache. Sie kann aber auch durch Immunkomplexe entstehen, die bei einer chronischen Hepatitis, einer systemischen Autoimmunkrankheit (Lupus erythe-

matodes), einer bakteriellen Entzündung der Innenschicht des Herzens (Endokarditis) oder einer Infektion nach einer Herzoperation, zum Beispiel eines ventrikulo-atrialen Shunts, entstehen.
- Beim Typ II („Dense Deposit Disease“) findet man bandförmige Ablagerungen innerhalb der Basalmembran der Nierenkörperchen, der Nierenkanälchen und an den Kapseln der Nierenkörperchen, die nicht aus Immunglobulinen bestehen, sondern aus dem Komplementfaktor C3.
- Beim Typ III findet man Ablagerungen von Immunkomplexen, sowohl an den Basalmembranen, mit Doppelkontur der Basalmembran und zwischen der Basalmembran, und den Podozyten, die das innere Blatt der Kapseln der Nierenkörperchen bilden.

Der Typ I verläuft oft nur langsam progressiv, der Typ II rasch progressiv. Die Langzeitprognose der membranproliferativen Glomerulonephritis gilt als schlecht. Bei der allgemein üblichen Therapie entsteht zu 50 % nach 10 Jahren und bei 90 % nach 20 Jahren eine terminale Niereninsuffizienz.

Die fokal segmentale Glomerulosklerose
Bei dieser Nierenentzündung vernarben die Nierenkörperchen, was bei jeder Art der Glomerulonephritis entstehen kann.

Die sekundären Glomerulonephritiden

Diese Nierenentzündungen entstehen im Rahmen einer Grunderkrankung, die ausserhalb der Nieren entstanden ist.

Die Post-Streptokokken Glomerulonephritis
Dies ist eine der am längsten bekannten Nierenentzündungen. Vor zweihundert Jahren beobachtete C.D. Wells, dass während der Rekonvaleszenz nach einer Scharlachinfektion eine Wassersucht auftreten kann, die mit dunkel verfärbtem Urin und verminderter Urinausscheidung einherging. Doch erst in der zweiten Hälfte des 19. Jahrhunderts entdeckte man, dass es sich um eine Nierenentzündung hantelt. 1903 erkannte Clemens von Pirquet, dass es sich um eine Immunreaktion mit Bildung von Antikörpern handelt und wenig später erkannte man, dass eine Infektion mit beta-hämolysierenden Streptokokken der Gruppe A die Ursache des Scharlachs ist. Schliesslich erkannte man in der ersten Hälfte des 20. Jahrhunderts, dass diese Nierenentzündung auch nach einer Infektion der oberen Luftwege, der Haut oder nach einer Wundinfektion mit diesen Erregern entstehen kann. Diese Art der Nierenentzündung, die früher sehr häufig war, ist heute in den sogenannt „zivilisierten“ Ländern selten geworden. Unter 100000 Menschen erkranken jährlich noch 6 Erwachsene und jedes dritte Kind daran. Die Erwachsenen sind meist betagt und leiden unter Alkoholismus oder Drogenabhängigkeit. In den sogenannten „Entwicklungsländern“ ist die Post-Streptokokken-Glomerulonephritis aber häufig geblieben.

In den letzten Jahren wird diese postinfektiöse Nephritis zunehmend durch andere Bakterien, Viren, Pilze und Parasiten verursacht. Auch bei diesen Ursachen lagern sich Immunkomplexe in den Kapillaren der Nierenkörperchen ab, welche das Komplementsystems aktivieren. Das Komplementsystem gehört zum angeborenen Immunsystem und verstärkt die Entzündung. Der Urin wird dunkel und enthält Blut und Eiweiss. Allmählich nehmen die Urinmengen ab, da die Filtrationsrate der Nierenkörperchen zurückgeht, bis hin zum Nierenversagen. Die Patienten leiden an Ödemen und Bluthochdruck. Der Verlauf lässt sich durch keine medikamentöse Therapie beeinflussen. Eine antibiotische Therapie jeder Angina mit Streptokokken der Gruppe A wird empfohlen, wobei es sich gezeigt hat, dass diese nicht sofort, sondern erst nach wenigen Tagen einsetzen soll. Trotz des akuten Verlaufs ist die Prognose im Allgemeinen gut. Allerdings kann bei älteren Patienten mit zusätzlichen Risikofaktoren eine bleibende Nierenschädigung entstehen.

Die sekundäre Glomerulonephritis durch Autoimmunkrankheiten oder Medikamente
Generalisierte Autoimmunkrankheiten, wie zum Beispiel ein *Lupus erythematodes*, eine Autoimmunentzündung der Blutgefässe *(Vaskulitis)* kann die Nieren befallen oder sie kann durch eine Vergiftung durch die Therapie der rheumatoiden Arthritis mit *Gold* oder *Penicillamin* entstehen.

Die nekrotisierende intra- und extrakapillär-proliferative Glomerulonephritis
Bei dieser Art entstehen halbmondartige Veränderungen in den Nierenkörperchen. Sie wird auch „rapid-progrediente Glomerulonephritis" genannt, denn sie hat eine schlechte Prognose und geht besonders schnell in eine Niereninsuffizienz über.

Die Bedeutung von Lymphozyten
Neben Antikörpern sind auch T-Helferzellen am Entstehen der Glomerulonephritiden beteiligt.

Th1-Helferzellen überwiegen bei Glomerulonephritiden, die mit einem vermehrten Zellwachstum einhergehen, wie der rasch progressiven Glomerulonephritis. Bei der membranösen Glomerulonephritis und der Minimal-Change-Glomerulonephritis überwiegen Th2-Helferzellen.

Nicht entzündliche Glomerulopathien

Dies sind degenerative Schäden der Nierenkörperchen. Die Nephrologen unterscheiden zwei Hauptgruppen, je nach der zugrunde liegenden Ursache.

Das nephrotische Syndrom
Das nephrotische Syndrom, auch „minimal Change Glomerulopathie" genannt, ist weit verbreitet und hat trotz Fortschritten der Therapie immer noch eine hohe Mortalität. Das Krankheitsbild ist eindrücklich, mit massivem Eiweissverlust durch die Nieren. Da der Eiweissgehalt des Blutes stark absinkt, kann die Flüssigkeit der Zwischenzellsubstanz des ganzen Körpers nicht mehr ausreichend ins Blut zurückresorbiert werden, sodass Ödeme entstehen. Oft fällt zuerst auf, dass die Augenlider anschwellen, dann entstehen Ödeme am ganzen Körper. Das Immunsystem leidet unter dem Verlust an Immunglobulinen durch die Nieren, sodass man anfällig wird für Infekte und wegen des Verlusts von Antithrombin-III aus dem Blut neigt man zu Thrombosen und Embolien. Zudem entsteht eine Fettstoffwechselstörung mit hohen Cholesterin- und Triglyceridspiegeln als Risikofaktor für Arteriosklerose.

Das nephrotische Syndrom selbst ist keine eigenständige Krankheit. Es entsteht bei einer Reihe verschiedener Krankheiten, an welchen die Nieren beteiligt sind, indem die Basalmembranen in den Nierenkörperchen beschädigt werden. Die häufigste Ursache bei Erwachsenen ist die membranöse Glomerulonephritis. Nicht immer kann man eine Grundkrankheit als Ursache erkennen. Dann ist die Prognose relativ gut. Bei Kindern entsteht das nephrotische Syndrom zu über 90 % durch eine „minimal Change Glomerulonephritis" mit guter Prognose.

Die primäre Glomerulopathie
Wenn keine Systemkrankheit zugrunde liegt, wird das nephrotische Syndrom als *„primäre Glomerulopathie“* bezeichnet.

Die sekundäre Glomerulopathie
So bezeichnet man ein nephrotisches Syndrom, das die Folge einer fortgeschrittenen Destruktion der Nieren durch eine Grundkrankheit ist, wie zum Beispiel eine diabetische Nephropathie oder eine Amyloidose. Eine Amyloidose entsteht durch Ablagerung degenerativ veränderter Eiweisse in die Zwischenzellsubstanz der zarten Bindegewebe des ganzen Körpers, verursacht durch eine Fehlernährung mit viel tierischer Nahrung. Eine sekundäre Glomerulopathie kann aber auch entstehen durch eine Autoimmunkrankheit, etwa eine *Kollagenkrankheit*, einen *generalisierten Lupus erythematodes* oder eine autoimmune Gefässentzündung *(Vaskulitis)*, eine *Sarkoidose*, eine *Krebskrankheit*, ein *Diabetes mellitus*, durch *Schilddrüsenentzündungen*, eine *Hepatitis B oder C*, *AIDS* sowie durch *Infektionen mit Treponema pallidum, Helicobacter pylori, Malaria* oder eine *Toxoplasmose*. Die Prognose hängt von der Grundkrankheit ab. Entsteht eine sogenannte *„segmentale Glomerulosklerose“*, eine Vernarbung der Nierenkörperchen, so ist die Prognose nicht gut, auch nicht bei einer *„membranproliferativen Glomerulonephritis“*, bei der die Membranen sich stark verändern.

Die Therapie der Glomerulonephritis

Die Patienten erhalten im Allgemeinen Diuretika, blutdrucksenkende Mittel, Statine zur Senkung des Cholesterinspiegels, Medikamente gegen die Gefahr einer Thrombose und je nach der Prognose eine immunsuppressive Therapie. Bei der membranösen Glomerulonephritis ist man mit Immunsuppressiva zurückhaltend, besonders bei Frauen, Kindern und jungen Erwachsenen mit normaler Nierenfunktion und prognostisch günstigem histologischem Befund.

Bei schlechter Prognose wird immunsuppressiv behandelt. Meistens wird Cyclophosphamid und Chlorambucil in Kombination mit Prednison angewendet. Allerdings hat dies schwerwiegende Nebenwirkungen wie eine Entzündung der Harnblase und als Langzeitfolgen Unfruchtbarkeit und ein erhöhtes Krebsrisiko. Eine Therapie allein mit Cortison ist weniger belastend, jedoch wenig wirksam.

Monoklonale Antikörper wie Rituximab vermindern die Proteinurie. In einer italienischen Studie kam es dadurch bei zehn von fünfzig Patienten zu einer kompletten Remission der Erkrankung. Nierenbiopsien von sieben dieser zehn Patienten zeigten eine vollständige oder weitgehende Rückbildung der Immundepots. Doch kann dabei, wenn auch selten, eine progressive multifokale Leukenzephalopathie entstehen. Dies ist die Katastrophe einer rasch fortschreitenden Zerstörung der weissen Substanz des Gehirns. Bei Patienten, die auf diese konventionellen Therapien nicht ansprachen, wurde eine Vielzahl anderer Medikamente versucht, jedoch ohne überzeugenden Erfolg[38].

Die interstitielle Nephritis

Sie wird auch „tubulo-interstitielle Nephritis“ genannt, da sich auch die Nierenkanälchen entzünden.
Die Ursachen sind vielfältig und umfassen Schäden durch Giftstoffe, Medikamente, Virusinfektionen oder das Einwirken von Strahlen. Häufigste Ursache sind folgende Medikamente: β-Lactam-Antibiotika, Penicillin, Aminoglykosid-Antibiotika, wie Ampicillin (Clamoxyl®) und Amoxacillin (Augmentin®), Sulfonamide, Diuretika, Aspirin, Penicillinamin, nichtsteroidale Antiphlogistika (Rheumamittel, besonders Diclophenac (Voltaren®) und andere Schmerzmittel, Magensäureblocker (H2-Antagonisten), Antiepileptika, den Harnsäurespiegel senkende Medikamente, monoklonale Antikörper oder eine *Vergiftung mit Quecksilber* durch hohen Fischkonsum oder Zahnamalgame oder eine Goldtherapie gegen die rheumatoide Arthritis. Die interstitielle Nephritis kann aber auch durch eine *Virusinfektion* (z.B. durch Hantaviren) oder durch eine *Autoimmunerkrankung* wie zum Beispiel eine Sarkoidose entstehen. Die *Sarkoidose*, auch Morbus Boeck genannt, ist eine systemische Erkrankung des Bindegewebes, bei welcher in verschiedenen Organen sich Knötchen (Granulome) bilden. In den Nieren entsteht eine akut toxische oder allergische Reaktion, bei der sich primär die Nierenkanälchen und das Zwischenzellgewebe entzündet. Man findet bei 2–3 Prozent aller Nierenbiopsien eine interstitielle Nephritis. Oft entstehen anfangs kaum Symptome. In etwa 15 % leiden die Patienten unter Fieber, Hautausschlägen und Gelenkschmerzen. Im Blut ist der *Kreatininspiegel erhöht* und im Urin das *α1-Mikroglobulin.*

Eine Behandlung, die auf wissenschaftlicher Evidenz basiert, ist offiziell nicht bekannt. Die wichtigste Massnahme ist, dass man die auslösende *Noxe* sofort absetzt. Oft werden die Patienten mit Glukokortikoiden behandelt oder mit *Mycophenolat-Mofetil*, einem Immunsuppressivum, das man sonst gegen Abstossungsreaktionen von Transplantaten verwendet. Zu diesen Therapien mit schweren Nebenwirkungen gibt es aber keinen wissenschaftlichen Nachweis, dass sie überhaupt wirken. Zu rund 60 % heilt die interstitielle Nephritis von selbst wieder aus, sodass der Kreatininspiegel sich wieder normalisiert. Bei 40 % der Patienten wird sie chronisch und endet in einer progredienten Niereninsuffizienz. Wir haben die Erfahrung gemacht, dass eine vegane, lebendige Rohkostdiät mit dreimal täglich einem ganz frisch zentrifugierten Saft aus Karotten mit Äpfeln hoch wirksam ist. Dies wirkt stark gegen Autoimmunreaktionen, erhöht die glomeruläre Filtrationsrate und hilft zur Ausheilung der Nierenkanälchen und des zarten Bindegewebes der Nieren und des ganzen Körpers.

Die Purpura Schönlein-Henoch

Die Purpura Schönlein-Henoch ist eine Autoimmunentzündung der feinen Blutgefässe. Sie wurde nach den deutschen Ärzten Johann Lukas Schönlein (1793–1864) und Eduard Heinrich Henoch (1820–1910) benannt. Sie befällt die feinen Blutgefässe der Haut, die Gelenke, den Darm und die Nieren. Ihre Ursache gilt als unbekannt. Sie entsteht vor allem bei Kindern im Vorschul- und Schulalter, besonders bei Knaben nach vorausgegangenem Atemwegsinfekt, oder sie wird durch Medikamente ausgelöst. Sie beginnt akut und verläuft oft in mehreren Schüben. Meistens heilt diese Krankheit folgenlos aus. Man findet IgA-Antikörper, welche gegen die feinen Blutgefässe reagieren. Offiziell behandelt man die Kinder lediglich durch Bettruhe.

Auch Erwachsene können an dieser Art der Vaskulitis erkranken. Bei ihnen sind Komplikationen häufiger als bei Kindern und bei anderen Arten autoallergischer Gefässentzündungen. Zu 61 % entsteht eine Entzündung der Knie- und Sprunggelenke. Falls bereits am Anfang die Nieren beteiligt sind, liegt die Chance einer langfristigen Remission bei nur 20 %. Jeder zweite Erwachsene leidet an abdominellen Beschwerden und jeder Vierte an Darmblutungen, die nicht selten tödlich sind und zu 25 % endet die Krankheit in einer terminalen Niereninsuffizienz, sodass dialysiert werden muss[39].

Die Hämodialyse

Das Wort „Dialyse“ heisst in Altgriechisch διάλυσις dialysis, was „Auflösung, Loslösung oder Trennung“ bedeutet. Dieses Verfahren wurde entwickelt, um Menschen mit terminaler Niereninsuffizienz zu helfen[40]. Die Dialyse ist lebensrettend bis eine Nierentransplantation möglich wird und wird auch bei akutem Nierenversagen eingesetzt. Das Blut wird durch eine semipermeable Membran geleitet, sodass gelöste Moleküle aus dem Blut in eine Flüssigkeit niedrigerer Konzentration wandern[41].

Die weltweit erste erfolgreiche Dialyse führte Georg Haas in Giessen im Jahr 1924 durch. Die von ihm zur Behandlung benutzte „künstliche Niere“ war ein Kabinensystem mit sogenannter Schlauchniere. Dies war das erste künstliche „Organ“ das am Menschen eingesetzt wurde. Er verwendete zur Antikoagulation Hirudin Kollodium als Dialysemembran. Seit 1925 verwendet man Heparin zum Verhindern der Blutgerinnung. Ab 1937 verwendete man Cellophan als Dialysemembran. 1943 entwickelte Wilhelm Kolff ein Dialysesystem mit rotierender Trommel und einem System mit Zellophanschlauch. Die Membran dieser „rotierenden Trommel“ erlaubte, die Blutreinigung besser zu kontrollieren, mit definierten Stoffmengen. 1960 begann man den Patienten, die über lange Zeit eine Dialysebehandlung nötig haben, am Arm eine Verbindung zwischen einer Arterie und einer Vene herzustellen, einen sogenannten arteriovenösen Shunt.

Die Hämodialyse im nephrologischen Dialysezentrum

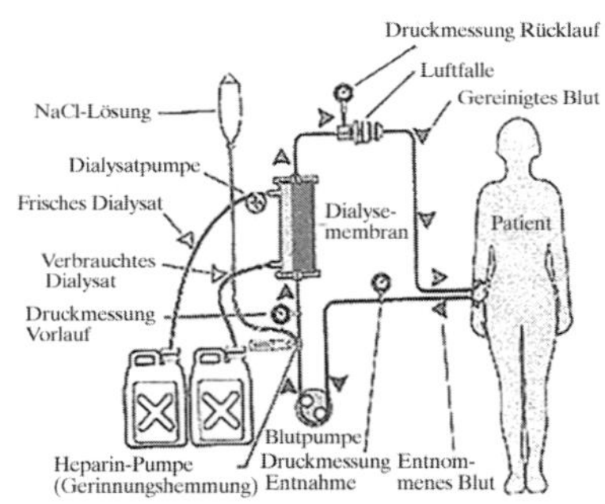

Bild: Yassine Mrabet, Wikipedia

Bei diesem Verfahren zur Blutreinigung holt man lösliche, harnpflichtige Substanzen aus dem Blut in eine Dialyseflüssigkeit heraus, indem man das Blut antikoaguliert und es an einer semipermeablen Membran vorbeifliessen lässt, sodass die harnpflichtigen Substanzen durch die Membran hindurch in die Dialyseflüssigkeit hinaus diffundieren. Dies ist möglich, da diese Substanzen in der Dialyseflüssigkeit viel weniger konzentriert sind. Damit geht auch viel Wasser durch die Membran hinaus, sodass der Patient von Ödemen befreit wird. Die Dialyseflüssigkeit ist keimfrei. Durch ihre Zusammensetzung kann man die Übersäuerung des Blutes und dessen Elektrolytgehalt korrigieren. Eine Dialysebehandlung dauert vier bis fünf Stunden. Der Kreislauf des Patienten muss stabil sein. Wenn die Gefässe am Arm nicht erlauben, eine arteriovenöse Verbindung, einen „Shunt“, herzustellen, wird eine Gefässprothese aus Goretex vorgeschlagen, oder seltener ein Shunt an einem Oberschenkel und noch seltener ein Shunt unter dem Schlüsselbein. In Notsituationen kann man einen Dialysekatheter in irgendeine grosse Vene einlegen. Bevor das Blut dem Patienten zurückgegeben wird, wird es gereinigt. Der Dialysator wird ständig von frischem Dialysat durchströmt und zwar mit einer Geschwindigkeit von ½ Liter pro Minute. Die Dialyse dauert am Tag 5 oder nachts 8 Stunden und wird in der Regel dreimal wöchentlich durchgeführt. Die Häufigkeit richtet sich nach der Nierenfunktion, dem Körpergewicht und der Herzleistung. Es gibt auch die Möglichkeit einer Heimhämodialyse, doch muss diese in der Regel alle 2 Tage geschehen.

Indem man auf der Seite des Dialysats einen Unterdruck erzeugt, kann man dem Patienten mehr Wasser entziehen, sodass seine Ödeme zurückgehen. Doch darf dies nicht zu schnell geschehen, da sonst der Blutdruck abfällt. Nicht alle Gewebe geben die überschüssige Flüssigkeit und die Giftstoffe gleich schnell her. Entzieht man sie zu schnell, so können Muskelkrämpfe entstehen. Man darf während der Dialyse nur wenig trinken, obschon man wegen den harnpflichtigen Substanzen Durst hat. Der Flüssigkeitsentzug welcher durch die Dialyse möglich ist, ist beschränkt und die Patienten dürfen nicht mehr als ½ Liter mehr trinken, als die Urinmenge der letzten 24 Stunden.

Eine tägliche Heimhämodialyse (HHD) ermöglicht eine gleichmässigere Therapie, denn die Wirkung ist am Anfang der Dialyse am stärksten, und lässt dann deutlich nach. Darum sind häufige, kurze Dialysen besser als längere Dialysen mit grossem Abstand. Ist eine Heimdialyse nicht möglich, so wird in der Regel eine Nachtdialyse im Dialysezentrum vorgeschlagen, um die Dialysezeit zu verlängern. Dabei gelingt es nicht allen Patienten zu schlafen. Da die Versicherungen für jeden Patienten nur einen Pauschalbetrag pro Dialyse bezahlen, wird nur in seltenen Ausnahmen angeboten, häufiger als dreimal pro Woche zu dialysieren: nur bei starken Ödemen und ganz am Anfang einer dringend notwendigen Dialysebehandlung, einer sogenannten „Andialyse“ wird dies vorgeschlagen. Der Ferritinspiegel muss überwacht werden, denn die meisten Patienten leiden wegen des Blutverlusts während der Dialyse an einem Eisenmangel. Vielerorts erhalten sie Eiseninfusionen. Doch löst das zweiwertige Eisenglukonat dieser Infusionen die Vakuolen der Makrophagen auf, wodurch aus diesen „Fresszellen“ krebserregende Giftstoffe frei werden. Oft wird gegen die Blutarmut biotechnologisch hergestelltes Erythropoetin verschrieben.

Die intermittierende Peritonealdialyse (IPD)

Diese Art der Dialyse wird 3- bis 4-mal pro Woche in einer Dialysestation durchgeführt. Während 8 Stunden füllt man jede halbe Stunde 30–40 Liter Dialyselösung in das Bauchfell hinein und leitet sie danach wieder hinaus.

Die Heimdialyse

Der Patient erhält ein Dialysegerät nach Hause, mit welchem er die Dialyse drei bis sechsmal wöchentlich selbstständig durchführen kann. Oft helfen ihm Angehörige dabei. Die Dialyse muss man möglichst in einem eigens dafür eingerichteten Raum durchführen.

Die Peritonealdialyse (PD)

Die Peritonealdialyse kann man mit einem speziellen Gerät durchführen, als sogenannte „kontinuierliche zyklische Peritonealdialyse“ (CCPD) oder von Hand, als „kontinuierliche ambulante Peritonealdialyse (CAPD)“. Eine „intermittierende Peritonealdialyse (IPD)“ wird in einem Dialysezentrum durchgeführt. Welche Methode vorgeschlagen wird, hängt vor allem davon ab, wie gut das

Bauchfell die Giftstoffe entzieht sowie von der Grundkrankheit des Patienten. Die Peritonealdialyse ist etwa gleich gut wirksam, wie die Hämodialyse. Beide Verfahren sind gleichwertig, doch überleben mit der Peritonealdialyse mehr Patienten die ersten 3 Jahren und etwa gleichviele wie mit der Hämodialyse mehrere Jahre[42,43,44,45,46]. Trotz diesem Vorteil werden in Deutschland nur 5–10 % der Patienten mit einer Peritonealdialyse behandelt. Ein weiterer Vorteil ist, dass man die Zeit eher seinen Bedürfnissen anpassen kann, dass man mehr trinken darf und dass man weniger von einer Dialysestation abhängig ist.

Das Bauchfell (Peritoneum) ist gut durchblutet und ist von grosser Bedeutung für die Immunabwehr. Für die Peritonealdialyse wird ein Dauerkatheter in die Bauchhöhle eingebracht, durch welchen man die Dialyselösung für mehrere Stunden einfüllt, sodass die harnpflichtigen Substanzen in sie hinein diffundieren. Will man mehr Wasser entziehen, so muss die Dialyselösung konzentrierter sein als das Blut. Dazu reichert man sie mit Traubenzucker oder Dextrinen an. Nach vier bis sechs Stunden lässt man die Dialyselösung abfliessen und ersetzt sie durch frische Lösung. Im Gegensatz zur künstlichen Membran ist das Peritoneum zum Teil auch für Eiweisse durchlässig, sodass immer Eiweiss aus dem Blut verloren geht. Ein ganz wichtiger Vorteil der Peritonealdialyse ist, dass die restliche Nierenfunktion länger aufrechterhalten werden kann[47]. Komplikationen sind seltener als bei der Hämodialyse und der Blutkreislauf wird besser geschont. Darum eignet sich die Peritonealdialyse besonders für betagte und geschwächte Patienten. Man ist unabhängiger und Urlaubsreisen sind gut möglich, da das Material direkt an den Ferienort gesandt werden kann. Dadurch braucht es keine Termine in einem Dialysezentrum des Ferienortes.

Ein Nachteil ist eine gewisse Infektionsgefahr, wenn nicht ganz steril gearbeitet wird. Eine Bauchfellentzündung wäre an sich sehr gefährlich, doch ist die Sterblichkeit bei Dialysepatienten nicht hoch, da man das Antibiotikum direkt in die Bauchhöhle geben kann. Mit modernen Kathetersystemen ist es leichter geworden, die Spitze und das Innere des Katheters steril zu behalten. Doch vermindern wiederholte Bauchfellentzündungen die Wirksamkeit[48]. Für übergewichtige Menschen und bei fortgeschrittener Niereninsuffizienz, ist die Peritonealdialyse weniger geeignet. Verwendet man Dialyselösungen mit relativ viel Glukose über längere Zeit, so verliert sich die Wirksamkeit schneller, da sich das Bauchfell verändert. Trotzdem muss man dann, um Ödeme zu verhindern, mehr Glukose in die Lösung geben und dafür diese weniger lang im Bauchfell belassen. Bei jedem Patienten lässt die Wirkung allmählich nach, bis sie ungenügend wird. Darum ist dies immer ein Verfahren auf Zeit. Besonders geeignet ist die Peritonealdialyse für jüngere Patienten, zur Überbrückung, bis sie eine Transplantatniere erhalten können. Die Glukose aus der Dialyselösung und der kontinuierliche Eiweissverlust kann bei diesem Verfahren bewirken, dass sich ein Diabetes verschlechtert[49].

Die automatisierte Peritonealdialyse (APD)
Diese kann man zu Hause während der Nacht durchführen, da die Maschine den Beutel der Dialyselösung automatisch wechselt.

Die kontinuierliche ambulante Peritonealdialyse (CAPD)
Bei dieser Methode wechselt man den Beutel selbst oder ein Angehöriger, und am Arbeitsplatz macht dies meistens eine Pflegefachfrau.

Sonderformen der Hämodialyse

Die „Hämofiltration"
Mit diesem maschinellen Verfahren entzieht man Plasma und Flüssigkeit durch eine Filtermembran aus dem Blut. Dadurch werden auch alle filtergängigen Stoffe aus dem Blut entfernt. Das bewirkt eine allmähliche Entgiftung. Zudem kann man, wenn nötig, das Blutvolumen reduzieren, um den Bluthochdruck und die Ödeme zu reduzieren. Die entzogene Flüssigkeit wird durch eine Elektrolytlösung ersetzt.

Die „kontinuierliche, arteriovenöse Hämofiltration (CAVH)"
Bei diesem Verfahren wird der arterielle Blutdruck genutzt, um Plasmaflüssigkeit abzufiltrieren. Das Blut fliesst in eine Vene zurück. Was abfiltriert wird, ersetzt man durch eine Elektrolytlösung. Die Wirksamkeit ist gering und abhängig vom Blutdruck.

Die „kontinuierliche venovenöse Hämofiltration (CVVH)"
Dieses Verfahren führt man mit einer Dialysemaschine durch. Es eignet sich zur Therapie eines akuten Nierenversagens auf der Intensivpflegestation. Ähnlich ist die „kontinuierliche arteriovenöse Hämodialyse (CAVHD)" und die „kontinuierliche venovenöse Hämodialyse (CVVHD)"[50].

Die „Hämodiafiltration"
Bei diesem Verfahren kombiniert man die Hämodialyse mit der Hämofiltration. Es eignet sich besonders für Patienten mit chronischer Niereninsuffizienz, denn es ermöglicht einen höheren Filtrationsdruck.

Die „Hämoperfusion"
Dieses Verfahren dient nicht zur Dialyse. Das Blut wird durch Adsorbenzien gepumpt, z.B. durch Aktivkohle oder Austauschharze. Damit kann man eine akute Vergiftung durch Medikamente, organische Lösungsmittel, Insektizide oder Pilzgifte behandeln.

Die Indikation zum Beginn einer Dialysetherapie

Die Entscheidung, ob und wann eine Dialysebehandlung oder Hämofiltration notwendig wird, hängt von verschiedenen Umständen ab.

Die akute Indikation
Sie besteht bei akutem Nierenversagen, z.B. durch eine Sepsis (Blutvergiftung), nach einem Unfalltrauma oder durch grosse operative Eingriffe, bei Hyperkaliämie, massiver Übersäuerung (metabolischer Azidose), bei einem Lungenödem mit Atemnot, bei urämischer Entzündung der serösen Häute, zum Beispiel des Herzbeutels (urämische Perikarditis), einer urämischen Enzephalopathie und bei akuten Vergiftungen mit dialysierbaren Substanzen wie zum Beispiel Lithium oder Acetylsalicylsäure.

Die chronische Indikation
Sie ist gegeben, wenn durch das Nierenversagen starke Symptome entstehen. Man muss die Dialyse beginnen, sobald die glomeruläre Filtrationsrate unter 10–15 ml/min/1,73 m^2 sinkt. Als „chronische Indikation" betrachtet man auch eine Hyperphosphatämie oder eine Urämie, die nicht anders zu beherrschen sind, und wenn der Harnstoff-Stickstoff höher als 100 mg/dl ansteigt. Eine Dialyse ist indiziert, sobald ein Nierenversagen mit Diät und Medikamenten nicht mehr vermieden werden kann, sodass die toxischen, harnpflichtigen Substanzen im Blut unbedingt reduziert werden müssen[51].

Nierenkrebs

Bei Erwachsenen entsteht er zu 90 % durch ein Nierenzellkarzinom. Man nennt es auch „Adenokarzinom der Niere“. Früher nannte man es „Hypernephrom“, da man meinte, es gehe von der Nebenniere aus. Es entsteht durch eine Entartung von Zellen der proximalen Nierenkanälchen. Im Kindesalter sind Nephroblastome, Lymphome und Sarkome der Niere häufiger. Bösartige Nierentumoren sind relativ selten. Sie machen 1 bis 2 % aller bösartigen Tumoren aus. Immerhin wird diese Diagnose in Deutschland jedes Jahr bei 9500 Männern und 5500 Frauen gestellt[52]. Es gibt aber auch gutartige Nierentumoren. Bösartige Nierentumoren entstehen überwiegend im 6. und 7. Lebensjahrzehnt.

Die Risikofaktoren für das Entstehen von Nierenkrebs

Rauchen, auch Passivrauchen, gilt als grösstes Risiko, aber auch Übergewicht, Bluthochdruck und eine chronische Niereninsuffizienz und eine langjährige Einnahme von Schmerzmitteln. Seltenere Ursachen sind angeborene Nierenkrankheiten, wie die *tuberöse Sklerose* oder der *Morbus Hippel-Lindau*. Die *tuberöse Sklerose* ist eine Erbkrankheit, die abnorme Wucherungen im Gehirn, Veränderungen der Haut und Tumoren in lebenswichtigen Organen, wie dem Herzen, den Nieren und der Lunge, verursachen kann. Das *Von-Hippel-Lindau-Czermak-Syndrom* ist eine seltene autosomal dominant vererbte Tumorkrankheit, bei der im Auge, im Gehirn und in anderen Organen Gefässe wuchern. Auch sind Menschen, die beruflich mit *Trichloräthen* zu tun haben, mit *Cadmium* oder *halogenierten Alkyl-, Aryl- und Alkylaryloiden* besonders gefährdet für ein Nierenzellkarzinom[53,54].

Die Klassifikation der Nierenkarzinome

Wenn sie auch meistens aus Zellen der proximalen Nierenkanälchen entstehen, so kann auch aus allen Abschnitten des Nephrons Krebs entstehen. Man unterscheidet sie nach dem Ausgangsgewebe, den zytogenetischen Befunden und dem histologischen Bild. Am häufigsten ist das „konventionelle Nierenzellkarzinom“, das oft auch als „klarzelliges Karzinom“ bezeichnet wird. Dann gibt es ein „chromophiles oder papilläres“, ein „chromophobes“ und das „Ductus-Bellini-Karzinom“, das aus den Sammelrohren des Nephrons entsteht. Dieses ist selten, jedoch besonders aggressiv. Man beschreibt auch das Wachstumsmuster dieser Tumoren. Die Zytogenetik beschreibt chromosomale Aberrationen in den Tumorzellen: Zum Beispiel findet man in den Krebszellen des „konventionellen Nierenzellkarzinoms“ einen Verlust eines Bruchstücks des Chromosoms 3.

Die Klassifikation der Arten von Nierenkrebs

Art des Karzinoms	Wachstumsmuster	Ursprung	Zytogenität
Klarzellkarzinom	azinös, sarkomatoid	proximaler Tubulus	3p-
Kapilläres Karzinom – basophiler Typ – eosinophiler Typ	papillär tubulär	proximaler Tubulus	+7, +17, –y
Chromophobes Karzinom	solid, tubulär, sarkomatoid	Sammelrohr	Hypodiploidie
Onkozytäres Karzinom	Tumornester	Sammelrohr	–
Ductus-Bellini Karzinom	papillär, sarkomatoid	Sammelrohr	–

Klarzellkarzinom: die Krebszellen erscheinen unter dem Mikroskop klar und nicht trüb
Wachstumsmuster: die Art, wie der Tumor wächst
Ursprung: aus welchen Zellen des Nephrons der Tumor entstanden ist
Zytogenität: die genetische Eigenheit der Tumorzellen
Basophil: die Zellen lassen sich mit basischen Färbemitteln anfärben
Eosinophil: die Zellen lassen sich mit dem Farbstoff Eosin rot anfärben
Chromophob: die Zellen lassen sich nicht anfärben
Onkozytär: die Zellen zeigen unter dem Mikroskop starke, für Krebszellen typische Veränderungen
Azinös: die Tumorzellen ähneln Drüsenzellen
Sarkomatoid: die Tumorzellen ähneln solchen von Krebszellen aus Bindegewebe
Papillär: die Tumorzellen sind in Läppchen angeordnet
Tubulär: die Tumorzellen sind in der Art von Nierenkanälchen angeordnet (Tubuli = Schläuche)
Proximaler Tubulus: dies ist der erste Teil des Nierenkanälchens eines Nephrons
Sammelrohr: dies ist der letzte Teil des Nierenkanälchens, der den Urin ins Nierenbecken bringt
Hypodiploidie: die Zellen haben etwas weniger Chromosomen als normale Zellen

Selten sind Krebsarten in der Niere, die aus anderen Geweben als denjenigen des Nephrons entstehen. So gibt es ein „Nierenbeckenkarzinom", das aus dem Urothel, dem Schleimhautgewebe des Nierenbeckens, entsteht. Auch werden Metastasen von Krebsarten anderer Organe als Nierenkrebs bezeichnet, etwa Metastasen eines Dickdarm- oder Bronchuskarzinoms, eines malignen Melanoms, eines Brustkrebses oder eines Sarkoms. Sarkome sind bösartige Tumoren, die aus Bindegewebe oder Muskelzellen entstanden sind. *Das Nephroblastom, der Wilms-Tumor* des Kindes, entsteht schon im Embryo aus einem Gemisch von Geweben.

Die Symptome des Nierenkrebses

Blut im Harn (Hämaturie), Flankenschmerzen und ein tastbarer Tumor in der schmerzenden Flanke, sind die klassischen Symptome. Man findet sie aber eher selten und wenn der Tumor schon gross ist. Bei etwa jedem hundertsten Mann entsteht eine sogenannte Varikozele, wenn der Tumor in die linke Nierenvene eingebrochen ist. Dies ist eine Anschwellung des Hodens, da sich der Rückfluss des Blutes aus dem Hoden staut. Selten entstehen sogenannte „paraneoplastische Syndrome" durch Hormone, welche die Tumorzellen bilden, wie zum Beispiel Renin, Erythropoetin, Parathormon oder ACTH, welch letztes die Nebennieren stimuliert. Wie bei den meisten Tumorerkrankungen sind die Patienten oft müde, haben Fieber und verlieren ungewollt an Körpergewicht. 70 % der Nierentumoren werden zufällig bei einer Ultraschalluntersuchung, einer Computertomografie oder im Rahmen von bildgebenden Untersuchungen (Sonografie, Computer- oder Magnetresonanztomografie) entdeckt. Dadurch werden heute immer häufiger kleine Tumoren in den Nieren gefunden, die noch asymptomatisch sind und sich besser behandeln lassen.

Die Diagnose des Nierenkarzinoms

Nur grosse Tumoren sind tastbar. Wenn der Urin blutig ist, auch in Spuren, was man „Mikrohämaturie“ nennt, und weder eine Glomerulonephritis, Nierensteine oder ein Harnwegsinfekt dies erklären kann, wird der Arzt immer nach einem Nierenkrebs suchen. Durch Blutverlust über den Urin, entsteht meistens Blutarmut (eine Anämie). Der erste Schritt der Abklärung ist eine Ultraschalluntersuchung der Nieren. Zeigt das Ultraschallbild eine verdächtige Raumforderung in der Niere, so kann man diese punktieren, zur histologischen Beurteilung. Oft wird danach eine intravenöse Urografie, eine Röntgenaufnahme mit einem nierengängigen Kontrastmittel, empfohlen. Darin sieht man, ob eine Urinabflussbehinderung besteht und man erhält einen Hinweis, ob die andere Niere normal ausscheidet. Um das „Staging“, das Ausbreitungsstadium des Tumors zu bestimmen, wird eine Computertomografie vorgeschlagen, ein Bruströntgenbild und meistens auch eine Skelettszintigrafie sowie eine Magnetresonanztomografie des Gehirns, um Fernmetastasen auszuschliessen und zu erfahren, ob der Tumor noch operabel ist.

Die TNM-Klassifikation der Ausbreitungsstadien

Tx	Der Primärtumor kann nicht beurteilt werden
T0	Kein Anhaltspunkt für einen Tumor
T1	Der Tumor ist auf die Niere begrenzt und kleiner als 7 cm im grössten Durchmesser T1a: der Tumor ist kleiner als 4 cm im grössten Durchmesser T1b: der Tumor misst zwischen 4 und 7 cm im grössten Durchmesser
T2	Der Tumor ist auf die Niere begrenzt und grösser als 7 cm T2a: der Tumor ist auf die Niere begrenzt und misst zwischen 7 und 10 cm im grössten Durchmesse T2b: der Tumor ist auf die Niere begrenzt und misst mehr als 10 cm im grössten Durchmesser
T3	Der Tumor infiltriert umliegende grössere Venen, aber nicht die Nebenniere der gleichen Seite und geht nicht über die Gerotafaszie, die Bindegewebshülle der Niere hinaus T3a: Der Tumor infiltriert die Nebenniere, deren grössere Äste oder das periphere Gewebe, durchdringt aber nicht die Gerotafaszie T3b: der Tumor infiltriert die untere Hohlvene (Vena cava) oberhalb des Zwerchfells oder er dringt in deren Venenwand ein T3c: Tumor infiltriert die Vena cava inferior oberhalb des Zwerchfells bzw. dringt in die Venenwand ein
T4	Der Tumor durchdringt die Gerotafaszie oder er infiltriert die Nebenniere oder beides
Nx	Es kann nicht bestimmt werden, ob die regionalen Lymphknoten befallen sind
N0	Es sind keine regionale Lymphknoten befallen
N1	Regionale Lymphknoten sind befallen
M0	Es sind keine Fernmetastasen vorhanden
M1	Der Tumor hat Fernmetastasen gebildet

Die Gerotafaszie ist die bindegewebige Hülle der Niere.
Regionale Lymphknoten sind diejenigen, in welchen die Lymphe aus der Niere gereinigt wird.

Die UICC-Stadieneinteilung

Ausbreitungsstadium des Tumors	Grösse des Tumors	Lymphknotenbefall	Fernmetastasen
Stadium 1	T1	N0	M0
Stadium 1	T2	N0	M0
Stadium 3	T3	N0	M0
Stadium 3	T1, T2, T3	N0	M0
Stadium 4	T4	beliebiges N	M0
Stadium 4	beliebiges T	beliebiges N	M1

N0 bedeutet, dass keine Lymphknoten befallen sind
M0 bedeutet, dass keine Fernmetastasen vorhanden sind

Die Prognose-Scores des Nierenzellkarzinoms

Für das Nierenzellkarzinom wurden Prognose-Scores entwickelt und klinisch überprüft, die eine Einteilung in Risikogruppen erlauben. Dies ist für die Art der Therapie von Bedeutung, die man vorschlagen wird. Der sogenannte IMDC-Score (International Metastatic Renal-Cell Carcinoma Database Consortium Score) wird anhand folgender fünf Kriterien berechnet:

Man bestimmt den sogenannten Karnofsky-Index:

Dieser bestimmt das Ausmass der Einschränkung der Aktivität, der Selbstversorgung und Selbstbestimmung durch die Krebserkrankung. Ist diese nicht vorhanden, so ist der Karnofsky-Index 100 %. Die Abstufung erfolgt in 10-Punkt-Schritten. Damit versucht man den schwer fassbaren Begriff der Lebensqualität festzulegen. Daraus versucht man, die Prognose einzuschätzen, die Therapieziele zu definieren und Therapiepläne zu erstellen.

Für die Bestimmung der Prognose des Nierenzellkarzinoms verwendet man folgende Kriterien:

- ein Karnofsky-Index unter 80 %
- die Zeit zwischen der Erstdiagnose bis zum Beginn der medikamentösen Therapie (bei einem Rezidiv weniger als ein Jahr)
- ob Blutarmut, eine Anämie, entstanden ist
- ob der Calciumspiegel im Blut erhöht ist
- ob die neutrophilen weissen Blutkörperchen im Blut dauerhaft vermehrt sind
- ob die Zahl der Blutplättchen im Blut dauerhaft erhöht ist

Für jedes erfüllte Kriterium gibt man einen Punkt. Daraus ergibt sich nach dem IMDC-Score die folgende Risikoeinteilung:

IMDC-Score	Risikogruppe
0	Das Risiko ist niedrig
1–2	Das Risiko wird als mittelmässig eingeschätzt
3–6	Das Risiko wird als hoch eingeschätzt

Die Therapie des Nierenzellkarzinoms

Die chirurgische Therapie

Wenn noch keine Metastasen vorhanden sind, so wird der Tumor operativ entfernt. Es hat sich gezeigt, dass Langzeitergebnisse genauso gut sind, ob man die ganze Niere mitentfernt oder wenn man nur den Tumor entfernt und den Rest der Niere schont[55]. Bei kleineren Tumoren im Stadium T1a werden immer häufiger auch minimal invasive Therapien gewählt, für welche genauso gute Resultate nachgewiesen worden sind, wie für die operative Entfernung. Dabei wird das Tumorgewebe entweder über 100 °C erhitzt oder eingefroren, um die Proteine des Tumorgewebes zu denaturieren. Dabei kann das gesunde Nierengewebe geschont werden: Unter Bildkontrolle wird eine kleine Sonde (Nadel) durch die Haut bis in den Tumor eingeführt und der Tumor ganz präzise behandelt. Diese Therapie hat weniger Nebenwirkungen und weniger Komplikationen als die operative Entfernung. Teils wird diese Methode, die man Thermoablation nennt, auch älteren Menschen mit inoperablem Nierentumor empfohlen[56,57,58,59]. Erfolgversprechende Studien werden zeigen, ob diese Methode auch bei jüngeren Personen Anwendung finden wird.

Bei grösseren Tumoren (Stadium II bis IV) wird empfohlen, die ganze Niere mit der Nebenniere und dem Harnleiter, dem die Niere umgebenden Fettgewebe und die Nierenkapsel chirurgisch zu entfernen. Tumorzapfen, die in die Nierenvene und in die untere Hohlvene eingewachsen sind, müssen mitentfernt werden, wozu oft eine Herz-Lungen-Maschine notwendig ist, besonders wenn der Tumor bis in den rechten Vorhof des Herzens eingewachsen ist. Manchmal ist eine Entfernung mittels Bauchspiegelung möglich oder eine Teilresektion, um einen Teil der Niere zu erhalten. Die Nebenniere muss nicht immer entfernt werden.

Auch wenn die andere Niere gesund ist, wird versucht, wenn möglich einen Teil der kranken Niere zu belassen. Es gibt heute auch minimal-invasive Methoden mit hoch dosierten Radio- oder Ultraschallwellen: eine „Radiofrequency interstitial tumor ablation“ (RITA) oder eine „High-intensity focused ultrasound Ablation“.

Wenn das Nierenzellkarzinom bereits Metastasen gebildet hat, wird eine zusätzliche Therapie mit Interferon vorgeschlagen, wobei die Ergebnisse der chirurgischen Entfernung des Haupttumors in Kombination mit Interferon-α-2b besser sind als mit Interferon-α-2b ohne Chirurgie[60]. Darum wird heute auch beim metastasierten Nierenzellkarzinom vorgeschlagen, die Niere zu entfernen. In einer Studie namens CARMENA wurde eine alleinige Therapie mit Sunitinib (Avastin®, Sutent®) allein, ohne Entfernung der Niere, mit einer Therapie mit Sunitinib nach Entfernung der Niere verglichen, mit gleich guten Resultaten. Sunitimib bindet an die Tyrosinaserezeptoren der Tumorzellen und hemmt dadurch das Tumorwachstum.

Die Therapie mit Medikamenten

Medikamentöse Therapien werden beim inoperablen oder metastasierten Nierenzellkarzinom empfohlen. Diese Therapie ist dann palliativ. Nur ganz ausnahmsweise entsteht dabei eine Heilung. Für eine Chemotherapie nach der Operation, eine sogenannte „adjuvante Chemotherapie“ konnte kein Vorteil nachgewiesen werden. Selten wird eine Chemotherapie vor der Operation vorgeschlagen, eine sogenannte „neo-adjuvante Chemotherapie“, damit der Tumor besser operabel ist[61]. In den letzten Jahren wurden viele neue Medikamente erprobt wie zum Beispiel eine hoch dosierte Immuntherapie, doch haben sie bis anhin die Prognose nicht verbessert. Folgende Medikamente werden heute gegen das Nierenzellkarzinom verwendet:

Zytostatika

Herkömmliche Zytostatika

Die klassischen Substanzen der Zytostatika (Anthracycline, Antimetaboliten, Alkylanzien, Mitosehemmer, Nukleosidanaloga) sind beim Nierenzellkarzinom unwirksam. Darum gilt dieser Tumor als Chemotherapie-resistent. Einzig Vinblastin und 5-Fluorouracil bewirken eine Verbesserung des Überlebens um ca. 7 %[62].

Orale Tyrosinkinase-Inhibitoren

Die vertieften molekularen Kenntnisse über das Entstehen des Nierenzellkarzinoms haben deutlich gemacht, dass bestimmte sogenannte Signaltransduktionswege in den Tumorzellen beim Tumorwachstum eine wichtige Rolle spielen. Dazu gehören Signalwege, bei denen die Tyrosinkinasen VEGFR, PDFGRA/B, FGFR1 u.a. wichtig sind. Es konnte nachgewiesen werden, dass diese Medikamente, welche die Tyrosinkinasen hemmen, das Tumorwachstum verlangsamen und zum Teil die Überlebenszeit verlängern. In Deutschland ist hierfür Sunitinib und Pazopanib zugelassen, die etwa gleich gut wirken. In einer grossen Vergleichsstudie betrug die Überlebenszeit des metastasierten Nierenzellkarzinoms mit dieser Therapie im Mittel 28 Monate[63]. Die Thyrosinkinase-Inhibitoren Sorafenib, Axitinib und Pazopanib sind, nachdem alles andere versagt hat, für eine Therapie zugelassen. Bevacizumab ist ein monoklonaler Antikörper, der gegen das Zytokin „VEGF“ gerichtet ist, wirkt hemmend auf den Thyrosinkinaseweg der Tumorzellen und ist für die Therapie gegen Nierenzellkarzinome mit niedrigem Risiko als erste Wahl zugelassen. Diese drei Medikamente haben gezeigt, dass sie das Fortschreiten des Tumorwachstums um mehrere Monate verzögern, wenn auch um weniger als ein Jahr[64].

Die mTOR-Inhibitoren

Für Everolimus, einen sogenannter mTOR Inhibitor („mammalian target of rapamycin inhibitor“) wurde eine Wirksamkeit bei Patienten mit einem Hochrisiko-Nierenzellkarzinom nachgewiesen. Hierfür besitzt das Medikament auch eine Zulassung. Die Verzögerung des Fortschreitens der Krankheit betrug einige Monate.

Die Immuntherapie

Eine Immuntherapie hat das Ziel, entweder das Immunsystems zu stimulieren, in der Hoffnung, dass es den Tumor besser angreift (unspezifische Immuntherapie) oder man verabreicht eine Art Impfung gegen die Tumorzellen (spezifische Immuntherapie). Eine „unspezifische Immuntherapie“ wird mit Interferon alpha (IFNα) alleine oder kombiniert mit Interleukin-2 (IL-2) durchgeführt. IFNα allein zeigte bei 8 bis 29 % der Patienten eine positive Wirkung und verlängerte die Überlebenszeit um ca. 5 Monate. Heute gilt IFNα aber als Medikament zweiter Wahl, da es sich gezeigt hat, dass neuere Substanzen wirksamer sind. Die Therapieergebnisse mit Interleukin-2 (IL-2) überzeugen nicht und haben erhebliche Nebenwirkungen[65]. Eine im Herbst 2007 veröffentlichte Übersichtsarbeit beschreibt die adjuvante spezifische Immuntherapie durch eine autologe Tumorvakzine. Der Impfstoff wird aus körpereigenen Tumorzellen des Patienten hergestellt. Diese Therapie hat die Überlebenszeit der Patienten verbessert[66,67]. Klinische Studien mit den monoklonalen Antikörpern Nivolumab (Optivo® Yervoy®) zeigten sehr gute Ergebnisse, besonders bei unbehandelten Hochrisiko-Patienten[68]. Diese sogenannten „Immuncheckpoint-Inhibitoren“ haben sich als wirksamer erwiesen, als die „mTOR-Inhibitoren“ und die „Tyrosinkinase-Inhibitoren“.

Die Prognose des Nierenzellkarzinoms

Patienten mit Nierenzellkarzinom überleben die Krankheit im Mittel während 5 Jahren zu gut 77 % und zu 70 % während 10 Jahren[69]. Wenn der Tumor lokal begrenzt ist, im Stadium T1 – T2, N0, M0, überleben die Patienten im Mittel zu 70 – 80 % 5 Jahre nach der Diagnosestellung. Patienten mit örtlich fortgeschrittenem Tumorwachstum, dem Stadium T3, N0-N2, M0, überleben die Krankheit zu 20 – 60 % 5 Jahre und Patienten mit Fernmetastasen, dem Stadium alle T, alle N, M1, zu weniger als 10 %. Nach der Entfernung der befallenen Niere kommt es immer allmählich zu einer Niereninsuffizienz unterschiedlichen Ausmasses. Zuerst halbiert sich die glomeruläre Filtrationsrate anfangs und steigt dann allmählich an auf 60 bis 70 % des Ausgangswerts vor der Operation.

All diese Therapien berücksichtigen nicht die Möglichkeiten einer krebsbekämpfenden diätetischen Therapie. Auch gibt es eine Vielzahl Heilpflanzen, deren Wirkung zur Zerstörung von Krebszellen wissenschaftlich nachgewiesen ist. Pflanzen haben ein derart starkes, ständiges Zellwachstum, dass Mutationen häufig vorkommen. Darum verfügen die meisten Pflanzen über chemische Inhaltsstoffe, welche entartete Zellen vernichten, ohne dass die gesunden Zellen Schaden nehmen. Wir verweisen hier auf unser Bircher-Benner Handbuch Nr. 17: „Zur Verhütung und begleitenden Therapie der Krebskrankheit“, in welchem Sie die auf wissenschaftlicher Evidenz basierende, krebsbekämpfende Diät eingehend beschrieben finden, mit Diätplänen und Rezepten, bereit zur praktischen Anwendung. Auch eine Auswahl von Heilpflanzen mit wissenschaftlich nachgewiesener Wirkung ist in diesem Buch beschrieben. Ein Weg, der sich lohnt.

Nieren- und Blasensteine

Nierensteine werden auch „Nephrolithen" genannt, von griechisch „νεφρός nephrós", was „Niere" bedeutet und „λίθος líthos", was „Stein" bedeutet. Nierensteine bilden sich im Nierenbecken-Kelchsystem als kristalline Ablagerungen. Nierensteine, die in den Harnleiter gelangen, können sehr schmerzhafte Koliken auslösen. Sammeln sich viele kleine Nierensteine im Nierenbecken an, so nennt man dies „Nierengriess". Der medizinische Fachausdruck für ein Nierensteinleiden heisst „Nephrolithiasis".

In Mittel- und Westeuropa leiden 5 % der Menschen an Nierensteinen, Männer etwas häufiger als Frauen und besonders zwischen dem 30. und dem 50. Lebensjahr. In den Industriestaaten sind Nierensteine jedoch wesentlich häufiger: 20 % der Männer und 7 % der Frauen leiden daran. Menschen, die bereits einen Nierenstein gehabt haben, haben ein Risiko für ein Rezidiv von 60 %.

Je nach der Form nennt man sie Ventilsteine, Hirschgeweihsteine, Korallensteine oder Ausgusssteine, wenn sie das ganze Nierenbecken ausgiessen.

Wenn man ihre Oberfläche im Rasterelektronenmikroskop betrachtet, so unterscheidet man tetragonale Kristalle von Calciumoxalat-Dihydrat-Steinen. Nach ihrer chemischen Zusammensetzung unterscheidet man Calciumoxalat-Steine (65 %), Harnsäuresteine (15 %)

Magnesiumammoniumphosphat-Steine (11 %), die besonders bei Infektionen entstehen, sodass man sie auch „Infektsteine" nennt, Calciumphosphat-Steine (9 %), Cystinsteine (1 %) und Xanthin-Steine (1 %). Es gibt aber auch Mischformen.

Nierensteine sind kein Zufall. Jede Art eines Nierensteins hat seine Ursachen. Viele Stoffwechselabläufe sind in diesem Zusammenhang noch ungeklärt. Sie entstehen, wenn gewisse Metaboliten des Stoffwechsels derart konzentriert anfallen, dass sie nicht mehr löslich sind und zu Steinen auskristallisieren. Dies hat verschiedene Ursachen. Ist ein Körper durch eine Krankheit sehr ausgetrocknet (Exsikkose, Dehydratation), so können Nierensteine entstehen. Oder bei hormonellen Störungen, wie einer Überproduktion von Parathormon aus den Nebenschilddrüsen, was man „Hyperparathyreoidismus" nennt. Bei Menschen, die viel Fleisch essen, entsteht ein hoher Harnsäurespiegel und Gicht und sie leiden an Harnsäuresteinen. Oxalsäuresteine entstehen bei Menschen mit einem angeborenen Enzymdefekt oder wenn man ständig zu viel Spinat, Rhabarber oder Schokolade isst oder bei gewissen Infektionskrankheiten. Es gibt auch eine Störung der Nierenkanälchen bei der zu viel Calciumphosphat ausgeschieden wird (tubuläre Azidose). Es gibt Menschen, bei denen die Nieren zusammengewachsen sind, was man „Hufeisenniere" nennt oder der Harnleiter kann sich in ungewöhnlicher Lage befinden oder durch ein Hindernis eingeengt sein, sodass der Abfluss des Urins behindert wird. Dadurch entstehen oft Steine, welche in den Harnleitern stecken bleiben und sehr schmerzhafte Koliken verursachen. Antibiotische

Therapien erhöhen das Risiko für Nierensteine und zwar besonders bei Kindern[70].

Dringt ein Nierenstein in den Harnleiter ein, riskiert er, an den engen Stellen des Harnleiters hängen zu bleiben. Der Ureter versucht ihn hinunterzubringen und seine Muskelkontraktionen erzeugen einen sehr starken, wellenförmigen Schmerz in der Flanke. Der Urin wird blutig und wird zurückgestaut, wodurch die Niere Schaden nehmen kann. Oft entsteht eine Nierenbeckenentzündung (Pyelonephritis) und es kann ein akutes Nierenversagen entstehen, eine sogenannte „postrenale Niereninsuffizienz". Steine, die nicht mehr als 6 mm messen, können ohne Beschwerden abgehen.

Der Arzt ergänzt eine sorgfältige körperliche Untersuchung mit dem Urinbefund. Im Ultraschall werden kleinere Steine leicht übersehen. Manchmal wird ein intravenöses Pyelogramm notwendig: eine Röntgendarstellung durch ein Kontrastmittel, das man in eine Vene injiziert. Es gibt auch Steine, die im Röntgenbild nicht sichtbar sind, jedoch im Computertomogramm oder einer Magnetresonanztomografie. Selten wird eine Darstellung der Harnwege von unten, mit einem Röntgenkontrastmittel, das man durch einen Blasenkatheter einführt, notwendig.

Methoden zur Entfernung von Nierensteinen

Die medikamentöse Urolitholyse

Nierensteine, die kleiner sind als 6 mm, bedürfen keiner Therapie. Kinder lässt man seilspringen und hüpfen, damit sie eher abgehen. Reine Harnsäure-, Struvit- oder Cystinsteine werden gelegentlich durch Medikamente behandelt, welche den Urin alkalisch machen, sodass sie sich allmählich auflösen.

Die perkutane Nephrolitholapaxie (PNL)

Durch einen kleinen Hautschnitt wird ein Endoskop eingeführt, über das der Stein durch Stosswellen, durch LASER-Strahlen oder Ultraschallwellen zertrümmert wird. Danach werden die Fragmente ausgespült.

Die Entfernung mit dem Ureteroskop (URS)

Ähnlich wie bei der Blasenspiegelung wird ein dünnes Rohr mit einem optischen Instrument durch die Harnröhre in die Blase und weiter in den betroffenen Harnleiter eingeführt. Über den Arbeitskanal des optischen Instruments lassen sich verschiedene Geräte zur Zertrümmerung und Entfernung von Harnleitersteinen einführen. Die eingeführten Geräte können Ultraschall-, Laser-, spezielle Sonden oder Zangen sein.

Die Schlingenextraktion

Über die Harnröhre wird eine Schlinge eingeführt, und der Arzt versucht, den Stein herauszuziehen. Diese Methode ist nur möglich, wenn sich der Stein nicht höher als im unteren Drittel des Harnleiters befindet. Wegen der hohen Verletzungsgefahr wird sie heute nur noch in ganz besonderen Fällen durchgeführt.

Die Extrakorporale Stosswellenlithotripsie (ESWL)

Das griechische Wort Lithotripsie bedeutet „Stein reiben". Bei diesem Verfahren werden Harnsteine durch Stosswellen zertrümmert, die von aussen in den Körper eindringen. Bei diesem Verfahren werden die fokussierten Stosswellen auf den Stein gerichtet. Im besten Fall kann man die Steine soweit zerkleinern, dass ihre Trümmer spontan abgehen können. Die Geräte sehen aus wie ein modernes Röntgengerät. Der Patient liegt auf einem beweglichen Tisch und der Koppelbalg wird an ihn herangefahren. Dieser besteht aus einer wassergefüllten Silikonhülle, unter welcher der Stosswellengenerator und eine akustische Linse verborgen ist. Wie beim Ultraschall wird ein Gel aufgetragen und das Gerät mit leichtem Druck angesetzt, um einen guten Kontakt zum Körper herzustellen. Das Gerät erfasst automatisch die Lage des Steins und korrigiert die Position, falls sich der Stein während der Behandlung leicht verschiebt. Dadurch wird das umliegende Gewebe geschont. Man benötigt keine Narkose, doch wird ein leichtes Schmerzmittel intravenös injiziert. Man ist wach und kann die Behandlung miterleben. Dabei entsteht während ½ Stunde viel Lärm durch 3000 niedrigfrequente Impulse, sodass man, wie bei der Magnetresonanztomografie, einen Gehörschutz bekommt. Oft wird diese Behandlung ambulant durchgeführt, da sie den Patienten wenig belastet. In den Industrieländern sind rund 3000 Geräte im Einsatz, womit rund 90 % der Nierensteine zertrümmert werden.

Die Laserlithotripsie

Sie erfolgt mit flexiblen, dünnen Lichtfasern mit einer hohen Zerstörungsschwelle. Eine optische Quarzfaser wird endoskopisch unter Sicht bis kurz vor den zu zertrümmernden Stein eingeführt. Der Strahl eines „blitzlampengepumpten" Farbstofflasers wird auf die Oberfläche des Nierensteins gerichtet. Die Energie, die man verwenden muss, hängt von der Zusammensetzung des Steins ab. Diese kann heute spektroskopisch ermittelt werden.

Die Harnleiterschiene

Nach allen endoskopischen Methoden lässt man für einige Tage oder sogar Wochen einen Katheter im Harnleiter liegen, um ihn offenzuhalten und zu erweitern, damit alle Bruchstücke des Steins gut abgehen können.

Die Wirkung einer Achterbahnfahrt

Nachdem einige Patienten berichtet hatten, dass sie nach einer Achterbahnfahrt Nierensteine ausgeschieden hätten, stellten US-amerikanische Wissenschaftler durch Versuche fest, dass Harnsteine manchmal tatsächlich während einer Achterbahnfahrt abgehen. Dabei spielte die Grösse des Steins keine Rolle, wohl aber der Sitzplatz in der Wagenreihe. Im vordersten von fünf Wagen gingen 17 % und im letzten Wagen 64 % der Steine ab. Steine, die hoch im Nierenbecken lagen, gingen weniger gut ab als Steine des unteren Nierenbeckens. Die Versuche wurden mit 20 zweieinhalbminütigen Fahrten ohne Looping durchgeführt. Im Jahr 2018 erhielten diese Wissenschaftler für diese Arbeit den Nobelpreis[71,72].

Veränderung der Lebensgewohnheiten

Die Nephrologen empfehlen, so viel zu trinken, dass man jeden Tag mindestens 2½ Liter Urin ausscheidet. Sie wiesen nach, dass mindestens 1000–1200 mg Calcium pro Tag gegen Oxalatsteine wirksam sind, da Calcium im Darm Oxalsäure bindet. Oft wird gegen Oxalatsteine Kaliumcitrat verschrieben, wodurch der Urin alkalisch wird, sodass die Oxalsäure weniger Steine bildet[73]. Durch eine Nahrung mit viel Fleisch, Fisch und Geflügel bilden sich im Stoffwechsel viel Purine. Diese werden zu Harnsäure abgebaut und der Urin wird sehr sauer. So entstehen Harnsäuresteine. Kaffee, Cola, Schwarztee und Schokolade enthalten viel Oxalsäure, aber auch sehr gesunde Nahrungsmittel, wie Rhabarber, Spinat, Erdbeeren, Karotten, Nüsse und Weizenkleie. Darum muss man jeden Tag viel trinken, um die Oxalsäure zu verdünnen. Auch Cystinsteine kann man so zuverlässig verhindern. Eine pflanzenbasierte Vollwertkost mit hohem Rohkostanteil wirkt der Übersäuerung entgegen, sodass keine Oxalat- oder Cystinsteine entstehen können.

Heilpflanzen gegen Nierensteine

Tee aus echtem Labkraut löst Nierensteine allmählich auf. Auch ein täglicher Teeaufguss aus Löwenzahnwurzeln. Der echte Katzenbart (Orthosiphon) entkrampft die ableitenden Harnwege und ist gegen die Entzündung, welche Nierensteine verursachen, wirksam, sodass das Abgehen von Harnsteinen weniger schmerzhaft ist. Mit Orthosiphon wurden auch Erfolge bei Entzündungen des Nierenbeckens durch verschleppte Blasenkatarrhe nachgewiesen[74].

Bei Menschen, die an einer Fehlbesiedlung im Darm und an Leberschäden leiden, kommen Nierensteine häufiger vor. Am „Boston University's Slone Epidemiology Center“ wurde nachgewiesen, dass, wenn die Darmflora viel Oxalobacter formigenes enthält, Nierensteine bis zu 70 % seltener vorkommen, da diese Bakterien Oxalsäure abbauen[75].

Krankheiten der Blase

Der vesikorenale Reflux

Die Harnleiter münden schräg in die Blase hinein und verlaufen ein Stück weit unter der Schleimhaut. Je mehr die Blase sich füllt, desto stärker zieht sich die gedehnte Muskulatur der Blasenwand zusammen und drückt der Urin in der Blase auf den Ureter, dort wo er unter der Schleimhaut verläuft. Dadurch werden die Ureteren beim Durchgang durch die Blasenwand verschlossen, sodass kein Urin zu den Nieren hinaufgelangen kann. Ist die Blase zu schlaff, so wird die Mündung des Harnleiters zu wenig stark zusammengedrückt, sodass der Urin durch die Harnleiter bis in die Nierenbecken hinaufgelangen kann. Dies nennt man vesikoureteralen oder vesikorenalen Reflux. Beginnt der Urinrückfluss bereits in der Füllungsphase der Harnblase, spricht man von einem „Niederdruck-Vesikoureteralen Reflux“ (VUR). Entsteht er erst, wenn die Blase sich kontrahiert, um sich zu entleeren, so nennt man dies einen „Hochdruck-VUR“.

Der primäre Reflux

Bei manchen Kindern ist der Durchgang des Ureters durch die Blasenwand verkürzt, sodass er sich beim Sich-füllen der Blase nicht verschliesst. Wir haben die Erfahrung gemacht, dass diese Kinder allgemein schlaffes Bindegewebe haben, auch in der Blase. Es sind eher ruhige Kinder mit viel Kopfschweiss und feuchtkalten Händen und Füssen. Sie neigen zu Harnwegsinfekten und werden oft monatelang mit Antibiotika behandelt, wodurch sie an einer schweren Schädigung der Darmflora, an Immunschwäche und Pilzinfekten leiden. In der Homöopathie entsprechen diese Kinder dem Bild der Arznei Calcium carbonicum und wir haben die Erfahrung gemacht, dass mit dieser Arznei, mindestens in der zweihundertsten C-Potenz und wöchentlich gegeben, die Refluxkrankheit in wenigen Wochen ganz ausheilt. Trotz antibiotischer Dauertherapie hatten sie zuvor oft an Harnwegsinfekten gelitten. Diese konnten wir durch eine Phytotherapie mit dem schmalblättrigen Sonnenhut (Echinacea angustifolia) und der Goldrute (Solidago virgaurea) ersetzen, wodurch die Harnwegsinfekte bald und zuverlässig abgeklungen sind. Unter 6 Jahren darf man keine spagyrische Essenzen geben, da die Bluthirnschranke noch nicht ausgereift ist, doch gibt es standardisierte Trockenextrakte im Handel. Diese Therapie können wir sehr empfehlen.

Der sekundäre Reflux

Der erworbene vesikorenale Reflux entsteht durch Schädigung einer vorher intakten Uretermündung in die Harnblase. Dies kann durch eine Blaseninfektion geschehen, durch eine Lähmung der Blase, wegen einer Nervenkrankheit oder durch einen Unfall, wenn unterhalb der Blase eine Einengung der Harnröhre entsteht, zum Beispiel durch eine Vergrösserung der Prostata, durch Krebs, durch Strikturen der Harnröhre oder Harnröhrenklappen.

Die Klassifikation des vesikoureteralen Refluxes nach seinem Schweregrad

Klassifikation des Refluxes

- Grad I: Reflux in die Ureter hinauf, aber nicht bis in das Nierenbecken
- Grad II: Der Reflux erreicht das Nierenbecken, das Kelchsystem ist nicht gestaut
- Grad III: Das Nierenbecken ist leicht erweitert, das Kelchsystem ist unverändert oder leicht verplumpt
- Grad IV: Mässige Erweiterung des Nierenbeckens, die Nierenkelche sind verplumpt, die Nierenpapillen noch sichtbar
- Grad V: Der Ureter ist stark erweitert und hat einen Knick („Kinking"), das Hohlraumsystem ist stark erweitert, die Nierenpapillen sind verstrichen, sodass man die meisten nicht mehr erkennen kann.

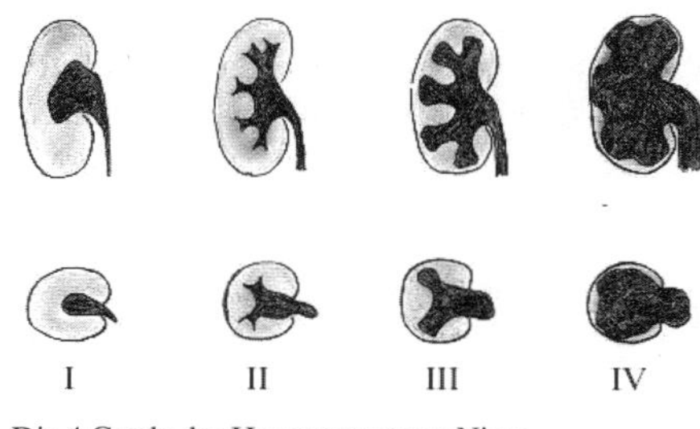

Die 4 Grade der Harnstauung zur Niere

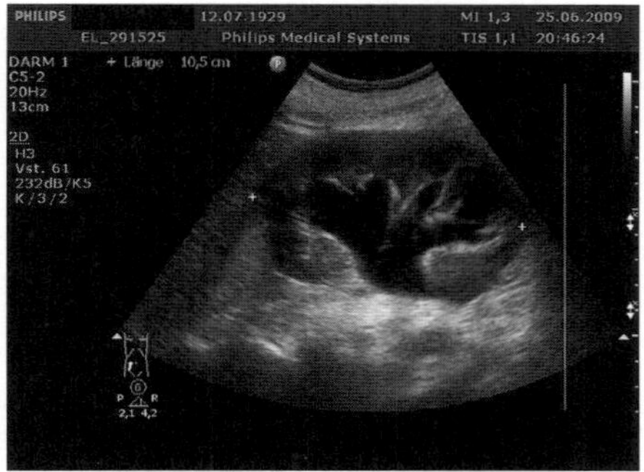

Ultraschallbild

Die Ursachen der Hydronephrose

Der „primäre Reflux" der Kinder ist in der Regel beidseitig. In der Schwangerschaft dieser Kinder ist die Menge des Fruchtwassers oft vermindert. Ein „sekundärer Reflux" ist oft einseitig. Er entsteht bei einer Verengung in einem Harnleiter, sodass sich der Urin in die Niere hinaufstaut. Manchmal entsteht eine Klappe im Ureter oder der Eingang in die Blase wird durch Entzündungen verengt, oder eine Raumforderung von aussen drückt den Ureter zusammen. In diesen Situationen entsteht die Hydronephrose in der Regel nur auf einer Seite. Auch in der Schwangerschaft kann so eine Einengung entstehen, dann eher beidseitig oder durch einen Gebärmutterhalskrebs im 3. Stadium. Das Medikament Ketamin, das oft bei akuter Depression gegeben wird, verursacht dies als Nebenwirkung. Auch entsteht ein beidseitiger Reflux oft bei neurologischen Funktionsstörungen der Blase, zum Beispiel durch eine Multiple Sklerose oder durch eine Querschnittslähmung (Paraplegie).

Die Auswirkungen der Hydronephrose

Der Rückstau ins Nierenbecken schädigt die Niere, sodass die Nierenkanälchen und die Nierenkörperchen immer mehr zugrunde gehen. Bei einseitiger Hydronephrose entsteht keine Niereninsuffizienz, da die andere Niere genug leisten kann, jedoch wenn der Harn auf beiden Seiten hinaufgestaut wird. Diese Krankheit muss früh erkannt und konsequent behandelt werden.

Infektionen der Blase

Unter einem Harnwegsinfekt (HWI) versteht man eine Infektion der Harnwege. Nicht immer ist eine antibiotische Therapie notwendig, nur wenn der Infekt bedrohlich wird, wenn er sich bis in die Nieren und die Blutbahn ausbreitet.

Unter 100 jungen Frauen erkranken 5 an einem Harnwegsinfekt, ältere Frauen zu 20 %. Die Anzahl der Neuerkrankungen in einem Jahr (Inzidenz) liegt bei Frauen im jüngeren Alter bei rund 5 %. Sie steigt mit höherem Alter auf rund 20 % an. Bei jungen Männern ist dies selten, doch mit zunehmendem Alter sind sie gleich stark dafür anfällig[76]. Häufig erkranken Säuglinge und Kleinkinder an einem Harnwegsinfekt, bei denen die Harnwege schlaff sind, sodass der Harn von der Blase in die Harnleiter und bis in das Nierenbecken aufsteigt oder Kinder mit Fehlbildungen, was viel seltener ist als ein vesikoureteraler Reflux. Der zweite Häufigkeitsgipfel betrifft sexuell aktive Frauen und Frauen während der Schwangerschaft. Harnwegsinfekte entstehen häufig bei betagten Männern mit einer Abflussbehinderung durch eine vergrösserte Prostata und bei Frauen mit einer Gebärmuttersenkung[77]. Auch entstehen Harnwegsinfekte im Krankenhaus durch Bakterien, welche auf Desinfektionsmittel und Antibiotika resistent geworden sind. Man nennt diese „nosokomiale Infekte" und sie entstehen zu 40 % in den Harnwegen[78].

Zu 95–98 % entstehen Harnwegsinfekte durch ein Eindringen von Erregern durch die Harnröhre und nur zu 2 bis 5 % durch ein Eindringen von Keimen aus dem Blut. Die meisten Erreger steigen aus dem Darm auf, bis eine Harnröhrenentzündung (Urethritis) und eine Blasenentzündung (Zystitis) entsteht. Dass die Bakterien noch weiter hinaufsteigen, bis ins Nierenbecken und in die Nieren, ist selten. Diese Gefahr besteht bei Immunschwäche und bei Abflussbehinderungen. Die Nierenbeckenentzündung nennt man Pyelitis, die bakterielle Nierenentzündung Pyelonephritis. Diese ist gefährlich, denn sie kann sich ins Blut ausbreiten, sodass eine Blutvergiftung, eine Sepsis, entsteht. Eine Blutvergiftung durch die Nieren nennt man „Urosepsis". Dies entsteht aber nur bei ausgeprägter Immunschwäche und besonders durch immunsuppressive Medikamente.

Die Innenschicht der Harnwege, das sogenannte Urothel, weist Bakterien ab und der ständige Strom des Urins nach unten verhindert das Aufsteigen von Bakterien, wenn man genug trinkt und kein Abflusshindernis vorhanden ist. Bakterien haben es schwer, sich am Urothel anzuhaften. Zudem ist dessen Schleimschicht mit IgA-Antikörpern durchsetzt, welche gegen die Keime reagieren. Beim Gesunden ist die Blase ganz frei von Keimen. Der Urin selbst wirkt gegen einige Bakterienarten antibakteriell, während andere Bakterien darin wachsen können. Gewisse Bakterien können sich in eine Kapsel hüllen, welche das anhaften an die Schleimhaut der Harnwege erleichtert[79]. Durch Katheter oder durch eine Blasenspiegelung werden immer Bakterien eingeschleppt.

Durch Fehlbildungen oder Funktionsstörungen der Blase oder verminderten Harnfluss werden die Harnwege zu wenig durchspült. Auch beim Geschlechtsverkehr werden Keime verschleppt. Menschen mit Diabetes mellitus leiden oft an Harnwegsinfekten, da ihre Immunabwehr empfindlich geschwächt ist und die Keime sich mit Zucker ernähren. Spermizide oder Pessare zur Empfängnisverhütung begünstigen Harnwegsinfekte. Antibiotische Therapien schädigen die Bakterienflora der Scheide, sodass sie pathogene Keime enthält, die in die Harnwege aufsteigen können. Wer bereits einen Harnwegsinfekt gehabt hat, erleidet oft Rezidive[80]. Die kurze Harnröhre der Frauen erleichtert den Bakterien das Eindringen in die Blase, doch gilt die Immunschwäche als wesentlich bedeutenderes Risiko. Bei Kindern und Frauen gilt ein geringer Gehalt des Urins an sogenanntem „Uromodulin“ als Zeichen, dass sie ein höheres Risiko für einen Harnwegsinfekt haben[81].

Umstände, welche das Risiko für Harnwegsinfekte erhöhen

Nach dem Stuhlgang muss man sich von vorn nach hinten abwischen, da man sonst Kolibazillen aus dem Darm zur Harnröhre hinbringt. Wenn man weniger als 1 ½ Liter täglich trinkt, ist der Fluss durch die Harnwege so gering, dass Bakterien leicht eindringen und hinaufgelangen können. Antibiotische Therapien hinterlassen Reste resistenter Bakterien in den Schleimhäuten, sodass Rezidive häufig sind. Jeder Geschlechtsverkehr bringt Bakterien in die Harnröhre. Darum ist die Hygiene davor ganz wichtig und soll man danach viel trinken und sofort Wasser lösen. Frauen erkranken oft durch den Geschlechtsverkehr an einem Harnwegsinfekt: in den USA nennt man das „Honeymoon-Zystitis“. Das Scheidendiaphragma zur Empfängnisverhütung erhöht das Risiko deutlich, auch chemische Verhütungsmittel mit Spermiziden, denn diese vermindern den Milchsäuregehalt in der Scheide und fördern das Eindringen krankmachender Bakterien aus dem Darm in die Vagina und in die Harnröhre. Auch in den Wechseljahren vermindern sich die Milchsäure produzierenden Döderlein-Bakterien in der Scheide, sodass viele Frauen an Harnwegsinfekten leiden. In der Spätschwangerschaft wird der Urin oft zurückgehalten, da die Gebärmutter auf die Blase drückt. Dies gibt eingedrungenen Bakterien die Gelegenheit, sich zu vermehren. Da ist es besonders wichtig, viel zu trinken und oft Wasser zu lösen. Reiten und Fahrradfahren begünstigt Harnwegsinfekte, da der Sattel auf die Harnröhre drückt. Jeder Harnkatheter bedeutet ein hohes Risiko für einen Harnwegsinfekt mit Kolibazillen. Nach jeder antibiotischen Therapie, auch gegen ganz andere Infektionen, wird das Ökosystem der Bakterienflora im Darm stark geschädigt und vermehren sich Hefepilze, besonders Candida albicans, überall im Körper. Auch sie können in die Blase eindringen. Immunsuppressive Therapien mit Kortikosteroiden, Methotrexat, sogenannten „Biologika“ u.a. erhöhen das Infektionsrisiko massiv. Sie bedeuten eine grosse Gefahr für rezidivierende Harnwegsinfekte und eine Nierenbeckenentzündung.

Die Symptome eines Harnwegsinfekts

Ist die Harnröhre entzündet, so brennt es beim Wasserlassen oder es juckt, so auch wenn die Blase entzündet ist. Oft muss man häufig Harn lassen, ohne dass viel Harn kommt. Verstärkt sich die Infektion, so entsteht eitriger oder blutiger Urin. Typischerweise macht eine Zystitis kein Fieber. Entstehen Fieber und ein Flankenschmerz und oft auch Übelkeit und Brechreiz, so ist eine Nierenbeckenentzündung entstanden. Typisch ist, dass es weh tut, wenn der Arzt das Nierenlager vom Rücken her beklopft. Doch kann zu 30 % das Nierenbecken auch ohne diese Symptome entzündet sein.

Ist bei Männern die Prostata mitentzündet, so leiden sie an Schmerzen im Unterleib, im Damm und an Fieber. Bei Kindern, bei betagten Menschen und bei Patienten mit einem Nierentransplantat sind die Symptome oft ganz uncharakteristisch. Selbst bei einer starken Infektion leiden sie oft nur an Fieber oder Bauchschmerzen. Allein aufgrund der Symptome kann man nicht sicher unterscheiden, ob eine Nierenbeckenentzündung oder nur eine Blasenentzündung entstanden ist.

Bei Neugeborenen kann ein Gewichtsverlust mit Trinkschwäche, Gelbsucht, graublasser Haut und Berührungsempfindlichkeit auf eine Pyelonephritis hindeuten. Ältere Säuglinge haben oft hohes Fieber und nicht selten Durchfall, Erbrechen und Zeichen, wie bei einer Hirnhautentzündung. Hat ein Säugling unklares Fieber, so findet man zu 4 bis 7 % einen Harnwegsinfekt. Bei Kleinkindern sind die Zeichen einer Blasenentzündung manchmal bereits typischer und sie sagen, dass sie Bauchschmerzen haben. Erst ab dem Kindergartenalter können sie zeigen, dass sie einen Flankenschmerz spüren.

Laboruntersuchungen

Im Urin findet man zu viel weisse und rote Blutkörperchen. Heute ist der Nachweis einfach geworden, mit Stäbchen, die man mit Urin übergiesst und deren Farbe sich verändert.

Zum Nachweis des Erregers übergiesst man die Nährmedien eines Kulturröhrchens und bebrütet dieses bei Körpertemperatur. Will man den Erreger genau kennen, so sendet man dieses in ein Labor ein, das ihn weiterkultiviert und untersucht, auf welche Antibiotika er empfindlich ist. Wachsen mehrere Bakterien, so stammen sie aus einer Verunreinigung. Nur wenn aus einer Probe des mittleren Urinstrahls mindestens 10^5 Keime gleicher Art wachsen, gilt die Infektion als bestätigt, bei Urin aus einem Katheter bei mindestens 10^3 Keimen und bei Urin aus einer Blasenpunktion bei mindestens 10^2 Keimen. Im Blut findet man mehr weisse Blutkörperchen (Leukozytose) und eine erhöhte Senkungsreaktion oder ein erhöhtes C-raktives Protein (CRP) als Entzündungszeichen. Ist das Nitrit im Urin erhöht, so weist dies auf einen chronischen Harnwegsinfekt hin. Zur weiteren Diagnostik gehört die Ultraschalluntersuchung der Nieren und der Harnblase. Bei rezidivierenden Zystitiden ist eine Ausscheidungsurografie zur Beurteilung der Abflusswege sinnvoll und eine Zystoskopie, zur genauen Beurteilung der Harnröhre und Harnblase. Auch an eine gynäkologische Untersuchung muss man denken, gerade bei älteren Frauen.

Die antibiotische Therapie der Blasenentzündung

Bei einer akuten Blasenentzündung ist eine antibiotische Therapie oft notwendig, um der Gefahr vorzubeugen, dass die Infektion sich bis in ein Nierenbecken ausbreitet. Dies darf aber nicht oft geschehen, da dies jedes Mal dem Mikrobiom des Darms schadet. Ist die Bakterienkultur noch nicht gewachsen und noch keine Resistenzprüfung vorhanden, so wird bei gesunden Frauen in der Regel mit Fosfomycin (Monulag®, Fosfolag®) oder Nitrofurantoin (Furadantin®) begonnen, während 5 Tagen oder mit Pivmecillinam (Selexid®) während 3 Tagen. Da gegen Fluorchinolonen (Ciproxin®, Levofloxacin®) und Cephalosporine (Cinat®, Cefuroxin®, Zinat®, Zefazolin®, Cefepim®, Cefprodoxim®, Podomefex®) vermehrt

Resistenzen auftreten, sind diese für die Ersttherapie nicht geeignet. Auch Ampicillin (Amoxacillin®, Clamoxyl®, Augmentin®) und Cotrimoxazol (Bactrim®) werden als Ersttherpaie nicht mehr empfohlen[82]. Muss die Therapie länger dauern als 3 bis 5 Tage, so wählt man das Antibiotikum, das aufgrund der Resistenzprüfung gegen die vorhandenen Bakterien am besten wirkt. Oft geben Ärzte gegen die Spannungsschmerzen in der Blase krampflösende Mittel, wie z.B. Butylscopolaminiumbromid (Buscopan®). Ganz wichtig ist, dass man mindestens 3 Liter pro Tag trinkt. Eine warme Auflage kann die Schmerzen erleichtern.

Antibiotika, besonders bei breitem Wirkungsspektrum, töten nicht nur die schädlichen Bakterien, sondern auch die gesunden Bakterien der Darmflora und der Vagina, an allen Schleimhäuten und auf der Haut. Vaginale Pilzinfekte entstehen so oft, dass manche Ärzte zum Antibiotikum hinzu sogleich einen fungiziden Vaginalgel mitgeben. Oft hinterlässt die antibiotische Therapie des Harnwegsinfekts einer Frau ständig rezidivierende urogenitaler Infektionen.

Die interstitielle Zystitis

Dies ist eine chronische Infektion der Blasenwand, die entsteht, wenn die antibiotische Therapie resistente Bakterien hinterlassen hat. Die antibiotische Therapie muss so kurz als möglich sein, um nicht Resistenzen zu fördern. Die Patienten leiden an chronischen Blasenschmerzen und zu häufigem Harndrang. Die Urologen unterscheiden eine ulzerative von einer nicht ulzerativen interstitiellen Cystitis. Über die Ursachen sind sich die Wissenschaftler nicht einig. Mehrere Theorien wurden vorgeschlagen: ein Mangel an Glykosaminoglykan, eines Zuckereiweissmoleküls, das die Oberfläche der Schleimhaut der Harnwege bedeckt, sodass Keime in diese nicht eindringen können, immunologische Veränderungen, wodurch Histamin-haltige Mastzellen eindringen, neurovegetative Irritationen und chronischen Entzündungen sind an der Ursache beteiligt[83]. Die Symptome variieren je nach dem Alter und der Dauer dieser Krankheit. Jüngere Menschen leiden an Schmerzen im äusseren Genitalbereich, beim Wasserlassen und beim Geschlechtsverkehr (Dyspareunie), ältere Menschen eher an zu häufigem nächtlichem Harndrang (Nykturie), Harninkontinenz und an einem sogenannten „Hunner-Ulkus“: einem Geschwür in der Wand der Harnblase, das 1915 von Guy Le Roy Hunner beschrieben wurde.

Die chronische interstitielle Cystitis wird in letzter Zeit bei immer jüngeren Patienten diagnostiziert[84]. Millionen Menschen leiden an solchen chronischen Bauch- und Unterleibsschmerzen. Ihre Ursache liegt meistens zugleich im Darm und in der Blase, deren gemeinsame Aufgabe es ist, Giftstoffe auszuscheiden. Sie befinden sich in unmittelbarer Nähe zueinander und sind von denselben Rückenmarkssegmenten aus innerviert. Menschen mit krankem Milieu im Darm und gestörter Darmflora leiden an Bauchschmerzen, Verstopfung oder Durchfall. Menschen mit interstitieller Zystitis leiden an chronischen Unterleibsschmerzen und zu häufigem Harndrang und Inkontinenz. Es gibt eine „organübergreifende Sensibilisierung“ zwischen dem Dickdarm und Blase, denn ein kranker Dickdarm kann eine schwere Funktionsstörung der Blase erzeugen[85].

Die Ernährung und chronische Harnwegsinfekte

Das Mikrobiom der Harnwege

Nahezu 90 % der Patienten mit interstitieller Zystitis und Blasenschmerzen berichten über Empfindlichkeiten gegenüber einer Vielzahl von Nahrungsmitteln. In Studien mit Fragebögen gaben sie an, dass *Vitamin C, künstliche Süssstoffe, Kaffee, Tee, kohlensäurehaltige und alkoholische Getränke, stark gewürzte Speisen, Zitrusfrüchte und Tomaten* ihre Symptome verschlimmerten. Die meisten unter ihnen litten gleichzeitig auch an einem „Reizdarmsyndrom", an Fibromyalgie, an chronischer Müdigkeit, Schmerzen in der Vulva, neuralgischen Schmerzen oder an Kopfschmerzen[86]. Dies deutet auf das kranke intestinale Milieu der Patienten mit chronischer Blasenentzündung hin.

Lange Zeit hielt man die Harnwege für steril. Doch hat die moderne Urologie inzwischen erkannt, dass auch in den Harnwegen eine Bakterienflora, ein Mikrobiom vorhanden ist, dessen gesunde Bakterien das Eindringen krankmachender Keime verhindern. Veränderungen in diesem Mikrobiom wurden bei rezidivierenden Blasenentzündungen durch eine interstitielle Zystitis, bei Harninkontinenz, neurogenen Funktionsstörungen der Blase, bei sexuell übertragbaren Infektionen, bei chronischer Prostatitis, beim chronischen Beckenschmerzsyndrom und bei Blasenkrebs gefunden und zwar bei jeder dieser Affektionen in typischer Weise. Es gibt eine Verbindung zwischen der Bakterienflora des Darms und dem Mikrobiom der Harnwege. Die moderne Urologie hat erkannt, dass Harnwegsinfekte und andere urologische Krankheiten durch die Ernährung und durch mikrobielle Therapien beeinflusst werden können[87,88,89,90,91]. Ein gesundes Mikrobiom ist nur bei vegetabiler Vollwertkost mit hohem Anteil an lebendigen, rohen Vegetabilien vorhanden.

Die Bedeutung des Schwefels

In der Muttermilch und in unserem Körper gibt es viel Schwefel. In unserer Ernährung ist Schwefel vor allem in den Aminosäuren: Methionin, Cystein, Cystin, Homocystein und Taurin enthalten. Diese sind für unsere Gesundheit ganz wichtig. Sie sind notwendig für die Synthese von Glutathion, Taurin und N-Acetylcystein und S-Adenosylmethionin und wirken gegen Allergien, Schmerzen und Entzündungen, so auch gegen chronische Blasenentzündungen. Ein erhöhter Homocysteinspiegel entsteht bei Mangel an Vitamin B6, Vitamin B12 und Betain und ist assoziiert mit degenerativen Leiden der Augen, des Herzens und Demenz. Dimethylsulfoxid, Taurin, Chondroitinsulfat und reduziertes Glutathion haben sich nicht nur gegen chronisch rezidivierende Harnwegsinfekte als wirksam erwiesen, sondern auch gegen Depressionen, Fibromyalgie, Arthritis, Diabetes, Herzinsuffizienz, Krebs und AIDS. Noch sind sich die Wissenschaftler über die Wirkungsweise und die notwendige Dosierung in der Nahrung nicht einig.

Taurin reguliert den Einstrom von Calcium und seine Bindung an die Zellmembranen. Im Nervensystem wirkt es regulierend und ist ganz wichtig für die Entwicklung des kindlichen Nervensystems. Zudem wirkt es gegen Herzrhythmusstörungen und Herzinsuffizienz. Auch ist bei Taurinmangel das Immunsystem geschwächt, sodass man auch für chronische Blasenentzündungen empfindlich wird. Bei Menschen mit chronischem Nierenversagen ist der Taurinspiegel vermindert[92]. Als starkes Antioxidans wirkt Taurin gegen degenerative Leiden und Entzündungen, auch in den Harnwegen[93]. Glutathion bildet der Körper aus den schwefelhaltigen Aminosäuren Glutaminsäure, Cystein und Glycin. In fast allen Zellen ist es in hoher Konzentration enthalten. Es ist eines der wichtigsten Antioxidantien unseres Körpers und wirkt gegen degenerative Leiden und Entzündungen, so auch gegen chronische Blasenentzündungen[94]. Bei veganer Ernährung sind genug schwefelhaltige Aminosäuren vorhanden: in *Avocados, Lauch, Kohlarten, Hülsenfrüchten, Zwiebeln, Knoblauch, Nüssen und Samen*. Bei vegetarischer Ernährung zudem in Eiern und Milch. Auch das Fleisch enthält schwefelhaltige Aminosäuren, was wir aber wegen seiner gesundheitsschädlichen Wirkung nicht empfehlen können.

Sekundäre Pflanzenstoffe (Phytochemicals)

Bioaktive Substanzen gegen Infektionen gibt es nur in pflanzlichen Nahrungsmitteln. Man nennt sie „sekundäre Pflanzenstoffe“ und im englischen Sprachraum „Phytochemicals“. Ihre direkte Wirkung gegen chronische Harnwegsinfekte wurde noch viel zu wenig untersucht. Nur für die Wirkung der Anthocyane der blauen Beeren und Aubergine findet man Studien, die belegen, dass sie gegen die chronisch interstitielle Zystitis wirksam sind[95], und diese sind in Kapseln erhältlich. Doch gibt es viele wissenschaftliche Beweise für eine allgemeine, starke antioxydative Wirkung der vegetabilen Nahrung und eine starke Wirkung gegen Infektionen und Entzündungen.

Nahrungsmittel mit natürlicher antibiotischer Wirkung

Antimikrobiell (antibiotisch) wirken ganz besonders *Knoblauch, Kapuzinerkresse, Senf, Meerrettich, Vollgetreide, Tomaten und alles frische Obst und Gemüse*. Zur Bekämpfung chronischer Harnwegsinfekte sind diese Nahrungsmittel von grosser Hilfe.

Nahrungsmittel mit entzündungshemmender Wirkung

Entzündungen sind Abwehrreaktionen, die durch verschiedene Reize und Schädigungen, ausgelöst werden können.

Sulfide

Schwefelhaltige sekundäre Pflanzenstoffe, sogenannte Sulfide, sind in Knoblauch und in Zwiebeln enthalten. Knoblauchextrakte sind gegen Entzündungen wirksam. Sie beeinflussen den Arachidonsäurestoffwechsel. Die Arachidonsäure ist eine mehrfach ungesättigte Fettsäure, die zu Entzündungsmediatoren wie zu Prostaglandinen oder Leukotrienen umgewandelt wird. Prostaglandine verursachen Entzündungserscheinungen, wie eine Erweiterung der Blutgefässe und deren vermehrte Durchlässigkeit. Bei chronischen Entzündungen der Harnwege sind die Prostaglandine stark erhöht. Isst man regelmässig Knoblauch und Zwiebeln, so bewirken deren Sulfide, dass die Prostaglandine und dadurch die schmerzhaften Entzündungserscheinungen zurückgehen. Auch die Leukotriene werden reduziert, welche ebenfalls Entzündungen verursachen. In der Zwiebel sind Thiosulfinate und Capaene vorhanden, welche ebenfalls entzündungshemmend wirken. Capaene hemmen zudem den Zufluss weisser Blutkörperchen in entzündetes Gewebe.

Flavonoide

Die Flavonoide sind die roten und gelben Farbstoffe von Obst und Gemüse. Flavonoide können verschiedene Symptome einer Entzündungsreaktion abschwächen. So senken sie das Ausmass der Schwellung, reduzieren die Beschädigung der Blutgefässe und die Rötung im entzündeten Gewebe. Flavonoide reduzieren bereits in ganz niedriger Konzentration die Schmerzempfindung, da auch sie die Synthese der Prostaglandine reduzieren.

Ganoderma lucidum (glänzender Lackporling)
Für diesen Pilz ist eine entzündungshemmende Wirkung wissenschaftlich nachgewiesen. Er ist auch als Nahrungsergänzungsmittel im Handel.

Nahrungsmittel zur Stärkung und Modulation des Immunsystems

Bei chronischen Harnwegsinfekten ist das Immunsystem erschöpft. Dies erhöht das Risiko für Krebs. Mit einer Diät aus *vegetabiler Frischkost* kann man dem kräftig entgegenwirken. Tierische Nahrung belastet das Immunsystem stark, da die tierischen Eiweisse den menschlichen zu ähnlich sind. Nach jeder tierischen Mahlzeit entsteht eine Verdauungsleukozytose. Das bedeutet, dass im Blut grosse Mengen weisser Blutkörperchen zirkulieren, um diese Belastung zu bewältigen. Die allgemein verbreitete Fehlernährung mit viel tierischem Fett und Eiweiss schwächt das Immunsystem. *Die Carotinoide, besonders β-Carotin aus rohen Früchten und Gemüsen*, haben eine starke Wirkung gegen Krebszellen. Sie stimulieren die Vermehrung der Monozyten und Makrophagen (Fresszellen), die Bildung von Zytokinen, Tumor-Nekrosefaktor-α und Interleukin 1-β. Das β-Carotin erhöht auch die im Blut zirkulierenden natürlichen Killerzellen. Auch die *Vitamine A, C und D* stimulieren das Immunsystem. Die *Flavonoide Quercetin und Tangeretin der Früchte und Gemüse* modulieren das Immunsystem im Sinne einer Zügelung überschiessender Reaktionen. Dadurch wirken sie sowohl der Erschöpfung des Immunsystems durch den chronischen Harnwegsinfekt, als auch allergischen Reaktionen und Autoimmunkrankheiten entgegen. Die Sulfide von *Knoblauch und Zwiebeln* wirken gleichzeitig entzündungshemmend und stark stimulierend auf die Immunabwehr, sowohl gegen Krebs, als auch gegen Infektionen.

Nahrungsmittel mit antioxydativer Wirkung

Antioxidantien sind lebenswichtige Schutzstoffe, welche degenerative Leiden verhindern, indem sie vermeiden, dass körpereigene Substanzen oxidiert werden. Oxydantien sind sauerstoffhaltige Moleküle und besonders sogenannte freie Radikale. Diese sind äusserst Reaktionsfähig, da sie in ihrer Elektronenhülle ein oder zwei ungesättigte Elektronen haben. Fresszellen des Immunsystems verfügen in ihrem Inneren über freie Radikale und verwenden diese zum Abtöten von Mikroorganismen. Sie entstehen aber auch als Stoffwechselabbauprodukte durch die allgemein verbreitete Fehlernährung, durch die Strahlung des Mobilfunks, WLAN und tragbarer DECT-Telefone, durch Rauchen u.v.a. Freie Radikale oxidieren die Lipide (Fettstoffe) von Zellmembranen und der weissen Nervensubstanz (Lipidperoxidation), oxidieren Eiweisse, sodass Amyloide entstehen und sie lösen Mutationen aus (DNA-Peroxydation). Die *Vitamine A, C, E* und das *Spurenelement Selen* sind wichtige Antioxydantien der Nahrung. *Pflanzliche Nahrung, besonders im rohen Zustand, ist reich an antioxydativ wirkenden sekundären Pflanzenstoffen: wie Carotinoide, Polyphenole, Flavonoide und Phytoöstrogene der Früchte und Gemüse, Proteaseinhibitoren in Kartoffeln, Reis, Mais, Hafer, Weizen, Sojabohnen, Mungbohnen, Gartenerbsen und Erdnüssen. Die Sulfide von Knoblauch und Zwiebel wirken ebenfalls stark antioxydativ*.

Arzneimittel aus der Naturheilkunde

Nieren-Blasentee
Eine Mischung aus Solidago, Orthosiphon, Liebstöckelwurzel, Pfefferminzblättern und Wacholderbeeren zu gleichen Teilen ist sehr gut wirksam.

Erwachsene und Schulkinder ab 6 Jahren nehmen bis 5-mal täglich 1 bis 2 Tassen zwischen den Mahlzeiten. Man muss ihn 5 bis 10 Minuten ziehen lassen.

Goldrutentee (Solidago virgaurea)
In der Phytotherapie wird die Droge der blühenden Pflanze der Gewöhnlichen Goldrute (Solidago virgaurea) bei entzündlichen Erkrankungen der ableitenden Harnwege zur Durchspülung und zur vorbeugenden Behandlung von Harnsteinen und Nierengriess und bei Reizblase eingesetzt. Ihre Wirkung entsteht durch Flavonoide, Saponine, Phenylglykoside, Gerbstoffe und ätherische Öle. Solidagotee hat eine diuretische, schwach krampflösende, entzündungshemmende, antibakterielle und antioxidative Wirkung. Seit Mitte des 20. Jahrhunderts wird auch das Kraut der Riesengoldrute (Solidaginis giganteae herba) eingesetzt. Doch ist dessen Wirkung klinisch weniger erforscht[96]. Solidago erhöht auch die glomeruläre Filtrationsrate. Für Goldrutentee gibt es viele Anbieter.

Die Bärentraube (Uvae ursi folium)
Die Blätter enthalten unter anderem Arbutin, Gerbstoffe, Flavone und Glycoside. Insbesondere das Arbutin, aber auch die Gerbstoffe, wirken antibakteriell[97]. Die Bärentraube wirkt gegen Harnwegsinfekte, Durchfall und Gallenbeschwerden. In der Schwangerschaft darf sie nicht verwendet werden, da sie Wehen auslösen kann. Fertigarzneimittel aus den Blättern, pulverisiert oder als alkoholischen oder wässrigen Auszug, sind nur für die Behandlung von Harnwegsinfekten zugelassen. Die therapeutische Wirksamkeit wurde noch wenig untersucht. In alkalischem Urin wird das antibakteriell wirksame Hydrochinon besser aus Arbutin freigesetzt. Hydrochinon ist in höherer Dosierung krebserregend und kann die Leber schädigen, sodass man empfiehlt, diese Arznei nicht länger als acht Tage und nicht öfter als fünf Mal pro Jahr zu verwenden. Auch können die in dieser Pflanze enthaltenen Gerbstoffe den Magen reizen und bei Überdosierung Verstopfung verursachen. Offiziell wird die Bärentraube für Kinder unter 12 Jahren nicht empfohlen. Bärentraubentee ist von vielen Anbietern im Handel.

Der Ackerschachtelhalm (Equisetum arvensae)
Diese Pflanze wird auch Zinnkraut genannt, da man damit Zinngefässe polieren kann. Sie ist eine der ältesten Gefässpflanzen, die sich vor rund 400 Millionen Jahren entwickelte. Bereits in der Antike wurde sie wegen ihrer harntreibenden Wirkung verwendet. Sie ist in Europa und anderen gemässigten Breiten beheimatet und wächst auf feuchten Böden und an Wegrändern. Man verwendet ihre grünen Triebe. Das Zinnkraut sollte nicht selbst gesammelt werden, da es leicht mit giftigen Pflanzen verwechselt werden kann. Für Ackerschachtelhalmtee gibt es viele Angebote im Handel.

Birkenblätter (betulae folium)
Ein Teeaufguss von Birkenblättern wirkt harntreibend (diuretisch). Birkenblätter werden zu anderen Arzneien zur Durchspülung infizierter Harnwege und bei Nierengriess zugesetzt. Sie können als Tee aufgegossen werden und sind in vielen Nieren-Blasentees enthalten.

Der Heuhechel (Ononis spinosa)
Diese Heilpflanze wurde bereits von Hippokrates wegen seiner harntreibenden Wirkung verwendet. Er stammt aus Mitteleuropa und Nordafrika, wo er auf Trockenrasen und an Waldrändern wächst. Verwendet wird seine Wurzel. Zudem wird eine antibakterielle Wirkung vermutet. Es gibt viele Angebote für Heuhecheltee im Handel.

D-Mannose
Die D-Mannose ist ein pflanzlicher Einfachzucker, welcher, wenn man ihn einnimmt, unverändert in die Blase gelangt. Dort bindet er an die meisten Bakterien, welche Harnwegsinfekte verursachen, und verhindert, dass diese sich an die Blasenwand anhaften können, um diese zu infizieren. Frei im Urin schwimmende Bakterien werden mit dem Urin ausgeschieden. Die Wirkung der D-Mannose allein oder in Kombination mit mehreren Nahrungsergänzungsmitteln oder Milchsäurebakterien zur Prophylaxe und Therapie gegen rezidivierende Harnwegsinfekte bei Frauen, ist wissenschaftlich gut nachgewiesen[98,99]. Viele Zubereitungen sind in der Apotheke erhältlich.

Preiselbeere (Cranberries)
Die Cranberry aus Amerika oder die Preiselbeere aus Europa haben Inhaltsstoffe, welche wie die D-Mannose, verhindern, dass sich Bakterien an die Blasenwand anheften können, um diese anzugreifen. Am besten verwendet man getrocknete Preiselbeeren, als wären es Weinbeeren.

Rosmarin (Salvia rosmarinus)
Rosmarin stammt aus dem Mittelmeergebiet und wächst an sonnigen, trockenen Lagen. Seine Blätter, am besten als Gewürz verwendet, wirken harntreibend und krampflösend. Man kann ihn als Gewürz verwenden und als Tee aufgiessen.

Liebstöckel (Levisticum offizinale)
Schon Dioskurides beschrieb die Samen und die Wurzel dieser Pflanze als erwärmend, verdauungsfördernd und harntreibend. In der Volksheilkunde wird Liebstöckel auch bei Menstruationsstörungen und als schleimlösendes Mittel eingesetzt. Man kann ihn als Gewürz verwenden oder als Tee aufgiessen.

Homöopathische Mittel

Die Homöopathie kann bei einmalig auftretendem Harnwegsinfekt und bei chronisch rezidivierender Cystitis wirksam sein. Die Wahl der richtigen Arznei muss durch einen in Homöopathie erfahrenen Arzt oder Heilpraktiker erfolgen, denn sie muss mit der Art der Beschwerden und der Persönlichkeit des Patienten übereinstimmen.

Selbstständig sollte man homöopathische Mittel nur bei einem unkomplizierten Harnwegsinfekt verwenden, der aus völliger Gesundheit heraus entstanden ist. Meistens ist dann auch klar, wodurch die Beschwerden ausgelöst wurden: durch eine Unterkühlung beim Sitzen auf kaltem Stein oder durch kalten Wind bei nasser Kleidung oder durch Sexualverkehr. Besonders wertvoll ist der homöopathische Weg für eine Blasenentzündung während der Schwangerschaft, für Kinder, für betagte Menschen und für alle Menschen, bei denen Harnwegsinfekte durch antibiotische Therapien chronisch geworden sind, da sie resistente Bakterien hinterlassen haben.

Wichtig für die Mittelwahl ist, ob die Schmerzen brennend, drückend, stechend oder krampfartig sind. Sie können im Unterleib oder der Harnröhre empfunden werden und in unterschiedliche Richtungen ausstrahlen. Die homöopathische Arznei muss dem Beschwerdebild entsprechen.
Auch wenn eine antibiotische Therapie notwendig wird, lohnt es sich, die Homöopathie zusätzlich anzuwenden. Obschon die Wahl ganz individuell erfolgen muss, geben wir hier einen kleinen Beschrieb von Arzneien, die besonders häufig zum Einsatz kommen:

Aconitum napellus
Dies ist ein Akutmittel, das aus dem blauen Eisenhut potenziert wird. Er wird bei den ersten Anzeichen einer akuten Blasenentzündung verwendet, bei heftigem Brennen in der Blase, schneidend-reissendem Schmerz beim Wasserlassen, sodass ein Kind heftig schreit, wenn es Wasser lassen muss. Der Urin ist heiss, dunkelrot, klar oder blutig, bei viel Durst. Typisch ist dies der Fall, bei einer Blasenentzündung als Folge einer Unterkühlung oder eines Schrecks.

Apis mellifica
Diese Arznei wird aus der Honigbiene potenziert. Die Schmerzen sind brennend-stechend, wie bei einem Bienenstich, bei häufigem, schmerzhaftem Harndrang. Der Urin ist heiss und geht nur tröpfelnd ab. Typisch für Apis ist, wenn Frauen oft während der Menstruation an einer Blasenentzündung leiden, wenn Wärme die Beschwerden verschlimmert und Kälte sie bessert, wenn man wenig Durst hat und man Wasser um die Augen oder Ödeme in den Beinen bekommt.

Arnica montana
Diese Arznei wird aus der schönen Pflanze Arnica montana potenziert. Die Blasenentzündung ist nach einer Verletzung entstanden, mit ständigem Harndrang, blutigem Urin wegen der Verletzung. Der Harn geht nur tropfenweise ab und man fürchtet sich davor, berührt zu werden. Dieser Harnwegsinfekt kann leicht durch Velofahren oder Reiten entstehen.

Belladonna
Diese Arznei ist aus der Tollkirsche (Atropa Belladonna) potenziert. Wie Aconitum ist Belladonna ein Akutmittel. Man leidet unter ständigem Harndrang, der Urin brennt in der Harnröhre, während er nur tröpfelnd abgeht. Die Blase ist gegen Druck und Erschütterungen empfindlich. Die Schmerzen können kommen und gehen und man bleibt nach dem Urinieren oft sitzen und bemüht sich vergeblich, noch etwas mehr Wasser zu lassen. Der Kopf ist heiss und feucht, die Füsse und die Hände kalt. Bei Fieber wechseln sich Hitze mit Schweiss und Kälte ab.

Cantharis
Diese Arznei wird aus der spanischen Fliege potenziert. Die Schmerzen in der Harnblase werden vor und nach dem Wasserlassen empfunden und sind schneidend, brennend und krampfartig. Zieht man die Beine an, so verstärkt sich der Schmerz derart, dass man schreien möchte. Jeder Tropfen der abgeht brennt wie Feuer in der Harnröhre. Der Harndrang entsteht durch die geringste Menge in der Blase. Oft ist der Urin blutig. Man ist sehr unruhig und wechselt ständig die Position des Körpers

Dulcamara
Diese Arznei ist aus dem bittersüssen Nachtschatten (Solanum Dulcamara) potenziert.
Jede Erkältung erzeugt eine Blasenentzündung, ganz besonders nasse Kälte. Nach heissen Tagen erscheinen abends, wenn es kühl wird, die Beschwerden. Sobald man etwas kühl hat, muss man zur Toilette gehen, um Wasser zu lösen oder man empfindet ständigen Harndrang und der Urin ist blutig.

Lycopodium clavatum
Diese Arznei ist aus dem Keulenbärlapp potenziert. Bei Druck empfindet man eine Schwere und ein Völlegefühl in der Blase. Oft muss man lange warten, bis der Urin endlich fliesst, dann kommt er trüb und milchig, übel riechend und beim Stehenlassen entsteht ein rötlicher, sandiger Bodensatz. Kinder schreien oft, wenn sie Harndrang haben und nachts geht manchmal unwillkürlich Urin ab. Tagsüber ist die Urinmenge oft normal oder vermindert, während man nachts ständig Wasser lassen muss. Der Bauch ist gebläht, mit Völlegefühl.

Nux vomica
Diese Arznei ist aus der Strychnin haltigen Brechnuss potenziert. Man hat ständigen, erfolglosen Harndrang. Der Urin geht nur tropfenweise ab und nach dem Wasserlassen scheint sich der Blasenausgang zu verkrampfen. Oft werden die Beschwerden durch einen Aufenthalt in der Kälte ausgelöst und lassen sie sich durch warme Auflagen bessern.

Pulsatilla pratensis
Diese Arznei ist aus der Wiesenküchenschelle, einer Anemonenart, potenziert. Die Beschwerden sind äusserst schmerzhaft, mit Brennen und Stechen bei krampfhaftem Abgang von Urin. Jeder Tropfen Urin in der Blase verursacht Harndrang und beim Husten, Niesen oder Lachen geht etwas Urin ab, besonders wenn man auf dem Rücken liegt. Beim Gang zur Toilette hat man das Gefühl, es gehe bereits Urin ab. Dabei empfindet man die Blase ständig als voll und die Beschwerden erscheinen besonders vor der Menstruation.

Sarsaparilla
Diese Arznei ist aus der Stechwinde Sarsaparilla oder Smilax potenziert. Die Schmerzen sind am Ende des Urinierens unerträglich stark. Man kann im Sitzen keinen Urin lassen, während er im Stehen gut abgeht. Lässt man ihn stehen, so entsteht ein rötlicher Satz. In der Nacht geht manchmal unwillkürlich Urin ab.

Sepia officinalis
Diese Arznei ist aus der Tinte des Tintenfisches Sepia officinalis potenziert. Man muss sich konzentrieren, damit der Urin nicht unwillkürlich abgeht. Der Harndrang fühlt sich an, als ob die Gebärmutter nach unten drängen würde. Beim Husten, Niesen oder Lachen geht immer etwas Urin ab. Der Urin ist milchig und brennt wie Feuer, der Harndrang plötzlich, mit schneidendem Schmerz, als ob von Messern, mit Schaudern am ganzen Körper und während der Menstruation werden die Beschwerden schlimmer.

Staphysagria
Diese Arznei ist aus dem Rittersporn (Delphinium staphysagria) potenziert. Die Blasenentzündung entsteht nach Geschlechtsverkehr, besonders bei jungen Frauen nach ersten sexuellen Erfahrungen. Man hat das Gefühl, nach dem Wasserlassen nicht fertig zu sein und der Urin brennt und beisst, wenn er blutig ist. Man empfindet häufigen, schmerzhaften Harndrang, die Schmerzen sind brennend und bleiben auch zwischen den Entleerungen bestehen. Die Beschwerden werden besonders durch Kränkungen ausgelöst.

Terebentinum
Diese Arznei ist bei chronischem Harnwegsinfekt, bei interstitieller Zystitis, sehr wirksam, auch wenn alle antibiotischen Therapien versagt haben. Am besten wählt man eine zweihundertste C-Potenz und nimmt sie täglich ein. Es lohnt sich, diese Therapie mit einem standardisierten Präparat der Goldrute zu kombinieren. Damit kann man dem Leiden einer chronischen, interstitiellen Cystitis ein Ende setzen.

Die Harninkontinenz

Normalerweise verliert man gar keinen Urin. Schon einen Tropfen Urin zu verlieren, wird als Inkontinenz bezeichnet. Untersuchungen zur Häufigkeit der Harninkontinenz bei Frauen kommen zu sehr unterschiedlichen Resultaten. Im Alter über 60 Jahre leiden 38 % der Frauen an irgendeiner Art von Harninkontinenz. Bei Übergewicht ist dies wesentlich häufiger und bei jungen Frauen eher selten, eher eine Stressinkontinenz und meist vorübergehend, sodass sie dies nicht als Krankheit empfinden. Bei Männern entsteht eine Harninkontinenz oft nach einer radikalen Entfernung oder Bestrahlung eines Prostatakarzinoms und nicht selten nach einer transurethralen Prostatresektion (TUR) wegen einer gutartigen Prostatavergrösserung. Man unterscheidet verschiedene Arten der Inkontinenz: Die häufigsten Arten sind die Dranginkontinenz, die Stress- oder Belastungsinkontinenz und die Überlaufinkontinenz.

Die Dranginkontinenz

Nur bei jedem fünften Patienten finden die Urologen eine Ursache für die Dranginkontinenz.
Man unterscheidet wiederum zwei Formen:

Die motorische Dranginkontinenz
Bei dieser Art Inkontinenz entsteht ein so plötzlicher, starker Harndrang, dass man die Toilette nicht mehr erreicht kann, ohne schon vorher Urin zu verlieren. Dies entsteht durch reflektorische Kontraktionen der Detrusor-Muskulatur, welche der Entleerung der Blase dient, wegen einer Blasenentzündung. Die Dranginkontinenz entsteht besonders bei Menschen mit Übergewicht, Diabetes mellitus oder neurologischen Schäden: bei Demenz, Multipler Sklerose, einer Parkinson-Krankheit oder bei Folgen eines Schlaganfalls.

Die sensorische Dranginkontinenz
Die sensorische Dranginkontinenz entsteht, wenn sensible Nerven der Blasenwand gereizt werden. Bei imperativem Harndrang kann man nur kleine Urinmengen entleeren. Diese Art der Inkontinenz entsteht am häufigsten durch Blasensteine, Entzündungen oder einen Tumor in der Harnblase. Der Detrusormuskel der Blase kontrahiert sich dabei nicht.

Die Belastungsinkontinenz (Stressinkontinenz)

Bei dieser Art verliert man Urin, wenn der Innendruck im Abdomen ansteigt, durch Heben, Tragen, Treppensteigen, Lachen, Husten, Niesen und beim Entweichen von Darmgasen.

Nach Stamey unterscheidet man drei Schweregrade der Belastungsinkontinenz:

- 1. Grad: Inkontinenz beim Husten, Niesen, Lachen
- 2. Grad: Inkontinenz bei abrupten Körperbewegungen, beim Aufstehen, sich Hinsetzen oder Heben schwerer Gegenstände
- 3. Grad: Man verliert Urin bei unangestrengten Bewegungen oder bereits

beim Liegen oder die Blase entleert sich im Schlaf

Bei Frauen ist dies oft eine Folge mehrfacher Geburten, die eine Überdehnung und Erschlaffung der Haltebänder des Beckenbodens bewirkt haben. Organe des kleinen Beckens, die Gebärmutter, die Vagina, die Blase und der Enddarm haben sich nach unten gesenkt. Der erhöhte Druck im Abdomen drückt auf die Blase und der Schliessmuskel zieht sich zusammen, aber er kann den gesenkten Blasenausgang nicht mehr voll verschliessen. Bei Männern entsteht diese Art Inkontinenz meistens durch eine transurethrale Resektion (TUR) wegen Prostatahyperplasie, durch eine Prostataentfernung wegen eines Karzinoms oder eines Unfalls. Man kann auch gleichzeitig an einer Drang- und Belastungsinkontinenz leiden.

Die Überlaufinkontinenz

Diese Art entsteht bei überfüllter Blase wegen eines Abflusshindernisses, sodass der Harn ständig träufelt. Die häufigste Ursache ist eine gutartige Vergrösserung der Prostata, seltener eine hohe Verengung der Harnröhre. Selten entsteht dies durch neurologische Schäden die bewirken, dass der Schliessmuskel der Blase zu schwach ist, bei diabetischer Neuropathie oder einem Schaden im Rückenmark. Durch den hohen Druck in der Blase dringt der Urin durch die Harnleiter in die Nierenbecken hinauf, sodass die Nieren gestaut werden (Hydronephrose) und immer mehr Schaden nehmen, bis hin zur Niereninsuffizienz und Urämie.

Die Reflexinkontinenz

Diese Art der Inkontinenz entsteht durch einen Schaden der Nervenbahnen des Rückenmarks, durch welche das Gehirn die Reflexe der sakralen Segmente des Rückenmarks zur Blase hemmt. Dadurch entstehen reflexartige Kontraktionen des Schliessmuskels mit Harnabgang und die Blase kann sich nicht mehr vollständig entleeren. Dies entsteht bei einer Querschnittslähmung oberhalb des sakralen Blasenzentrums im untersten Rückenmark. Die hemmenden Nervenbahnen können aber auch durch Entzündungsherde bei Multipler Sklerose beschädigt werden. Anders ist dies, wenn das Blasenzentrum im untersten Rückenmark beschädigt wird. Dann entsteht eine völlig schlaffe, denervierte Blase mit Überlaufinkontinenz.

Die extraurethrale Inkontinenz

Bei dieser Art Inkontinenz fliesst der Harn am Schliessmuskel vorbei, zum Beispiel durch eine angeborene falsche Mündung des Harnleiters hinter den Schliessmuskel oder der Urin fliesst durch eine „Fistel" genannte Verbindung zwischen der Blase und dem Mastdarm oder eine Fistel, welche die Blase mit der Vagina verbindet. Solche Fisteln können als Komplikation einer Operation oder Bestrahlung entstehen. Auch bei einer sogenannten Zystozele, oder einer Urethrozystozele entsteht diese Art Inkontinenz. Diese „Zelen" entstehen, wenn sich die Blase mit der Harnröhre massiv gesenkt hat, sodass sie den Ausfluss durch die Harnröhre behindert. All diese Ursachen können chirurgisch behoben werden.

Die Therapie der Inkontinenz

Wann immer möglich, muss die Ursache behoben werden. Findet der Facharzt diese nicht, so werden meistens Medikamente verschrieben. Gegen die Belastungsinkontinenz (Stressinkontinenz) wird oft das Antidepressivum Duloxetin (Cymbalta®) verschrieben, in der Meinung, dass dies den inneren Schliessmuskel der Blase kräftiger mache. Dieses Medikament hat ein grosses Nebenwirkungspotenzial. Die Dosis muss langsam gesteigert und ebenso langsam wieder abgesetzt werden.

Gegen eine überaktive Blase der sensorischen Dranginkontinenz werden sogenannte Anticholinergika verschrieben. Dies sind Medikamente, welche die Aktivität des vegetativen Nervensystems hemmen. Zu den Anticholinergika zählen: Oxybutynin (Kentara®, Vesoxx®, Finasterid®, Oxaliplatin®), Tolterodin (Detrusitol®, Darifenacin®), Propiverin (Mictonet®, Mictonorm®) oder Trospiumchlorid (Spasmo-Urgenin®, Spasmex®, Univesc®). Nach einigen Wochen vermindern sie die Überaktivität der Blase, sodass der ständige Harndrang etwas zurückgeht. Die störenden Nebenwirkungen sind Mundtrockenheit, Sehstörungen, Übelkeit, Herzrasen und Verstopfung.

Frauen mit leichterer Belastungsinkontinenz erhalten oft Östrogene als Scheidenzäpfen oder -salbe. Die Östrogene werden aber auch auf diesem Weg resorbiert, sodass sie das Krebsrisiko erhöhen. In letzter Zeit wird bei überaktiver Blase oft Mirabegron (Betmiga®) verschrieben. Dieses Medikament hemmt die Beta-3-Adrenozeptoren des sympathischen Nervensystems und bewirkt, dass die Blase etwas schlaffer wird. Mirabegron hat teils sehr gefährliche Nebenwirkungen. Zu all diesen Nebenwirkungen hinzu kommen bei all diesen Medikamenten, besonders bei älteren Menschen, Interaktionen mit anderen Medikamenten. Wir können diese Therapien nicht empfehlen.

Operative Methoden gegen Inkontinenz

Gegen die Belastungsinkontinenz führte Howard Atwood Kelly 1878 erstmals eine quere Raffung des Harnblasenhalses durch. Heute wird ein vaginales Band spannungsfrei eingepflanzt, eine sogenannte TVT-Operation („Tension-free vaginal tape"). In einer Verlaufsstudie über 6 Jahre wurde eine Besserung um 74 % Prozent nachgewiesen. Eine niederländische Studie verglich die TVT-Operation mit dem Beckenbodentraining, wobei die Frauen nach der TVT-Operation zufriedener waren.

Bei Männern wird oft ein minimal-invasiver Eingriffe am Schliessmuskel versucht. Wenn dies nicht hilft, so wird die Implantation eines „künstlichen Schliessmuskels" vorgeschlagen. Dies ist eine aufblasbare Manschette, welche um die Harnröhre eingepflanzt wird und mit einem Ballon aufgeblasen wird. Manchmal wird die Harnröhre mit Hyaluronsäure umspritzt. Dies bessert die Inkontinenz während eines Jahres zu 50 % ein wenig, jedoch nicht auf die Dauer. Manchmal wird ein Penisbändchen oder eine andere Vorrichtung vorgeschlagen, um den Penis einzuengen, damit weniger Urin abfliesst.

Möglichkeiten der Naturheilkunde gegen Harninkontinenz

Das Beckenbodentraining für Frauen

Der Beckenboden ist der untere Abschluss des kleinen Beckens. Er besteht aus drei Muskelschichten, die nur enge Öffnungen für den Darm, die Harnröhre und die Geschlechtsorgane aufweisen. Von innen nach aussen sind dies: das Diaphragma pelvis, das Diaphragma urogenitale und die äussere Schliessmuskelschicht.

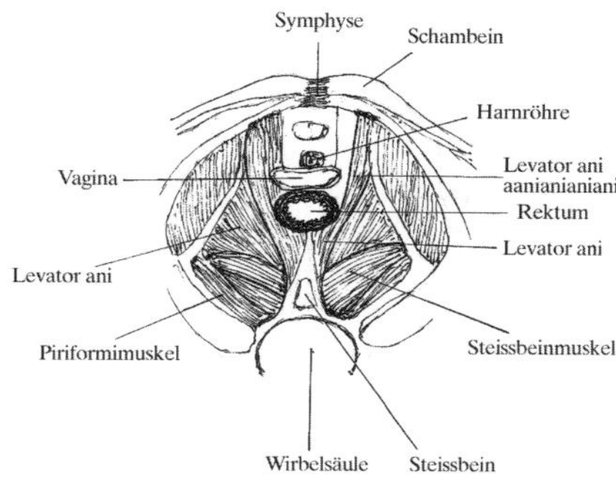

Die Therapie der Beckenbodenschwäche

Die Beckenbodenschwäche entsteht in erste Linie durch einen Mangel an Bewegung. Die wirksamste Therapie zur Kräftigung dieser Muskulatur ist das Wandern. Um die Inkontinenz zu verhüten und zu heilen, muss man mindestens zweimal täglich ½ Stunde wandern und an den Wochenenden längere Wanderungen unternehmen.

Das Beckenbodentraining

Wir empfehlen folgende 6 Übungen:

Übung 1
Eine Hand liegt auf dem Schambein, die andere Hand auf dem Steissbein. Sie verschliessen die Körperöffnungen, die Harnröhre, die Vagina und den After und ziehen den Beckenboden nach innen oben. Dabei kontrollieren die Hände, dass die Gesässmuskulatur locker bleibt.

Übung 2
Sie liegen in Seitenlage und winkeln ein Bein an. Nun aktivieren Sie den Beckenboden, indem Sie sich wieder vorstellen, die Körperöffnungen zu verschliessen und nach innen oben ziehen.

Übung 3
Sie knien auf dem Boden, mit hüftbreit gespreizten Knien. Dabei kann die Stirn auf den Händen ruhen. Nun ziehen Sie die Beckenbodenmuskeln nach innen oben, atmen gleichzeitig aus und lassen die Spannung beim Einatmen los.

Übung 4
Sie liegen vor einer Wand und laufen mit kleinen Schritten tap, tap, tap die Wand hoch, lassen den Atem fliessen und gehen nur so weit nach oben, dass kein Druck auf die Halswirbelsäule entsteht, bleiben oben, atmen weiter und gehen wieder langsam hinunter.

Übung 5
Sie liegen auf dem Rücken mit angewinkelten, hüftbreit gespreizten Beinen. Nun aktivieren Sie die Beckenbodenmuskeln und kontrollieren mit den Händen am Unterbauch, dass Sie die tiefen Bauchmuskeln mit anspannen, sodass sie dies spüren.

Übung 6
Sie setzen sich mit leicht gebeugten und gespreizten Beinen auf einen Stuhl. Sie stützen sich mit den Ellenbogen auf die Oberschenkel, wobei der Rücken gerade bleiben soll. Nun aktivieren Sie den Beckenboden und ziehen ihn nach innen oben.

Allgemeine Empfehlungen

Spannen Sie immer den Beckenboden an, wenn Sie zum Heben in die Knie gehen. Atmen Sie während des Hebens aus und kommen Sie mit der Kraft Ihrer Beine hoch. Es lohnt sich, ein Leben lang allen Muskeln Sorge zu tragen und sie zu trainieren. Auf diese Weise schonen Sie sowohl den Rücken, als auch den Beckenboden. Planen Sie die Übungen in Ihren Alltag und in die Freizeit ein. Lassen Sie sich nicht entmutigen, wenn sich der Erfolg nicht sofort einstellt, sondern lassen Sie sich von einer Fachperson mit Erfahrung in dieser Therapie beraten. Manch andere Übungen und Sportarten, wie Yoga, Pilates, Wandern, Radfahren und Schwimmen kräftigen den Beckenboden. Wenn man eine sympathische Gruppe finde, macht dies auch viel Freude. Ungünstig wirkt dagegen Joggen oder Tennis.

Heilpflanzen gegen Inkontinenz

Kürbissamen
Kürbissamen wirken nicht nur gegen die gutartige Prostatavergrösserung, sondern auch gegen Harninkontinenz, besonders bei Männern. Auch bei Frauen wirken sie der Stressinkontinenz entgegen, da sie die Blase und den Beckenboden kräftigen. Wir empfehlen die Einnahme von 2 Esslöffeln weichschaliger Kürbiskerne pro Tag mit etwas Flüssigkeit. Es müssen aber Kerne eines Arzneikürbis sein, die man in der Apotheke oder im Reformhaus bekommt. Auch sind Kürbiskernkapseln erhältlich.

Die Goldrute (Solidago virgaurea)
Wir haben sie auf Seite 62 beschrieben. Sie wirkt harntreibend und hemmt durch ihren hohen Gehalt an Flavonoiden und ätherischen Ölen das Bakterienwachstum in den Harnwegen und wirkt beruhigend und entzündungshemmend für die Blase. Die Goldrute ist besonders gegen die Dranginkontinenz wirksam. Man kann sie dreimal täglich als Tee, Kapseln oder Tabletten einnehmen.

Die Brennnessel
Die Brennnessel ist geeignet für Männer mit Harninkontinenz. Wie die Inhaltsstoffe der Kürbiskerne und der Fächerpalme, verlangsamen die sekundären Pflanzenstoffe der Brennnesselwurzel das Fortschreiten einer bereits vergrösserten Prostata. Die Brennnessel wirkt zudem schmerzlindernd und entzündungshemmend. Man bereitet sich drei bis vier Mal täglich einen Brennnesseltee zu, indem man je einen Esslöffel Brennnesselwurzel in kochendem Wasser 15 Minuten ziehen lässt. Sie sind in der Apotheke erhältlich, auch daraus hergestellte Fertigprodukte.

Preiselbeeren und Cranberrys
Deren Wirkung haben wir auf Seite 63 beschrieben. Da sie verhindern, dass Bakterien in die Schleimhaut der Blasenwand eindringen können, wirken sie gegen eine Blasenentzündung mit verstärktem Harndrang, sodass man leicht Harn verliert. Preiselbeersaft schützt gegen Neuinfekte und beschleunigt die Heilung einer bereits entstandenen Cystitis. Es gibt auch Cranberry-Teemischungen, die angenehm frisch und fruchtig schmecken.

Heublumen
Heublumenbäder oder ein warmer Heublumensack auf den Unterleib gelegt, lindern Schmerzen, beruhigen die Blase und helfen gegen Harninkontinenz. Heublumensäcke sind in der Apotheke erhältlich.

Das Blasentraining

Die Blase lässt sich durch regelmässiges Streicheln und Beklopfen des Unterleibs reflektorisch dazu anregen, sich zu entleeren. Es ist hilfreich, wenn man das tut, bevor man eine Toilette aufsuchen kann, etwa vor einem längeren Theaterbesuch oder einer Autofahrt. Wenn man dieses einfache Blasentraining regelmässig ausführt, kann man den zeitlichen Abstand zwischen den Entleerungen allmählich verlängern. Es ist wichtig, dass man dem Drang, Wasser zu lösen, immer wieder für kurze Zeit widersteht. Dadurch wird die Beckenbodenmuskulatur und der Schliessmuskel der Blase trainiert. Das Blasentraining kann auch in Kursen gelernt werden.

Richtiges Trinken

Bei Harninkontinenz ist man versucht, wenig zu trinken, um den Harndrang zu verzögern. Dies ist aber der falsche Weg, denn durch die geringere Flüssigkeitsmenge wird die Blasenmuskulatur nicht mehr trainiert. Zudem wird der Urin konzentriert und reizt dadurch die Blase, sodass sich der Harndrang verstärkt und man begünstigt Harnwegsinfekte. Man soll täglich mindestens 1 ½ bis 2 Liter trinken. Alkoholische Getränke, Kaffee, grüner und schwarzer Tee und künstliche Süssstoffe verschlechtern jede Art der Inkontinenz. Bärentraubenblättertee, Brennnesseltee, Salbeitee, Johanniskraut- oder Melissentee sind gegen Inkontinenz besonders geeignet.

Übergewicht und Inkontinenz

Ist man zu schwer, so belastet dies die Blasenmuskulatur und den Beckenboden stark. Es lohnt sich, bis zum Idealgewicht abzunehmen. Dabei verschwindet die Inkontinenz in der Regel ganz von selbst. Durch rein kalorienreduzierte Diäten ist dies nicht möglich, da man danach sogleich wieder beim Ausgangsgewicht ankommt. Die Adipositas ist eine Stoffwechselstörung mit weitreichenden Folgen. In unserem Bircher-Benner Handbuch Nr. 26: „Für Gewichtsprobleme, Adipositas und Anorexie" sind die Ursachen und die Folgen eingehend erklärt. Dieses Buch erklärt die Diät auf wissenschaftlicher Basis, durch welche man, ohne Hunger zu leiden, dauerhaft bis zum Idealgewicht abnimmt, mit Diätplänen und Rezepten aus der berühmten Bircher-Benner Klinik, bereit zur praktischen Anwendung. Gleichzeitig ist diese Diät gegen Harnwegsinfekte und Blasenschwäche wirksam.

Inkontinenz und die Lebensweise

Wenn man sein Leben ordnet, sodass es ruhiger wird und es gelingt, unnötigen Stress zu vermeiden, so bessert sich auch die Harninkontinenz, besonders wenn es sich um eine Dranginkontinenz handelt. Dazu ist auch viel Schlaf vor Mitternacht wichtig, und Yoga, Shiatsu und autogenes Training von grosser Hilfe.

Die Homöopathische Therapie der Inkontinenz

Causticum C200 und Belladonna C200

Eine Hochpotenz aus Causticum, einem Kaliumsalz, mindestens in der zweihundertsten C-Potenz und oft eingenommen, kräftigt die Sphinktermuskulatur der Harnröhre und des Anus. Bei Bedarf kann sie stündlich eingenommen werden. Falls man nachts Urin verliert, ohne es zu bemerken, so ist Belladonna, ebenfalls in der zweihundertsten Potenz, wirksam. Belladonna kann man in dieser Situation jeden Abend einnehmen. Diese Arznei ist auch für Kinder mit Bettnässen wirksam.

Sepia C200

Diese Arznei ist für Frauen geeignet, die an den Folgen einer Senkung der Gebärmutter leiden.
Besonders wenn jedes Kind den ganzen Tag an einem Ärmel nach unten zieht, fühlt man sich in einer Lebenssituation gefangen, als könnte man vor lauter Pflichten das eigenen Leben nicht leben. Man fühlt sich oft erschöpft und benommen. Es ist als ob die ganze Energie in die Beine hinter gesunken wäre. Nur beim Rennen oder bei Sport fühlt man sich, als käme das Leben zurück. Oft entsteht ein gelblicher Hof um die Augen oder bräunliche Flecken im Gesicht. Sepia darf in dieser Situation während 2 Wochen täglich genommen werden.

Lilium tigrinum
Diese Arznei ist ein weiteres Mittel gegen eine Inkontinenz durch eine Beckenbodensenkung. Gegen den Morgen und tagsüber leidet man unter häufigem Harndrang und nach dem Urinieren entsteht ein heftiger Schmerz. Man empfindet ständigen Druck in der Blasengegend und einen Schmerz in der Harnröhre. Wenn man das Verlangen, Urin zu lassen, nicht beachtet, entsteht das Gefühl eines Blutandrangs zur Brust hinauf. Der Harn ist milchig, spärlich oder vermehrt und dunkel.

Alumina
Diese Arznei ist aus Aluminiumoxid potenziert. Sie wirkt bei zu schlaffer Blase, wenn man nur mit Hilfe der Bauchpresse Wasser lassen kann. Oft ist dies mit Stuhlinkontinenz verbunden. Auch bei Harnverhaltung mit Harntröpfeln und beissendem Schmerz beim Urinieren oder Unvermögen Harn zu lösen, kann Alumina wirksam sein, wenn dies eine neurologische Ursache hat. Alumina soll in der zweihundertsten C-Potenz genommen werden, sodass kein materielles Aluminium, sondern nur dessen Information darin enthalten ist.

Die Neuraltherapie

In der Hand des erfahrenen Arztes sind wiederholte Injektionen in den Nervenplexus des kleinen Beckens von grosser Hilfe für das Ausheilen eines chronischen Harnwegsinfekts oder einer Inkontinenz. Von oberhalb des Schambeines geht man mit der Nadel auf beiden Seiten der Blase in das kleine Becken hinunter, aspiriert leer und injiziert ganz langsam je 5 ml einer einprozentigen Procain-Lösung. Dadurch wird die Energie der Beckenorgane gestärkt und das neurovegetative System neu reguliert. Diese Therapie ist sehr wenig schmerzhaft und frei von Nebenwirkungen und Komplikationen: eine Therapie, die sich lohnt.

Blasenkrebs

Das Karzinom der Blase ist weltweit einer der häufigsten malignen Tumoren. Jedes Jahr sterben mehr als 130 000 Menschen daran. Das Blasenkarzinom ist ein Krebs der späten Lebensjahre. Allein in Deutschland erkranken jedes Jahr rund 30 000 Menschen daran. In allen sogenannt „zivilisierten" Ländern gehört der Blasenkrebs zu den häufigen bösartigen Tumorarten. Die Männer sind im Mittel 74 Jahre alt und die Frauen 77 Jahre. Bei Männern ist dies der fünfthäufigste bösartige Tumor und sie erkranken mehr als dreimal so häufig daran wie Frauen.

Die Ursachen des Blasenkarzinoms

Diese sind gut bekannt. 1895 stellte Ludwig Rehn fest, dass viele Arbeiter der Farbindustrie, welche mit dem Farbstoff Fuchsin zu tun hatten, an einem Blasenkrebs erkrankten. Danach folgten zahlreiche Publikationen zu chemischen Substanzen, die Blasenkrebs verursachen, besonders aromatische Amine wie 2-Naphthylamin und polyaromatische Kohlenwasserstoffe, wie Benzpyren. Da es durchschnittlich 24 Jahre dauert, bis die Menschen, die solchen Giftstoffen ausgesetzt sind, an Blasenkrebs erkranken, ist es schwierig solche Ursachen nachzuweisen. Auch erhöht die Belastung des Trinkwassers durch die Desinfektion mit chlorhaltigen Lösungen und anderen Giftstoffen im Trinkwasser, wie Arsen, das in manchen Gegenden im Grundwasser vorhanden ist, das Risiko für ein Blasenkarzinom. Diese Giftstoffe werden im Harn konzentriert ausgeschieden und wirken als Toxine auf das gesamte Urothel ein, von den Nierenbecken bis zum Blasenausgang, sodass überall ein Karzinom entstehen kann. Doch entsteht der Krebs weitaus am häufigsten in der Blase, da sie 93 % der Schleimhautoberfläche enthält, die Nierenbecken rund 4 % und die beiden Harnleiter nur 3 %. Ist man solchen Karzinogenen ausgesetzt und wird das Urothel durch andere Ursachen zusätzlich geschädigt, so erhöht sich das Risiko für Krebs massiv. Dies geschieht bei einer interstitiellen Nephritis die, wie auf Seite 35 beschrieben, durch Schmerz- und Rheumamittel u. a. sowie durch gewisse Antibiotika verursacht wird. Alle immunsuppressiven Medikamente erhöhen das Risiko für Krebs deutlich und alle Zytostatika, wie zum Beispiel Cyclophosphamid und jede Bestrahlung. Dies alles verursacht eine degenerative Entzündung der Harnblase und Mutationen der Schleimhautzellen. Auch chronische Harnwegsinfekte und Dauerkatheter irritieren die Schleimhautzellen, erzeugen Mutationen und erhöhen das Risiko für Krebs.

Rauchen, Kaffeekonsum und Blasenkrebs

Heute stehen die krebserregenden Giftstoffe im Zigarettenrauch bei weitem an erster Stelle der Ursachen für einen Blasenkrebs. Auch ein täglicher Kaffeekonsum erhöht das Risiko ab 3 Tassen pro Tag deutlich[100,101,102].

Künstliche Süssstoffe und Blasenkrebs

Marktübliche künstliche Süssstoffe mit niedrigem Kaloriengehalt können schwerwiegende Nebenwirkungen haben. Es braucht Zeit, um die langfristigen Nebenwirkungen nachzuweisen, und sobald diese festgestellt sind, werden sie von der beflissenen Pharmaindustrie durch neue, kalorienarme, künstliche Süssstoffe ersetzt. Sie sind in vielen industriell verkünstelten Nahrungsmitteln enthalten. Da die Süssstoffe und Zuckeralkohole zu den Lebensmittelzusatzstoffen gehören, wird ihre Zulassung von den Bundesämtern für Gesundheit der Regierungen überprüft und geregelt. Diese stützen sich auf Daten aus tierexperimentellen und, falls vorhanden, auf Humanstudien und auf Beschlüsse von Expertenkommissionen sowie auf die Europäische Behörde für Lebensmittelsicherheit. Dabei wird eine „akzeptable tägliche Aufnahmemenge“ (ADI) solcher Zusatzstoffe definiert. Diese ist ein politisch ausgehandelter Wert, der sich auf sonst kerngesunde Menschen bezieht. Er hat mit der Realität der hohen Krankheitsbelastung der Bevölkerung und ganz besonders der betagten Menschen nichts zu tun. Saccharin wird seit Jahrhunderten zum Süssen von Speisen und Getränken verwendet, auf dem Familientisch und in industriellen Produkten. Im zweiten Weltkrieg, als der Zucker knapp wurde, verwendet man ihn in grosser Menge. Nachdem man nachgewiesen hatte, dass Sacharin Blasenkrebs verursacht, wurde es durch andere künstliche Süssstoffe ersetzt. Heute versucht die Pharmaindustrie natürlich vorkommende süsse Proteine als Ersatz für die üblichen künstlichen Süssstoffe auf den Markt zu bringen[103,104].

Aromatische Amine und Blasenkrebs

Dass aromatische Amine Blasentumoren verursachen, wurde bereits im Jahr 1938 an Tierversuchen nachgewiesen. Dafür scheint ihr Benzolring entscheidend zu sein. Jedoch haben die verschiedenen aromatischen Amine ein sehr unterschiedliches Potenzial, Krebs zu erzeugen. Für die Berufliche Exposition hat man „MAK-Werte“ (Maximale Arbeitsplatzkonzentration) und verschiedene „BAT-Werte“ (Biologische Arbeitsstofftoleranz) festgelegt. Am stärksten krebserregend sind aromatische Amine der Kategorie 1 nach der Klassifikation der „Deutschen Forschungsgemeinschaft für Krebs“. Dazu gehören 4-Aminodiphenyl, Benzidin und seine Salze, 4-Chlor-o-toluidin, 2-Naphthylamin, o-Toluidin und Azofarbstoffe. Im menschlichen Stoffwechsel werden diese Substanzen und Azofarbstoffe durch Bakterien zu Benzidin umgewandelt. Diese krebserregenden Stoffe werden über den Darm, die Lunge und die Haut aufgenommen. 2-Naphtylamin bewirkt ein 7-fach erhöhtes Blasenkrebsrisiko. Bei Arbeitern einer britischen Gummifabrik war das Risiko wegen 2-Naphthylamin sogar 200-fach erhöht. In Europa werden solche Farben nicht mehr verwendet, jedoch von japanischen Kimonomalern, die pflegen, ihre Pinsel abzulecken. Viele unter ihnen erkranken an Blasenkrebs. Acrylnitrit wird in der Kunststoffindustrie verwendet. Heute schätzt man, dass 25 % der Harnblasenkarzinome durch eine berufliche Exposition mit karzinogenen Substanzen entstehen.

Alkohol und Blasenkrebs

Eine Metaanalyse zu 18 Studien zeigte, dass ein mässiger Alkoholkonsum nicht signifikant, ein starker Alkoholkonsum jedoch das Blasenkrebsrisiko stark erhöht[105]. Die Wissenschaftler vermuten, dass bei Männern 50 % und bei Frauen 25 % der Todesfälle durch ein Blasenkarzinom vermeidbar wären. Allein in Deutschland betrifft dies jedes Jahr 2700 Menschen.

Harnabflussstörungen und Blasenkrebs

Ein Harnstau bewirkt, dass der Urin mit kanzerogenen Stoffen länger in den Harnwegen verbleibt. Dadurch hat ein zunächst inaktives Karzinogen die Möglichkeit, vollständig metabolisiert zu werden, sodass seine krebserzeugenden Metaboliten Zeit haben, auf die Schleimhautzellen einzuwirken. Durch verschiedene Experimente wurde gezeigt, dass bei erweiterten, gestauten oberen Harnwegen, im Nierenbecken und im Harnleiter ebenso häufig Krebs entsteht, wie in der Harnblase.
Karzinogene, von denen man glaubte, dass sie nur im Urothel Krebs erzeugen, können auch in anderen Organen Krebs verursachen. Bei Menschen, denen man wegen Inkontinenz einen Harnleiter in den Darm hineinoperiert hatte, entstand ebenso schnell und heftig ein Dickdarmkarzinom wie ein Blasenkarzinom zu entstehen pflegt, während in einer ausgeschalteten Harnblase nie ein Karzinom entsteht.

Übergewicht und Blasenkrebs

Eine Metaanalyse untersuchte den Einfluss des Körpergewichts auf das Blasenkrebsrisiko. Dabei wurden 14 prospektive Kohortstudien mit 12 642 Fällen analysiert. Das Resultat war, dass eine höher als lineare Beziehung besteht zwischen einem erhöhten Body-Mass-Index und dem Blasenkrebsrisiko. Bei jedem um 5 kg/m^2 höheren BMI war das Blasenkrebsrisiko um 3,1 % höher, ganz besonders aber bei Menschen die an Adipositas mit einem BMI über 30 kg/m^2 litten. Dies wurde durch viele andere wissenschaftliche Studien bestätigt[106].

Diabetes mellitus und Blasenkrebs

Diabetes vom Typ II und Adipositas erhöhen das Risiko an einem Blasenkrebsrisiko zu erkranken deutlich[107]. Dies wurde durch eine Metaanalyse bestätigt, welche 36 Studien zum Blasenkrebsrisiko bei Diabetes mellitus analysierte. Dabei zeigte sich, dass das Blasenkrebsrisiko für Männer und Frauen mit Diabetes ganz deutlich erhöht ist[108].

Die Ernährung und Blasenkrebs

Eine gegen Blasenkrebs schützende Wirkung ist nachgewiesen für alle Früchte, Karotten, Kohlarten, Brokkoli, Blumenkohl, Rosenkohl (Kreuzblütler) und einen hohen Gehalt der Nahrung an Folsäure, Selen und Vitamin A, C, und E. Selenhaltig sind alle Nüsse, ganz besonders Para- und Pekannüsse. Fleisch, besonders Schweinefleisch und ganz besonders gegrilltes Fleisch, tierisches Fett, Sojaprodukte und ein übermässiger Kaffeekonsum erhöhen das Blasenkrebsrisiko dagegen stark. Die Wissenschaftler empfehlen eine pflanzenbasierte Ernährung mit viel Gemüse und Obst, und eine starke Reduktion von Fleisch und tierischem Fett in der Nahrung[109,110,111,112]. Eine Metaanalyse von 26 Kohortstudien und fallkontrollierten Studien kam zum Ergebnis, dass auch ein hoher Verzehr von Milchprodukten das Krebsrisiko deutlich erhöht, nicht aber ein mässiger Konsum, und dass fermentierte Milchprodukte das Krebsrisiko dagegen eher senken[113]. Ein gesundes Mikrobiom in den Harnwegen setzt ein gesundes Milieu im Darm und eine gesunde Darmflora voraus. Darum sprechen die Wissenschaftler heute von einer „Darm-Blasenachse“. Eine gesunde

Darmflora zu haben ist aber nur durch eine pflanzenbasierte Ernährung mit viel vegetabiler Frischkost, mit viel rohen Früchten und Gemüsen und mehrfach ungesättigten Pflanzenölen möglich. Dass eine kranke Bakterienflora in den Harnwegen mit einem erhöhten Blasenrisiko einhergeht, wurde vielfach nachgewiesen[114,115,116,117].

Die Symptome bei Blasenkrebs

Typisch ist, dass der Urin Blut enthält, ohne dass man an Schmerzen leidet. Sieht man das mit blossem Auge, so nenn man das eine „Makrohämaturie". Sieht man das nur unter dem Mikroskop oder durch den Test mit einem Stäbchen, so nennt man das eine „Mikrohämaturie". Selten entstehen Schmerzen, weil die Harnröhre durch Blutgerinnsel verstopft wird. Ist der Tumor gross geworden, so kann manchmal der Urin in die Nieren hinauf gestaut werden. Man nennt dies eine „Hydronephrose". Dann entstehen Schmerzen in der Harnblase oder in den Flanken. Knochenmetastasen können sehr schmerzhaft sein und grosses Leid verursachen[118].

Die Diagnose

Erster Schritt in der Diagnostik ist ein Urinstatus. Hier kann auch eine mit dem blossen Auge nicht sichtbare Blutbeimengung im Urin nachgewiesen werden. Sieht man nach Anfärbung unter dem Mikroskop entartete Zellen, so ist dies ein weiterer Hinweis. Dies ist allerdings eher bei fortgeschrittenen und stark entarteten Tumoren der Fall. Ist der Tumor relativ gut differenziert, so ist oft eine Unterscheidung zu entzündlichen Veränderungen schwierig. Eine negative Zytologie schliesst einen Blasenkrebs nicht aus. Verschiedene Markersysteme sind in Entwicklung, welche über den Nachweis von tumorspezifischen Molekülen im Urin eine Diagnose ermöglichen sollen[119]. Aufgrund der Unsicherheit dieser Tests sollten diese weder zur Früherkennung, noch zur Erfolgskontrolle der Therapie eingesetzt werden. Im Ultraschall ist eine Raumforderung zu erkennen, die einen Hinweis auf Blasenkrebs geben kann und man kann mit Ultraschall durch einen Tumor entstandene Veränderungen der Nieren oder der ableitenden Harnwege erkennen. Eine sichere Diagnose ist aber allein mit dem Ultraschall nicht möglich.

Der Goldstandard zur Diagnostik des Blasenkarzinoms ist die Blasenspiegelung. Von auffälligen Bereichen entnimmt man Biopsien. Die histologische Untersuchung liefert die endgültige Diagnose. Ist der Tumor klein, so kann er während der diagnostischen Blasenspiegelung durch die Harnröhre entfernt werden. Bei der Blasenspiegelung verwendet man Weisslicht, damit sich auffällige Gewebsareale besser darstellen. Dazu wird Aminolävulinsäure oder Hypericin in die Blase instilliert und die Schleimhaut mit weissem Licht, mit hohem Anteil am blauen Spektrum, untersucht. Aminolävulinsäure und Hypericin färben die Schleimhaut an und machen auffällige Areale besser sichtbar. Aber auch entzündliche Veränderungen färben sich damit an. Diese sogenannte „photodynamische Diagnostik" wird, bei positiver Urinzytologie aber fehlendem Nachweis eines Tumors, in der konventionellen Untersuchung empfohlen[120]. Die Ausdehnung des Tumors untersucht man mit einer Magnetresonanztomografie. Eine Positronen-Emissions-Tomografie (PET) ermöglich es, die Stoffwechselaktiviät des Tumors zu erkennen.

Die Ausbreitungsstadien von Blasenkrebs

Die Klassifikation des Blasenkarzinoms

TNM	Klassifikation
Ta	Nicht invasives papilläres Urothelkarzinom in situ
Tcis	Nicht invasives Karzinom in situ
T1	Einwachsen unter die Schleimhaut in das submuköse Bindegewebe T1a oberhalb der Schleimhautmuskelschicht T1b unterhalb der Schleimhautmuskelschicht
T2	T2 in die Muskelschicht der Harnblase eingewachsen T2a bis in die innere Hälfte der Muskelschicht eingewachsen T2b bis in die äussere Hälfte der Muskelschicht eingewachsen
T3	Der Tumor hat sich über die Blasenwand hinaus ausgebreitet T3a nur mit dem Mikroskop erkennbar T3b von blossem Auge erkennbar
T4	Der Tumor ist in die umliegenden Organe eingewachsen T4a in die Prostata, die Gebärmutter oder die Vagina eingewachsen T4b ins Becken oder die Beckenwand eingewachsen
N0	Keine Lymphknoten sind befallen
N1	Ein einzelner befallener Lymphknoten ist befallen, kleiner als 2 cm
N2	Ein einzelner Lymphknoten von 2–5 cm oder mehrere Lymphknoten sind befallen
N3	Lymphknoten grösser als 5 cm sind befallen
M0	Keine Fernmetastasen sind nachweisbar
M1	Fernmetastasen M1a Fernmetastasen in nicht regionalen Lymphknoten M1b sonstige Fernmetastasen

Stadieneinteilung	nach UICC		
Stadium 0a	Ta	N0	M0
Stadium 0is	Tis	N0	M0
Stadium 1	T1	N0	M0
Stadium 2	Ta oder T2b	N0	M0
Stadium 3 A	T3a oder T3b oder T4b T1-T4a	N0 N1	M0 M0
Stadium 3 B	T1-T4a	N2 oder N3	M0
Stadium 4 A	T4 b Beliebiges T	Beliebiges N Beliebiges N	M0 M1a
Stadium 4 B	Beliebiges T	Beliebiges N	M1b

T bedeutet Tumor
is bedeutet, dass der Tumor die Basalmembran der Schleimhaut, des Urothels, noch nicht befallen hat
N bedeutet Lymphknoten
M bedeutet Metastase

Es gibt Blasenkarzinome, die mehr papillär, also mehr ins Innere der Blase hineinwachsen und andere, die sich flächenartig ausbreiten (solide Tumoren). Die Zellen papillärer Tumoren haben Veränderungen auf beiden Armen des Chromosoms 9. Die soliden Tumoren haben als genetische Hauptveränderung eine Mutation des Tumorsuppressorgens p53 des Chromosoms 17[121].
Neben der Klassifikation der Ausdehnung des Tumors wird aufgrund des histologischen Befunds eine Gradeinteilung in zwei Stufen gemacht: eine Einteilung in „hochgradig bösartig wachsend und weniger bösartig wachsend". Die Zellen weniger bösartiger Tumoren bestehen aus höher differenzierten Zellen, die dem Ursprungsgewebe noch ähnlich sind. Sie haben eine bessere Prognose als Tumoren deren Zellen stark entartet, also ganz undifferenziert sind. Für diese Unterscheidung ist der am wenigsten differenzierte Anteil des Tumors entscheidend, unabhängig davon, ob dieser Anteil gross oder klein ist[122]. Im deutschsprachigen Raum ist noch eine andere Einteilung von G1 bis G3 üblich, wobei Tumoren vom Entartungsgrad „G3" am wenigsten differenziert sind.

Die Einteilung nach dem Ursprungsort

Am häufigsten entsteht ein Blasenkrebs aus der Schleimhaut der Harnblase, dem Urothel. Aber es gibt auch Plattenepithelkarzinome. Diese entstehen aus dem Übergang des Plattenepithels der Harnröhre zum Urothel der Blase. Diese entstehen vor allem durch eine Entzündung bei „Schistosomiasis", die in Teilen Afrikas und der arabischen Welt häufig ist. Die Schistosomiasis, auch Bilharziose genannt, entsteht durch Larven von Saugwürmern der Gattung „Pärchenegel", die man „Schistosoma" nennt. Sie wird in warmen Binnengewässern durch Schnecken verbreitet, die als Zwischenwirte dienen. Sehr selten sind Adenokarzinome aus Drüsenzellen und neuroendokrine Karzinome, die aus hormonbildenden Zellen entstehen, und ebenfalls selten sind Sarkome aus entarteten Muskelzellen der Blasenwand. Wenn der Tumor in tiefere Schichten eindringt, so entsteht um ihn herum eine Entzündung, da das Immunsystem versucht, ihn zu vernichten. Es gibt auch eine sogenannte „Nested-Variante" des Blasenkarzinoms, die histologisch relativ harmlos aussieht, jedoch sehr bösartig wächst.

Die immunhistochemische Beurteilung

Die obersten Zellen der mehrschichtigen Schleimhaut, des Urothels, bilden auch beim Gesunden Zytokeratin. Durch einen Antikörper gegen das Protein „Uroplakin" kann der Charakter des Tumors abgeschätzt werden[123]. Durch eine Färbung mit dem Proliferationsmarker Ki-67, kann der Differenzierungsgrad und die Malignität noch besser abgeschätzt werden, da diese Färbung die Zellen markiert, welche sich in Teilung befinden. Je mehr Zellen sich in Teilung befinden, desto aggressiver ist der Tumor[124]. Auch kann man eine Anreicherung eines Proteins namens „p53" im Zellkern nachweisen, was auf eine ungünstige Prognose hinweist[125].

Die Therapie des Blasenkarzinoms

Sie richtet sich nach dem Ausbreitungsstadium, unter Berücksichtigung der Lebensumstände des Patienten, seinem Alter, vorbestehenden Krankheiten und seiner Lebenserwartung. Das Carcinoma in situ kann durch eine Instillation des Bakteriums „Bacillus Calmette-Guérin" (BCG) in die Blase behandelt werden. Dies ist ein Tuberkulosebakterium, das man für die Tuberkuloseimpfung abgeschwächt hat. Diese Bakterien lösen eine Entzündungsreaktion in der Harnblase aus, durch welche die Tumorzellen vernichtet werden. Die Behandlung erfolgt in ein bis zwei Zyklen. Bei rund zwei Drittel der Patienten ist diese Therapie langfristig erfolgreich. Nach drei und mehr Zyklen waren sogar 90,8 % der Patienten nach 3 Jahren tumorfrei, ohne Rückfall[126]. Ob diese Therapie erfolgreich war, kann man durch eine mikroskopische Untersuchung abgelöster Zellen der Blasenschleimhaut im Urin feststellen. Bei einem Rezidiv oder Misserfolg wird eine operative Entfernung der Blase empfohlen[127].

Oberflächliche Tumoren können durch eine *transurethrale Resektion* entfernt werden, wonach sofort ein Chemotherapeutikum, zum Beispiel *Mitomycin C,* in die Blase instilliert wird. Bei Patienten mit schlechter Histologie wird eine intensive Instillationstherapie vorgeschlagen, was, je nach dem Therapieschema, mehrere Monate dauert[128]. Danach ist eine lebenslange Nachsorge mit Blasenspiegelung und zytologischer Kontrolle notwendig.

Ein Sonderfall für die Therapie ist ein pT1G3-Tumor, der noch nicht in die Muskulatur eingewachsen ist, aber wegen seinem schlechten Differenzierungsgrad ein hohes Risiko für eine Metastasierung bedeutet. Bei diesem Tumor wird in der Regel von Anfang an eine radikale Blasenentfernung vorgeschlagen[129]. Auch wenn der Tumor in die Muskulatur eingewachsen ist, wird immer eine radikale Blasenentfernung empfohlen, auch bei einem Rezidiv nach Lokalbehandlung, das noch nicht in die Muskulatur eingewachsen ist, bei einem Karzinom mit hohem Entartungsgrad und bei endoskopisch nicht abtragbaren Karzinomen. Bei der radikalen Blasenentfernung müssen zahlreiche umliegende Organe oder Organteile mitentfernt werden: die Gebärmutter, die Eierstöcke mit den Eileitern, bzw. die Prostata und die Samenblasen. Auch die Lymphknoten des Beckens werden mitentfernt. Die Harnröhre entfernt man nur, falls sie befallen ist. Dieser Eingriff ist nicht harmlos: selbst bei optimaler Durchführung sterben 3 % der Patienten dabei und rund 60 % erleiden eine oder mehrere Komplikationen. Häufig entsteht nach der Operation ein Darmverschluss und kommt es zu Wund- und Harnwegsinfektionen bis hin zu Nierenbeckenentzündungen, Lungenentzündungen, tiefen Beinvenenthrombosen oder Komplikationen am Herzen[130].

Hat der Tumor die Blasenmuskulatur durchdrungen oder sind gesicherte Lymphknotenmetastasen vorhanden, so kann durch eine Chemotherapie vor der Operation die Überlebenschance verbessert werden. Diese nennt man „Neoadjuvante Chemotherapie". Manchmal wird auch eine Chemotherapie nach der Operation vorgeschlagen, wenn vorher keine durchgeführt werden kann. Eine Bestrahlung vor der Operation kann die Tumormasse reduzieren, doch verbessert sie nicht die Überlebenschance. Wenn der Tumor im Gesunden entfernt werden konnte, so wird keine Chemotherapie vorgeschlagen.

Als Alternative zur Radikaloperation wird eine Strahlentherapie oder Radiochemotherapie in Betracht gezogen. Urothelkarzinome sind relativ strahlenempfindlich, sodass sie durch eine Radiotherapie mit gutem Erfolg vernichtet werden können. Die Strahlentherapie, evtl. in Kombination mit einer Chemotherapie, erreicht gleiche Überlebenschancen, wie eine Radikaloperation. Bei etwa 70 % der Patienten bleibt die Blase dabei mit guter Blasenfunktion erhalten. Besonders älteren Patienten mit Vorerkrankungen schlägt man dies oft vor[131].

Bei einem metastasierten Harnblasenkarzinom wird immer eine Chemotherapie vorgeschlagen. Dabei gibt es unterschiedliche Therapieschemen und zwar immer mit mehreren Wirkstoffen. Diese verschiedenen Kombinationen unterscheiden sich in ihrer Wirksamkeit und ihren Nebenwirkungen. Man gibt Cisplatin-haltigen Therapieschemen den Vorzug, wenn keine Gegenanzeigen vorhanden sind wie ein schlechter Allgemeinzustand, eine eingeschränkte Nierenfunktion, eine periphere Neuropathie, Schwerhörigkeit oder eine schwergradige Herzschwäche. Für diese Patienten kommen Therapieschemen ohne Cisplatin in Frage oder eine Therapie mit sogenannten *„Immuncheckpoint-Inhibitoren"*, wie Atezolizumab oder Pembrolizumab, wenn der Tumor dafür sensibel ist. Dies kann man bestimmen, indem man ein Oberflächenmolekül namens „PD-L1" in den Tumorzellen nachweist. An zweiter Stelle kommt auch der Immuncheckpoint-Inhibitor Nivolumab in Frage[132]. Manchmal kann es auch sinnvoll sein, eine Metastase operativ zu entfernen. Für Patienten, für welche wegen ihres Alters und Gesundheitszustands eine radikale Blasenentfernung zu riskant ist, wird immer eine Chemotherapie vorgeschlagen. Doch ist ihre Überlebenschance und Überlebenszeit deutlich geringer als nach einer radikalen Blasenentfernung.

Die Ableitung des Harns nach der Entfernung der Blase

Nach der Zystektomie gibt es verschiedene Möglichkeiten, den Harn abzuleiten. Man unterscheidet „kontinente" und „nasse" Arten der Ableitung.

Die „Neoblase"
Bei dieser Methode wird eine sogenannte „Neoblase" aus einem ausgeschalteten Segment des Endes vom Dünndarm, dem Ileum, zu einer Kugel vernäht und an die Harnleiter und die Harnröhre angeschlossen. Der Schliessmuskel kann bei der Entfernung der Blase meistens erhalten bleiben. Nach dieser Operation sind die meisten Patienten kontinent[133].

Die Harnableitung „nach Coffey"
Bei dieser Methode pflanzt man die Harnleiter in den unteren Abschnitt des Dickdarms ein, in das Colon sigmoideum. Somit wird der Urin zusammen mit dem Stuhl ausgeschieden. Dies wird kaum mehr durchgeführt, da das Resultat nicht befriedigend ist. Man bevorzugt heute den sogenannten „Mainz-Pouch".

Der „Mainz-Pouch"
Der Begriff MAINZ bedeutet, dass eine Ersatzblase aus Ileum und Kolon gebildet wird („Mixed Augmentation Ileum and Zecum"). Dazu werden etwa 40 cm Kolon und 20 cm Ileum zu einem Re-

servoir geformt. In dieses Reservoir werden die beiden Harnleiter eingepflanzt. Damit das Stoma kontinent ist, wird aus dem Wurmfortsatz ein Ventil hergestellt, indem man es umstülpt. Sollte der Patient keinen Blinddarm mehr haben, so wird stattdessen ein weiteres 20 cm langes Stück Ileum dazu verwendet.

Beim *„MAINZ-Pouch I“* wird dieses Ventil oberhalb des Bauchnabels durch ein „Urostoma“ in die Bauchwand hinausgeleitet. Den inneren „Urinbeutel“ entleert man regelmässig mit einem Katheter, wozu man sorgsam angeleitet wird. Er kann 300 bis 600 ml Urin speichern, bis man ihn entleeren muss. In der Regel ist man mit diesem System kontinent.

Beim *„MAINZ-Pouch II“* leitet man das aus dem Blinddarm konstruierte Ventil in den Übergang zwischen dem Ileum und dem Rektum in den Darm hinein, sodass der Urin, wie bei der Methode nach Coffey, mit dem Stuhl ausgeschieden wird.

Lange Zeit galt der „MAINZ-Pouch“ als Methode der Wahl. Doch gibt es viele Komplikationen, sodass dies nur noch selten vorgeschlagen wird. Im Laufe des Lebens wird das aus dem Blinddarm hergestellte künstliche Ventil undicht, sodass bei der Methode I Urin aus dem Stoma träufelt und bei der Methode II können Darmbakterien in den Beutel eindringen und diesen infizieren. Auch hat es sich gezeigt, dass durch den Kontakt des Urins mit der Darmschleimhaut des Beutels Elektrolytstörungen entstehen und vor allem, dass recht häufig darin Krebs entsteht. Aus all diesen Gründen wird heute ein „MAINZ-pouch“ nur noch selten vorgeschlagen.

Die „Jenaer Harnblase“

Dieses Verfahren ist ähnlich wie ein „MAINZ-Pouch“, doch können beim Mann Teile der Prostata erhalten werden. Die aus einem Stück Dünndarm geformte Neoblase wird durch die Prostata ausgeleitet. Die Kontinenz ist besser und die Patienten behalten meistens ihre sexuelle Potenz. Die Operationszeit ist kürzer und der Blutverlust geringer.

Der Urin kann auch über einen künstlich geschaffenen Ausgang in der Bauchwand, ein „Urostoma“, abgeleitet werden. Dazu wird etwa ein sogenannter „Ileum-Conduit“ angelegt: aus dem Dünndarm (Ileum) wird ein Segment entnommen, an die Harnleiter angeschlossen und mit dem Stoma verbunden. Auch eine Ersatzblase aus Darmanteilen kann über ein Urostoma abgeleitet werden, sie wird dann als „Pouch“, als Beutel, bezeichnet. Diese Methoden sind eine Option für Patienten, wenn bei der Operation die Harnröhre mitentfernt werden musste.

Nach allen Ableitungen mit Darmsegmenten ist eine regelmässige Kontrolle des Säure-Basen-Haushalts notwendig, da durch die Rückresorption von Urin im Darmsegment eine Übersäuerung entstehen kann. Ist dies der Fall, so muss man die Azidose mit Natriumbikarbonat korrigieren.

Die einfachste Form der Harnableitung ist eine „Harnleiter-Hautfistel“. Bei dieser Methode werden die Harnleiter direkt in die Haut eingenäht. Der Vorteil besteht in einer geringeren Belastung der Patienten während der Blasenentfernung, da hierbei das Bauchfell nicht unbedingt eröffnet werden muss. Ein Nachteil ist, dass die Harnleiter geschient werden müssen, damit sie sich nicht verschliessen, mit regelmässigem Schienenwechsel.

Die Prognose des Blasenkarzinoms

Die Aussicht auf Heilung hängt sehr davon ab, wie weit sich der Tumor ausgedehnt hat. Mit der allgemein üblichen Therapie überleben Patienten im Stadium T1 zu 80 % 5 Jahre, im Stadium T2 zu 60 %, im Stadium T3 zu 30–50 % und im Stadium T4, trotz optimaler Therapie, nur noch zu 20 %[134]. Die Prognose wird aber auch durch Lymphknotenmetastasen, durch eine Infiltration der Harnröhre und durch eine Grösse des Tumors über 3 cm, bestimmt und ist schlechter, wenn der Tumor an mehreren Stellen der Harnblase gewachsen ist[135].

Blasenkrebs und die Naturheilkunde

Auch wenn dies leider bisher für den Blasenkrebs statistisch zu wenig untersucht wurde, da niemand solche Studien finanziert, so zeigt doch die Erfahrung, die wir über viele Jahrzehnte gemacht haben, dass auch beim Blasenkrebs die Prognose durch eine konsequente krebsbekämpfende Diät aus vegetabiler Frischkost sehr stark verbessert werden kann. Diese Diät basiert auf voller wissenschaftlicher Evidenz bezüglich vieler Tumorarten und ist in unserem Bircher-Benner Handbuch Nr. 17: „Für die Verhütung und begleitende Therapie der Krebskrankheit“ eingehend beschrieben, mit einer grossen Zahl wissenschaftlicher Belege, mit Diätplänen und Rezepten, bereit zur praktischen Anwendung. Wir haben eine dauerhafte Heilung mancher, als unheilbar geltender, Krebskrankheiten erlebt. Schwierig wird dies, wenn bereits Fernmetastasen entstanden sind. Aber auch dann lohnt sich diese Diät, da es den Patienten viel besser geht und sie die üblichen Therapien, auch die Chemo- und Radiotherapie, wesentlich besser vertragen. Diese beiden Therapien sind ein gewalttätiger Versuch, die Krebszellen zu vernichten, was verständlich ist. Doch besteht das Problem, dass diese Giftstoffe und die Röntgenstrahlen die gesunden Körperzellen genauso schädigen, wie die Krebszellen. Einzig der Unterschied, dass sich gesunde Zellen etwas besser davon erholen können als Krebszellen, kann für einen Therapieerfolg genutzt werden.

In allen Pflanzen entstehen ständig Genmutationen und entartete Zellen, da sich ihre Zellen ständig vermehren, damit sie wachsen können. Darum erzeugen alle Pflanzen biologisch aktive Inhaltsstoffe, sogenannte „sekundäre Pflanzenstoffe“, welche entartete Zellen zerstören, ohne die gesunden Zellen anzugreifen. Extrakte aus über hundert Heilpflanzen sind inzwischen wissenschaftlich untersucht worden, durch Laborversuche, bei denen die zytotoxische Wirkung dieser Extrakte gegen Zelllinien verschiedener Krebsarten untersucht wurde, und teils wurde deren Wirkung in Tierversuchen bestätigt. Zum grössten Teil sind es Heilpflanzen, welche Ärzte und Schamanen verschiedener Kulturen seit Jahrhunderten mit Erfolg gegen Krebs angewendet haben. In den Laborversuchen zeigte sich eine sehr starke zerstörende Wirkung menschlicher Krebszellen durch solche Pflanzenextrakte, ohne dass die gesunden Zellen angegriffen werden. Viele Wissenschaftler haben heute erkannt, dass die Zukunft der Krebstherapie Arzneien aus Pflanzen gehört, die gegen Krebs wirksam sind.
So wurde zum Beispiel die Wirkung eines Trockenextrakts aus der Heilpflanze „Sutherlandia fruteszens“ mit dem Zytostatikum Adriablastin verglichen und es hat sich gezeigt, dass Sutherlandia-extrakte stärker wirksam waren gegen die Krebszelllinien als Adriablastin. In unserem Handbuch Nr. 17 haben wir eine Auswahl solcher Heilpflanzen vorgestellt, die ohne Weiteres erhältlich sind und deren Dosierung und Nebenwirkungen bekannt sind, sodass wir sie jedem an Krebs erkrankten Menschen empfehlen können.

Auch die klassische Homöopathie hat in den über 200 Jahren ihrer systematischen Erforschung und Anwendung vielen

Menschen mit Krebs das Leben gerettet. Dabei hat es sich gezeigt, dass zwei Arzneien notwendig sind: eine, welche dem Ursprungsort der Krebsgeschwulst und der individuellen Symptomatik und Persönlichkeit des Kranken entspricht, und eine zweite, welche der Konsistenz der Tumorgeschwulst entspricht. Diese beiden Arzneien werden in wöchentlichem Wechsel und in ganz hoher Potenz stündlich eingenommen, wobei die Patienten die Potenz jede Woche selbst erhöhen. Auch diese Therapie ist in unserem Handbuch Nr. 17 beschrieben.

Auch die Lebensordnung, viel Vormitternachtsschlaf und viel Wandern, beeinflusst die Prognose stark. Wissenschaftlich wurde nachgewiesen, dass das Schlafhormon Melatonin, das in der Epiphyse gebildet wird, eine stark krebsbekämpfende Wirkung hat. Dass die gepulste Hochfrequenzstrahlung des Mobilfunks, von WLAN-Boxen und tragbaren DECT-Telefonen Krebs erzeugt, ist wissenschaftlich einwandfrei nachgewiesen, auch wenn die profitierenden Konzerne und von ihnen abhängige Politiker noch immer das Gegenteil behaupten. Diese Strahlung unterdrückt auch die Melatoninbildung. Um Krebs vorzubeugen und Krebs zu heilen ist es ganz wichtig, alles zu unternehmen, um diese Strahlungen auf das absolute Minimum zu reduzieren. Wohl sagen Prognose-Statistiken etwas aus über die Prognose des Blasenkrebses mit ausschliesslich der allgemein üblichen Therapie, nicht aber über die Prognose, die man erwarten kann, wenn man all diese Möglichkeiten nutzt, um die Krebszellen zu vernichten, und man dem gesunden Körper hilft, sein Immunsystem in höchstem Masse zu stärken, damit es sich mit voller Kraft gegen die Krebszellen wehren kann. Dies ist ein Weg, der sich lohnt.

Die Ordnungstherapie der Nieren- und Blasenkrankheiten

Die Naturheilkunde versteht unsere Biologie als ein immenses, offenes Regulationssystem, in welchem alle Vorgänge nicht linear, sondern kybernetisch ablaufen und ganz fein aufeinander abgestimmt sind. Unser Organismus ist ein geniales System komplexer dynamischer Ordnung. Krankheiten entstehen, wenn dieses System in Unordnung gerät, und die Symptome entstehen durch die Anstrengung des Organismus, der versucht, die ursprüngliche Ordnung wieder herzustellen. Findet er den Weg zur Ordnung nicht, so wird die Krankheit chronisch. Ordnungstherapie ist jede therapeutische Handlung, die dazu angetan ist, den Weg zur ursprünglichen Ordnung der Gesundheit zurückzufinden. Die meisten Krankheiten, auch diejenigen der Nieren und ableitenden Harnwege, entstehen durch eine Art zu leben und sich zu ernähren, welche den von der Natur vorgegebenen Bedingungen unserer Biologie entgegensteht. Wenn wir die Ursachen der Krankheit suchen und verstehen, sind wir bei fast allen Krankheiten in der Lage, diese zu heilen und dem Organismus zu helfen, den Weg zur Gesundheit zurückzufinden.

Auf diesem Weg zur Therapie der Ursachen ist der Patient der Hauptakteur und der Arzt sein Begleiter. Die Diät, welche an der Basis aller ordnungstherapeutischer Massnahmen steht, kann nur gelingen, wenn sie nicht nur die Diät des Arztes bleibt, sondern zur eigenen Diät wird, weil man verstanden hat, weshalb sie notwendig ist und was sie bewirkt. Dann hat die Krankheit ihren Sinn erfüllt und wird die Therapie zu einem ganz eigenen, faszinierenden Ereignis. Dann entsteht neue Zuversicht und bald erkennt man einen annehmbaren Weg für die Zukunft, einen Weg, der sich lohnt.

Die Ernährung und die Nieren- und Blasenkrankheiten

Die Adipositas gilt als Hauptrisikofaktor für chronische Nierenerkrankungen, unabhängig von einer Fettstoffwechselstörung, selbst wenn noch kein Bluthochdruck und kein Diabetes mellitus entstanden ist. Bei Übergewicht vergrössern sich die Nierenkörperchen (Hypertrophie), verdickt sich die Zwischenzellsubstanz der Kapillarschlingen und vernarben die Nierenkörperchen (Glomerulosklerose). Noch versteht man nicht genau, wie dies geschieht, es gibt nur Hypothesen. Immerhin wurde bei Mäusen, nach 4 Wochen fettreicher Diät, eine dramatische Veränderung der Struktur der Mitochondrien in den Zellen der Innenschicht der Gefässschlingen der Nierenkörperchen gefunden und eine Einlagerung von Fett[136].

Wenn man übergewichtig ist, verändert sich, als Antwort auf die Vermehrung der Fettzellen des Körpers, der Blutfluss in den Kapillarschlingen der Nierenkörperchen und die glomeruläre Filtrationsrate vermindert sich. Die Menge an Primärharn geht zurück und die Nierenkanälchen müssen viel mehr Natrium aus dem Harn ins Blut zurück transportieren als bei Normalgewicht. Die Zellen der Kapsel der Nierenkörperchen, die man „Podozyten" nennt, werden resistent gegen das Insulin, sodass die Glucose nicht mehr gut in sie eindringen kann. Dies trägt wesentlich zu ihrer Degeneration bei. Die meisten übergewichtigen Menschen verlieren Eiweiss im Urin. Bei jedem Dritten unter ihnen entsteht ein langsam fortschreitendes Nierenversagen, bis hin zum Endstadium einer dialysepflichtigen Niereninsuffizienz.

Als Ursache für die Fettakkumulation in den Nierenkörperchen betrachtet man den gestörten Triglycerid- und Cholesterinstoffwechsel. Die Lipoproteide, welche die Blutfette für den Transport im Blut wasserlöslich machen, indem sie diese umhüllen, sind pathologisch zusammengesetzt, der Gehalt an Triglyceriden in den LDL- und VLD-Lipoproteiden ist erhöht, während die High-Density Lipoproteide (HDL) weniger Cholesterin enthalten. Besonders bei Dialysepatienten mangelt es an Linolsäure, einer ganz wichtigen Omega-3-Fettsäure. Man erklärt diese Fettstoffwechselstörung damit, dass der Abbau der Lipoproteide bei Übergewicht durch eine Hemmung des Lipoproteinlipasensystems behindert wird. Dadurch reichern sich die Lipoproteide im Blut an und tragen zum frühen Entstehen von Arteriosklerose bei. Bei gewissen Arten des nephrotischen Syndroms ist zusätzlich die Lipidsynthese gesteigert, sodass viel Fett in die Nieren eingelagert wird[137].

Die Entzündung, Degeneration und die Vernarbungen entstehen durch oxidativen Stress. Statt diätetisch vorzugehen, um das Gewicht zu reduzieren, den Lipidstoffwechsel diätetisch zu korrigieren und den oxidativen Stress zu beheben, sucht man nach Medikamenten, die auf den kranken Lipidstoffwechsel wirken sollen[138].

An Mäusen, denen man künstlich die Autoimmunkrankheit „Lupus erythematodes" erzeugte und die eine Nahrung erhielten, welche einer durchschnittlichen US-amerikanischen Ernährung entsprach, wurde gezeigt, dass man allein durch eine

Ergänzung der Nahrung mit Omega-3-Fettsäuren weitgehend verhindern kann, dass eine Glomerulonephritis entsteht[139]. In mehreren Arbeiten wurde nachgewiesen, dass das lymphatische Gewebe des Darms einen grossen Einfluss auf das Entstehen einer Glomerulonephritis vom Typ der Immunglobulin A-Nephropathie hat. Die Darmflora ist bei Menschen mit Glomerulonephritis in typischer Weise geschädigt, die Darmbarriere ist undicht, im Sinne eines *„Leaky Gut Syndroms"*. Bei glutenreicher Diät erkrankten Mäuse an Glomerulonephritis, was sich bei glutenfreier Diät wieder besserte. Dies wurde auch bei glutensensiblen Menschen nachgewiesen.

Heute sprechen die Wissenschaftler von einer *„Darm-Nierenachse"* und sie kommen zum Schluss, dass eine diätetische Therapie zur Verbesserung der Darmflora gegen das Fortschreiten der Glomerulonephritis und das Nierenversagen hoch wirksam sei[140]. Auch wurde mehrfach nachgewiesen, dass eine *vegetarische, eiweissarme Diät* das Fortschreiten einer chronischen Niereninsuffizienz verlangsamt[141]. Hinzu kommt, dass die allgemein übliche Fehlernährung *oxidativen Stress* erzeugt, mit Bildung freier Radikale. Es wurde gezeigt, dass das Radikal Stickoxid (NO*) Glomerulonephritis erzeugt[142]. Besteht oxidativer Stress mit Stickoxid (NO*), so schädigen hohe *Kochsalzspiegel nach den Mahlzeiten* die Basalmembran der Kapillarschlingen der Nierenkörperchen, sodass sich die Filtrationsrate erst recht verschlechtert[143].

Bei schwangeren Frauen, die an Präeklampsie leiden, sind heute chronische Nierenerkrankungen häufiger geworden. Bei Präeklampsie leidet man an Bluthochdruck, Ödemen, Eiweissverlust über die Nieren und eingeschränkter Nierenfunktion. Eine Fallstudie mit drei Patientinnen mit vernarbender Glomerulonephritis (segmentaler Glomerulosklerose) zeigte, dass eine annähernd vegane Diät mit leichter Reduktion des Eiweisses und bei Bedarf, einer Zugabe von Ketonsäuren und Aminosäuren bewirken kann, dass sich die Nierenfunktion und der Eiweissverlust im Verlauf der Schwangerschaft nicht mehr verschlechtern[144]. Danach wurde dies durch eine randomisierte, kontrollierte Studie mit 36 schwangeren Frauen bestätigt[145]. Beim nephrotischen Syndrom verbesserte eine vegetarische Diät, mit Zusatz von frischem Soja und Omega-3-Öl, die Fettstoffwechselstörung und den Eiweissverlust über die Nieren deutlich[146,147]. Epidemiologische Studien haben ergeben, dass viel Obst und Gemüse in der Nahrung nicht nur vor Herz-Kreislaufkrankheiten, Übergewicht, Diabetes mellitus und Krebs schützt, sondern auch vor Nierenentzündungen und vor einem Nierenversagen[148].

Bei all diesen Nierenerkrankungen muss man das Eiweiss in der Nahrung reduzieren, damit dessen Abbauprodukte die Nieren nicht überbelasten. Die Diät muss kochsalzarm sein, besonders wenn der Blutdruck erhöht ist. Ist die Krankheit fortgeschritten, so besteht die Gefahr, dass der Kalium- und Phosphathaushalt entgleist. Man muss dies laufend kontrollieren und korrigieren. Beim Backen, Braten oder Grillieren entstehen sogenannte „Advanced Glycation Endproducts (AGEs)". Man findet sie auch in der Brotrinde und in allen Backwaren, in gebratenem Fleisch, Pommes Frites, im Kaffee und in erhitzter Milch. Die kranken Nieren können diese Substanzen nur ungenügend ausscheiden, sodass sie sich im Körper anreichern und zur Arteriosklerose und zur Versteifung der Gelenke beitragen. Diese „AGE" erzeugen im Körper eine Entzündungsreaktion. Sie schädigen die Innenschicht der Gefässe (das Endothel) und dies auch in den Kapillarschlingen der Nierenkörperchen. Durch die Beschädigung des Endothels werden die Blutgefässe steif, sodass der

Bluthochdruck ansteigt. Auch schwächen diese Substanzen die Insulinausschüttung der Bauchspeicheldrüse[149].

Nach unserer jahrzehntelangen Erfahrung können die Glomerulonephritis, das nephrotische Syndrom, die interstitielle Nephritis und die Purpura Schönlein-Henoch, durch eine vegane, dem Eiweissbedarf und dem Elektrolythaushalt individuell angepasste Diät aus lebendiger vegetabiler Rohkost stark gebessert und wenn man frühzeitig damit beginnt, in aller Regel ausgeheilt werden.

Die Diät

Die vegetabile Frischkostdiät dieses Buches ist für die Heilung der Glomerulonephritis, der Purpura Schönlein-Henoch, von Nierensteinleiden und chronisch rezidivierenden Harnwegsinfekten sowie Nieren- und Blasenkrebs entscheidend. Sie erhöht die glomeruläre Filtrationsleistung, entlastet die Nieren massiv von Metaboliten, sodass der Kreatininspiegel sinkt. Sie entlastet die Niere in ihrer Aufgabe, Renin zu bilden und die Nierenkanälchen in ihrer Aufgabe, Zucker und Mineralstoffe ins Blut zurückzuresorbieren. Die lebendigen Pflanzen vermitteln das höchste Potenzial an biologisch verfügbarer Energie, an Vitalstoffen und biologisch aktiven, sogenannten sekundären Pflanzenstoffen, welche das Immunsystem kräftig stärken und regulieren und sie saniert das Mikrobiom im Darm und in den Harnwegen und den Stoffwechsel von Grund auf. Damit die Bedeutung all dessen verstanden werden kann, folgen hier einige wissenschaftliche Grundlagen:

Bei Mäusen bewirkt eine *fettreiche Ernährung* die Bildung von Taurocholinsäure, eine pathologische Darmflora und eine chronische Darmentzündung[150]. Auch wurde wissenschaftlich nachgewiesen, dass die *vegane Frischkostdiät* sehr rasche Veränderungen der Darmflora bewirkt, und zwar schon nach 3 Tagen der diätetischen Umstellung[151]. Diese Veränderung bleibt nur erhalten, wenn die Diät beibehalten wird (reversible Veränderung des Mikrobioms). Die beflissene Nahrungsindustrie fügt den meisten, auch den salzigen Fertigprodukten, als *Geschmacksverstärker* Fruktose bei. Diese Zugabe trägt zum Risiko für kardiovaskuläre Krankheiten und Adipositas wesentlich bei[152]. Wird über längere Zeit auf die Zufuhr gewisser Nährstoffe und auf sogenannte Ballaststoffe (unverdauliche Kohlenhydrate aus pflanzlicher Nahrung) verzichtet, oder werden gewisse Nahrungsmittel wie Fleisch, Zucker, Fette übermässig gegessen, so entstehen *pathologische Veränderungen der Darmflora*, die erst nach sehr langer diätetischer Einwirkung rückgängig gemacht werden können (irreversible Veränderungen der Darmflora)[153].

Die Darm-Harnwegsachse, Darm-Hautachse und die Darm-Hirnachse

Viele Menschen mit Nierenkrankheiten leiden an einer Depression. Die Symbionten unserer Darmflora wirken auf unsere Harnwege, die Haut und das Gehirn ein. Dieser Einfluss ist so stark, dass die Wissenschaftler heute von einer Darm-Hirnachse, einer Darm-Haut Achse und einer Darm-Nierenachse sprechen. Noch sind viele Mechanismen der Darm-Hirnachse, welche unser Verhalten direkt beeinflussen, nicht geklärt, aber man weiss, dass die Darmflora das vegetative Nervensystem über den Nervus vagus direkt beeinflusst, Immunzellen aktiviert, welche zum Gehirn, in die Nieren und in die Harnwege auswandern, und die Produktion von *Cytokinen* (Botenstoffe zwischen Immunzellen) und von Antikörpern stimuliert[154,155]. Bei Menschen mit einer Depression, wie sie bei Nierenleiden häufig entsteht, wurde nachgewiesen, dass die Darmflora an deren Ursache stark beteiligt ist, sodass der Zustand des Milieus im Darm die Heilung sowohl der Depression, als auch des Leidens in den Nieren und den Harnwegen verhindert.

Die Genaktivität der Bakterien der Darmflora beeinflusst die Produktion von Botenstoffen des zentralen und peripheren Nervensystems, und umgekehrt wird sie durch die Hormone und Botenstoffe des Nervensystems, durch die sogenannten „Neurotransmitter", beeinflusst. Gewisse Mikroben des Darms produzieren solche Botenstoffe des Nervensystems, wie Dopamin, Serotonin, Norepinephrin und Gammaaminobezoesäure (GABA) und sie beeinflussen die Insulinresistenz und dadurch die Blutzuckerregulation[156,157,158]. Bei keimfrei gezüchteten Mäusen ist der Spiegel des Schilddrüsenstimulierenden Hormons (TSH) um 25 % erhöht und die Botenstoffe Serotonin und Katecholamin sind erniedrigt[159,160]. In Tierversuchen fand man bei einer Vermehrung der Bifidobakterien und Laktobazillen und gleichzeitiger Verminderung der Bakteroides- und Prevotellabakterien in der Darmflora, erhöhte Blutspiegel des Sättigungshormons Leptin, sodass die Tiere schneller satt waren.

Man nimmt an, dass das Nebennierenrindenhormon Cortisol, das Stressreaktionen und Entzündungsreaktionen hemmt, als Antwort auf Entzündungserscheinungen im Darm durch eine gesteigerte Aggressivität der Darmflora wegen pathologischen Darmbakterien, vermehrt gebildet wird[161,162]. Eine mikrobielle Therapie mit Laktobazillen und Bifidusbakterien vermindert die Cortisolwerte im Blut[163]. Dies zeigt, dass der Darmflora eine ganz wichtige Rolle bei der Kontrolle von Stress und Entzündungen zukommt. Stress und der dadurch erhöhte Cortisolspiegel erhöhen die Durchlässigkeit der Darmschleimhaut, sodass Nahrungssubstanzen und Toxine durch die Darmwand in den Körper gelangen können, die davon abgehalten werden sollten[164]. Die Darmflora wirkt also auf die Darmwand ein und beeinflusst deren Durchlässigkeit, ihre Funktion als Barriere[165,166,167].

Der Bedarf an einzelnen Nahrungsstoffen, deren das biologische System des Menschen bedarf, ist exakt geregelt. Durch körperliche Arbeit verändert er sich nur leicht. Nahrungsstoffe, die in unnötigem Übermass zugeführt werden, belasten den Stoffwechsel enorm. Sie müssen abgebaut und in nutzbare Stoffe umgewandelt werden. Dies bedeutet einen enormen Verschleiss an Energie. Überschüssige Eiweisse müssen in Aminosäuren aufgespalten und die Amingruppen entfernt werden und sie müssen zu Glukosemolekülen aufgebaut werden, damit die Mitochondrien, die Kraftwerken der Zellen, sie verwerten können.

Entsteht zu viel Glucose im Stoffwechsel, so kann sie nur zu geringem Teil, in Form von Glykogen, in der Leber gespeichert werden. Hohe Blutzuckerspiegel schädigen die Blutgefässe durch direkte Verzuckerung deren Innenschicht (endotheliale Glykation). Dies bewirkt, wie schon berichtet, eine zunehmende Verhärtung der Gefässwände mit Bluthochdruck als Folge. Darum sind häufige hohe Blutzuckerspiegel eine der wichtigsten Ursachen für Bluthochdruck und Arteriosklerose mit all ihren Folgen. Eine Überernährung mit Eiweissen, tierischen Fetten und Mehlspeisen bewirkt eine massive Übersäuerung des Stoffwechsels nach jeder Mahlzeit. Dadurch entstehen stark oxidierende Substanzen (R.O.S.) und freie Radikale, welche die Erbsubstanz angreifen, sodass Genmutationen und Krebszellen entstehen (oxidativer Stress). Wie bereits berichtet, ist oxidativer Stress eine der wichtigsten Ursachen der Glomerulonephritis, von Autoimmunphänomenen und Krebs.

Das Problem der Nahrungsenergie

Die offiziell anerkannten Diätempfehlungen basieren auf einem Verständnis der Nahrungsenergie in Form reiner Wärmeenergie (Kalorien) und damit auf dem *1. Hauptsatz der Thermodynamik*, der 1842 vom deutschen Arzt Julius Robert Mayer formuliert wurde. Er bildete 1847 die Grundlage für die Formulierung des Energierhaltungsgesetzes von Hermann von Helmholz. Dieses besagt, dass in einem geschlossenen System, bei mechanischen oder chemischen Prozessen, keine kalorische Energie verloren geht, sie bleibt erhalten.

1865 erkannte aber der deutsche Physiker Rudolf Clausius den Widerspruch des ersten Hauptsatzes zur Realität und formulierte den *zweiten Hauptsatz der Thermodynamik*, der besagt, dass wohl die thermische Energie in einem geschlossenen System nicht verloren geht, aber bei allen spontan ablaufenden, chemischen oder mechanischen Prozessen entsteht physikalisch gesehen Unordnung. Er nannte diese Unordnung Entropie und bewies damit, dass spontan ablaufende Prozesse nicht umkehrbar sind, sodass das Perpetuum mobile (ein Motor, der ohne Energiezufuhr läuft) nicht möglich ist.

Mit Clausius kam ein neues Verständnis der Qualität von Energien auf. Diese Erkenntnisse sind in die Wissenschaften der Chemie und Physik sofort aufgenommen worden, erstaunlicherweise aber bis heute nicht in die Medizin und die Ernährungswissenschaft. Maximilian Bircher-Benner hat dies in seiner 1905 in Berlin publizierten Ernährungslehre korrigiert und den zweiten Hauptsatz der Thermodynamik auf die Nahrungsenergie angewandt[168,169]. Damit bekamen die lebendigen Nahrungsmittel aus Pflanzen, welche über die Fotosynthese verfügen, die höchste verfügbare Nahrungsenergie. Bircher-Benners Verständnis der Nahrungsenergie, nach ihrem qualitativen Wert, ist durch die neuen Forschungen der Biophysik, der Biophotonenforschung und der Molekularbiologie, in jeder Hinsicht bestätigt worden[170,171,172,173,174,175,176].

Die biophysikalische Qualität und Ordnung der Nahrungsmittel bildet die Basis der Diätetik, die diesem Buch zugrunde liegt. Der erstaunliche Mangel des heutigen medizinischen Paradigmas an diesen Kenntnissen ist der Grund, dass eine dauerhafte Heilung der Adipositas und des Diabetes des Typs 2, mit den allgemein üblichen Methoden reiner Kalorienreduktion, in der Regel nicht gelingt. Ganz anders sieht dies aus, wenn die in diesem Buch beschriebene Diät befolgt wird. Auch für die Heilung der Nierenkrankheiten sind diese Erkenntnisse von grosser Bedeutung.

Zweierlei Nahrungsenergien

Die Physiker unterscheiden zweierlei Energien, geordnete und chaotische Energie. Geordnete Energie speichert Information. Chaotische Energie kann nichts speichern. Wärmeenergie (Kalorien) ist chaotische Energie. Höchstgeordnete Energie ist das Sonnenlicht. Dessen komplexer Informationsgehalt gleicht einer grossen Symphonie. Hören wir eine Symphonie, so entsteht keine Wärme, aber sie vermittelt Informationen: ein hochgeordnetes Klanggebilde, das präzise Empfindungen und Gefühle auslöst. Über seine komplexen Schwingungen vermittelt und ordnet das Sonnenlicht die genetisch vorgegebene Information, die für das Wachstum, die Differenzierung und Regeneration alles Lebendigen auf der Erde notwendig ist.

Ein grünes Blatt enthält rund hunderttausend Chlorophylltrichter. Der Trichter reflektiert das einfallende Licht hin zur Basis, wo zwei Chlorophyll A-Moleküle, mit den Schwingungen der Sonnenlichtstrahlung synchron, in maximale Resonanz treten. Die Physiker nennen dies Kohärenz. Dabei werden die Wellen des Sonnenlichts zu stehenden Wellen. Stehende Lichtwellen nennt man Photonen. Ihre Energie und damit die Information und Resonanz aus dem Sonnenlicht, durchströmt den ganzen Pflanzenkörper bis in die Wurzeln. Nur wenig davon wird als UV-Licht abgestrahlt, unsichtbar für unser Auge.

Alle lebendigen Zellen speichern in ihren Molekülen UV-Licht, ganz besonders in ringförmigen (aromatischen) Molekülen. Die weitaus stärkste Lichtspeicherung erfolgt aber in den Zellkernen, in der Doppelspirale der Erbsubstanz aus Desoxyribonucleinsäure (DNA). Diese Doppelspirale kann sich nach rechts oder nach links aufwinden oder sie kann kleeblattartige Ausstülpungen bilden, wobei sie ganz spezifische UV-Lichtspektren abstrahlt. Diese aufgewundene Doppelspirale der DNA dient als Hohlraumresonator für eine rhythmische Verstärkung des UV-Lichts in den lebendigen Zellen. Die Verstärkung erfolgt nach dem LASER-Prinzip. Damit ein LASER zu arbeiten beginnt, muss er eine gewisse Basisenergie erhalten. Die Physiker nennen diese minimal notwendige Energie „LASER-Schwelle". Forscher der internationalen Akademie für Biophotonenforschung haben in ihren Experimenten die LASER-Schwelle an pflanzlichen Zellgeweben gemessen[43].

Menschliche und Tierische Zellen sind, genau wie die Pflanzen, Lichtgebilde, solange sie lebendig sind. Dies ist der Unterschied zwischen Leben und Tod. Auch sie speichern das Licht in ihrer Erbsubstanz, der Desoxyribonukleinsäure (DNA), als UV-Licht [40]. Aber uns fehlt die Fähigkeit zur Fotosynthese und die direkte Sonnenbestrahlung der Haut genügt bei weitem nicht, um unsere Lichtspeicherung über der LASER-Schwelle zu halten.

Die Pflanzenzelle speichert die Photonen des Sonnenlichts in ungeheurer Menge. Man konnte zeigen, dass die sogenannte ultraschwache Zellstrahlung[41] eigentlich bloss eine Leckstrahlung ist, ein minimes Durchsickern des UV-Lichts durch die Zellmembran. Messungen haben ergeben, dass die LASER-Amplifikation des Lichts in der DNA 10^4-mal stärker ist als diejenige der besten technischen LASER-Geräte. So gleicht das Innere der Zellen einem gewaltigen Lichtraum. Man hat auch nachgewiesen, dass Enzymsystem durch Licht 10^9-mal stärker aktiviert werden, als durch Wärme.

Unsere Photonenspeicherung muss täglich genährt werden, durch eine ausreichend grosse Menge an lebendigen, photonenhaltigen Nahrungsmitteln, an vegetabiler Frischkost.
Die Übertragung der Information der lebendigen Nahrungsmittel aus der Fotosynthese auf unseren Organismus erfolgt, genau wie bei der Fotosynthese, durch Informationsübertragung, durch Kohärenz. Dies bedeutet, dass unsere eigene Lebensempfindung, Lebensenergie und Lebensinformation in den etwa 50 Billionen Zellen unseres Körpers, dadurch immer wieder erneuert und geordnet werden, dass sie bei der Übertragung der Photonen mit den Schwingungsmustern

und der komplexen Information des Sonnenlichts, in gemeinsame Resonanz treten.

Im Zellinnern bestehen ganz andere energetische Verhältnisse als in der unbelebten Natur. Die Biophysiker bezeichnen das Zellinnere als dissipatives System. Dissipative Systeme sind sich selbst ordnende Strukturen in Systemen, die fern vom thermodynamischen Gleichgewicht entstehen. Der Russisch-Belgische Forscher Ilya Prigogine hat für seine Arbeiten hierüber im Jahr 1977 den Nobelpreis erhalten.

Durch die intensive Photonenspeicherung ist die Energie im Zellinnern so weit vom thermodynamischen Gleichgewicht entfernt, dass der zweite Hauptsatz der Thermodynamik ungültig wird. Dadurch schlägt das Chaosprinzip, das ausserhalb alles Lebendigen gilt, um in ein ordnendes Prinzip. Prigogine nannte dieses Kohärenzprinzip[49].

Fehlen die lebendigen Nahrungsmittel in unserer Nahrung, so vermindert sich der Photonengehalt in unseren Zellen. Der Lichtgehalt nimmt ab, bis die LASER-Schwelle unterschritten wird. Aus dem Ordnungsprinzip (Kohärenzprinzip nach Prigogine) verfallen die Zellen teilweise ins Chaosprinzip der Thermodynamik zurück und degenerieren.

Wir verstehen Krankheit als Verlust an Ordnung, Verlust an geordneter Information. Das Lebensprogramm gerät in Unordnung und durch den Mangel an lebendiger Nahrung kann es nicht mehr geordnet werden. Eine Vielzahl von Experimenten, die u.a. an der Universität Novosibirsk durchgeführt worden sind[177,178,179], geht hervor, dass die komplexen Vorgänge der Biochemie in unseren Zellen durch Information gesteuert sind. Bei Mangel an lebendiger Nahrung wird diese, durch die Gene der DNA vorgegebene Information, nicht mehr laufend erneuert und geordnet. Dadurch geraten die komplexen biochemischen Vorgänge unserer Zellen in Unordnung. Hier liegt die energetische Bedeutung der lebendigen pflanzlichen Rohnahrung: sie erneuert und kräftigt die ordnende Resonanz im biologischen System und verhindert dadurch dessen Degeneration.

Das Grundregulationssystem des zarten Bindegewebes (Matrix)

Im Körper sind alle Zellen der Organe in die Zwischenzellsubstanz des zarten Bindegewebes eingebettet. Dieses durchdringt alle Organe und Strukturen. Sie besteht aus einem dichten, molekularen Netzwerk (Matrix) aus Zucker-Eiweissmolekülen, die man *Proteoglykane* nennt und ist von einer reichhaltigen Flüssigkeit durchtränkt (Zwischenzellflüssigkeit). Das zarte Bindegewebe enthält spindelförmige Zellen, welche das Netzwerk der *Zwischenzellsubstanz* aufbauen und nach ihrer Notwendigkeit laufend anpassen. Die Blutkapillaren durchziehen diese Zwischenzellsubstanz mit ihrem Netzwerk, so auch die Nervenendigungen des vegetativen Nervensystems.

Ausserhalb des Gehirns und Rückenmarks sind die Kapillaren mit Absicht undicht. So können die Nährstoffe und Hormone des Blutes aus den Kapillaren in die Zwischenzellsubstanz hinaus austreten und durch das molekulare Netzwerk hindurch zu den Zellen gelangen. Dieses dient als Molekularsieb. Gleichzeitig ist es unser *Leitungs- und Speichersystem für biologische Information*, die Information in unserem lebendigen Organismus. Es gibt keinen direkten Kontakt der Blutkapillaren mit den Zellen unseres Körpers. Sie durchdringen die Zwischenzellsubstanz und machen dort ihre Schlaufe zu den abführenden Venen. Die Zwischenzellsubstanz wird durch das komplexe *System der Lymphgefässe* drainiert und in den Lymphknoten gereinigt. Dann wird sie als gereinigte Lymphe durch die grossen Lymphgefässe in das Venenblut zurückgeführt.

Die Nerven enden blind in der Zwischenzellsubstanz. Jede Information des Nervensystems zu den Zellen und von den Zellen zum Nervensystem, wird durch das molekulare Netzwerk der Proteoglykane hindurchgeleitet. Darum breitet sich jede Information immer im ganzen Körper aus: *Das System reagiert immer als Ganzes*, wessen die Akupunktur zum Beispiel sich zu Nutze macht. Dieses komplexe System ist unser *„Grundregulationssystem“*[180]. Alle Zellen unseres Körpers werden durch die Zwischenzellsubstanz und das Netzwerk aus Proteoglykanmolekülen hindurch mit biologischer Information, mit Hormonen, Nährstoffen und Sauerstoff versorgt.

Bei der allgemein verbreiteten Fehlernährung mit viel tierischem Eiweiss, Fett, mit industriell verkünstelter Nahrung, viel Zucker, Weissmehl, Kaffee und Alkohol, bilden sich durch anaerobe Fäulnisbakterien Toxine, die zusammen mit den sinnlos zugeführten Nährstoffen über das Pfortadersystem in die Leber gelangen und diese massiv überfordern. Sie verschlacken auch deren Zwischenzellsubstanz, solange, bis die innersten Leberzellen der Leberläppchen zugrunde gehen und durch Fettzellen ersetzt werden. So entsteht die *Fettleber*. Alles, was die Leber nicht entgiften und wasserlöslich machen kann, geht über die Gallengänge zurück in den Darm. Von dort bekommt sie es immer wieder zugewiesen, um wiederum zu versuchen, es zu entgiften. *So zirkulieren die Fäulnistoxine, die überschüssigen Nahrungsstoffe und Stoffwechselschlacken zwischen dem Darm und der Leber hin und her* (Enterohepatischer Kreislauf). Dabei entstehen Hämorrhoiden durch Überlastung der Venen des Enddarms, da diese mit dem Pfortadersystem verbunden sind.

Zudem fallen bei der allgemein verbreiteten Fehlernährung im Stoffwechsel Riesenmengen an organischen Säuren an, stark oxidierende Ketonsäuren und andere sogenannte R.O.S. (reactive oxydative species). Diese überfordern unsere antioxydativen Systeme massiv. *Oxidation bedeutet Degeneration*. Durch Oxidation veränderte Eiweisse werden unlöslich und lagern sich als *Amyloide* überall im ganzen Körper in die Zwischenzellsubstanz ein. Die R.O.S. oxidieren das Cholesterin, das auf seinem Transport zu den Zellmembranen im Blut innerhalb des LDL-Moleküls durch ungesättigte Fettsäuren geschützt ist. Durch Oxidation wird es unlöslich und lagert sich in den Arterienwänden und im Herzen ein, an Stellen rascher Blutströmung (Fatty streaks). Dies geschieht als *Beginn der Arteriosklerose* heute schon in jungen Jahren.

Die durch die R.O.S. oxidierten Eiweisse werden unlöslich und lagern sich als Amyloide in die Netzstruktur der Zwischenzellsubstanz ein. Durch Einlagerung solcher β-Amyloide und TAU-Proteine in die Zwischenzellsubstanz des Gehirns entsteht die *Alzheimerkrankheit*, in den Arterienwänden die *Arteriosklerose, der Herzinfarkt, der Hirnschlag*, in den Venen die *Krampfadern*, in der Synoviaschicht der Gelenke die *Arthritis*, in den Knäuelchen der Nierenkapillaren (Glomerula) die *Nephrose*, bis hin zum *diabetischen Nierenversagen*, in der feinen, bindegewebigen Struktur der Knochen und Knorpel die *Osteoporose* und die *Arthrose*, in *der Schilddrüse die Hashimoto oder die Basedowsche Entzündung*, in den Augen das *Glaukom, der graue und grüne Star, bis hin zur Erblindung durch die Degeneration der Netzhaut (Makuladegeneration)*. Bricht die Regulationsfähigkeit des biologischen Systems zusammen, so entsteht *Krebs*, da das Immunsystem die täglich entstehenden Krebszellen nicht mehr erkennen und eliminieren kann.

Jede degenerative Entartung von Molekülen erkennt das Immunsystem als fremd, sodass *Autoimmunreaktionen* hinzukommen, als missglückter Versuch des Immunsystems, die fremdartig erscheinenden Substanzen zu zerstören, sodass die degenerativen Phänomene, zusätzlich durch Autoimmunentzündungen beschleunigt werden, wie zum Beispiel bei der Glomerulonephritis, der Psoriasis, der Vitiligo, der Sklerodermie, dem Diabetes mellitus des Typs I, der Hashimoto Thyreoiditis, dem Morbus Basedow und der rheumatoiden Arthritis.

Zum System der Grundregulation gehört auch das Milieu im Innern des Darms mit dem immensen Ökosystem der Darmflora. Wir haben gesehen, dass Autoimmunprozesse durch ein krankes Milieu im Darm und eine entartete Darmflora begünstigt werden, weil die Immunzellen unter solchen Bedingungen die notwendige Immunkompetenz nur mangelhaft erwerben können, um Fremd und Eigen, Nützliches von Schädlichem zu unterscheiden. *Ein krankes Milieu im Darm ist ein riesiges Störfeld, das im ganzen Organismus die Grundregulation stark beeinträchtigt.*

Das Integralgesetz der Nahrung

Die von der Natur vorgegebenen pflanzlichen Nahrungsmittel entsprechen in der Zusammensetzung ihrer Inhaltsstoffe am genauesten dem biologisch vorgegebenen Bedarf. Dabei muss beachtet werden, dass die verschiedenen Teile der Pflanzen, die Blüten, Früchte, Kerne, Nüsse, Blätter, Stiele und Wurzeln, unterschiedliche Inhaltsstoffe haben. Manche Pflanzen schützen sich durch Toxine vor Tierfrass. Toxische Anteile müssen gemieden werden. Berücksichtigt man dies, so wird man der Forderung nach einer *Nahrungsökonomie* am ehesten gerecht, wenn man die Pflanze als Integral betrachtet und in seiner Ernährung alle Anteile berücksichtigt.

Die Lebendigkeit der Nahrung

Wie wir gesehen haben, ist ein hohes Energiepotenzial, ein hoher Anteil an lebendiger Nahrung aus Pflanzen welche zur Fotosynthese fähig sind, von grösster Bedeutung zur Bekämpfung aller degenerativen Krankheiten, wegen ihrer regenerativen Wirkung durch den hohen Gehalt an gespeicherten Photonen, der komplexen, das biologische System ordnenden Information aus dem Sonnenlicht. Zur Heilung der Nierenkrankheiten, Hautkrankheiten, der Adipositas und ihrer Folgekrankheiten, ist ein hoher Anteil an lebendiger, vegetabiler Frischkost (Rohkost) von mindestens 70 %, am Anfang jeder Mahlzeit genossen, entscheidend. Dabei muss das Vitamin B12 ergänzt werden, das in Pflanzen nicht vorkommt. Ist die Krankheit tief eingedrungen und sind Autoimmunphänomene beteiligt, so ist eine reine Rohkostdiät aus lebendigen Vegetabilien, mehrfach ungesättigten Pflanzenölen, Pflanzenmilch und Nüssen, über mehrere Monate, am wirksamsten. Sie enthält auch die Pflanzenstoffe mit pharmakologischer Wirkung, die sogenannten sekundären Pflanzenstoffe (Phytochemicals) in reinster Form.

Die Bedeutung der Nahrungsökonomie

Maximilian Bircher-Benner führte diesen Begriff in die Ernährungswissenschaft ein. Er bedeutet, dass die Nahrung in ihrer molekularen Zusammensetzung dem Bedarf des Organismus möglichst genau entsprechen muss. Ist dies nicht der Fall, steigert sich der Appetit und entsteht, trotz grosser Nahrungsmenge, ein Mangel an gewissen Nährstoffen.

Der Stoffwechsel ist erstaunlich leistungsfähig. In den Leberzellen ist er zudem um ein Vielfaches gesteigert. Dennoch hat seine Leistungsfähigkeit ihre Grenzen. Sind diese erreicht, so können die sinnlos zugeführten Nährstoffe nicht mehr ausgeschieden werden und bleiben im zarten Bindegewebe liegen, das wie ein Nährboden den ganzen Körper durchdringt. Durch die allgemeine Übersäuerung und den oxidativen Stress, werden sie in unlösliche Formen verwandelt und lagern sich überall im Körper um die Kapillaren herum ab, als organische Säuren und degenerative Eiweisse (Amyloide). Diese Einlagerungen entstehen in den Nierenkörperchen und sind auch an der Beschaffenheit der Haut und des Unterhautfettgewebes als knotige Ablagerungen sichtbar, landläufig als „Zellulitis" bezeichnet. Durch diese Einlagerungen entsteht auch eine Resistenz gegen Insulin und die anderen Hormone, welche den Appetit und den Energiehaushalt regulieren, was zu unkontrollierter Gewichtszunahme und Diabetes des Typs II führt.

Nahrungsökonomie bedeutet, dass die Ernährung in ihrer Zusammensetzung dem Bedarf unserer Biologie genau entsprechen muss, sodass nichts zu viel und nichts zu wenig zugeführt wird. Der Körper braucht sehr wenig Nahrung, aber deren Zusammensetzung muss möglichst genau auf den biologisch vorgegebenen Bedarf abgestimmt sein. Ein Übermass an sinnlos zugeführten Nahrungsstoffen kann unser biologisches System nicht bewältigen. Dies erzeugt die ganzen *„Zivilisationskrankheiten"*, die unsere Spitäler und Arztpraxen füllen.

Die Nahrungsökonomie und die Nahrungsenergie sind für die Gesunderhaltung der komplexen Zwischenzellsubstanz und unseres Grundregulationssystems entscheidend, sowohl im Körper, in der Niere, als auch im zentralen Nervensystem, jenseits der Blut-Hirnschranke. Sinnlos und im Übermass zugeführt Nährstoffe und Giftstoffe aus einem kranken, überlasteten, übersäuerten Stoffwechsel und einem kranken Milieu im Magen und Darm, können nicht bewältigt, nicht ausgeschieden werden. Darum bleiben sie, wie schon gesagt, als degenerative *Stoffwechselschlacken* im komplexen System der Zwischenzellsubstanz liegen. Dort behindern sie nach und nach den lebenswichtigen Austausch an Stoffen, Gasen sowie die Speicherung und den Fluss der biologischen Information. *Die Zwischenzellsubstanz, auch Matrix genannt, ist der Ort, wo die ganze Morbidität des „zivilisierten Menschen", seine Zivilisationskrankheiten, entstehen.*

Sekundäre Pflanzenstoffe (Phytochemicals)

Nur in Pflanzen gibt es bioaktive, chemische Stoffe mit natürlicher, pharmakologischer Wirkung. Für die Verhütung und Heilung der Nierenkrankheiten sind diejenigen mit antiinfektiöser, immunsteigernder, immunmodulierender, antioxydativer und krebsbekämpfender Wirkung besonders wichtig.

Nahrungsmittel gegen Krebs

Krebs ist kein Zufall. Wissenschaftlich anerkannt ist, dass bestimmte Ernährungsfaktoren Krebs begünstigen und ihn in Tierexperimenten auslösen. Bei Übergewicht ist das Krebsrisiko auch in der Niere und in der Blase erhöht. *Nitrite* aus gepökeltem Fleisch und gespritzten Wintergemüsen fördert Magenkrebs. *Alkohol und reichliche tierische Nahrung* fördert Brustkrebs, Prostatakrebs und Dickdarmkrebs. *Eiweissreiche und an tierischen Fetten reiche Nahrung sowie Kaffee* fördern Bauchspeicheldrüsenkrebs. Bei regelmässigem Alkoholkonsum, auch in moderater Menge, ist das Risiko für Mund- und Speiseröhrenkrebs deutlich erhöht. *Aflatoxine aus angegrauten Nüssen* erhöhen das Risiko, an einem Leberzellkrebs zu erkranken. *Kaffee* fördert, wie wir gesehen haben, Blasenkrebs. *Reichliche tierische Nahrung* fördert Dickdarmkrebs, Brustkrebs und Prostatakrebs. Wir verweisen auf das Bircher-Benner Handbuch Nr. 17: „Zur Verhütung und begleitenden Therapie der Krebskrankheit."

Wichtig ist auch zu wissen, *dass Vegetarier nur halb so oft an Krebs erkranken* wie Omnivoren[181]. Die Ernährung, welche Nieren- und Blasenkrebs bekämpft und ihm vorbeugt, wurde in den entsprechenden Kapiteln beschrieben (Seiten 47). Ganz besonders vor Krebs schützende Nahrungsmittel sind: Brokkoli, Grünkohl, Karotten, Tomaten, Vollweizen, Vollgerste, frische Sojabohnen, Aprikosen, Zitronen, Knoblauch, Zwiebeln und Leinsamen, alle möglichst in rohem Zustand. Etwas weniger stark, aber doch entscheidend kräftig wirken aber auch alle anderen Gemüse und Früchte gegen Krebs[182,183,184]. Die Vitamine A, C, D und E und die Spurenelemente Selen und Zink sind für den Krebsschutz ganz wichtig. Die Werte müssen in den oberen Normbereich gebracht werden. Die sogenannten Ballaststoffe der Pflanzennahrung binden im Darm krebserregende Substanzen an sich, sodass diese durch den Stuhl ausgeschieden werden. Sie vermindern wirksam deren Aufnahme ins Blut. Die Rohkostdiät erhöht den Sauerstoffgehalt aller Gewebe, was Krebszellen gegenüber gesunden Zellen benachteiligt. Fette sind zu vermeiden und durch hochwertige ungesättigte Pflanzenöle zu ersetzen.

Bei Krebsgefahr oder Krebs ist das Immunsystem erschöpft. Der informierte Arzt erkennt dies am Blutbild, an zu tiefen Lymphozyten im Verhältnis zu erhöhter Zahl der neutrophilen Granulozyten. Dabei ist die Bildung der Lymphzellen der Th1-Schiene erschöpft. Hier ist es wichtig, das einfach ungesättigte Olivenöl mit viel frischem Leinöl (Omega-3) zu kombinieren, um die Lymphozyten der Th2-Schiene zu veranlassen, die Aktivität der Zellen der Th1-Zellbildung zu mässigen, sodass sich das Immunsystem erholen kann (Immunmodulation). Die Phytinsäure der Hülsenfrüchte und Getreide stimuliert die Aktivität der Killerzellen und wirkt dadurch stimulierend auf das Immunsystem. Knoblauch und Zwiebeln modulieren das Immunsystem in idealer Weise, indem sie es kräftigen und gleichzeitig entzündungshemmend wirken. Dies alles zu beachten ist für die Verhütung und Bekämpfung der verschiedenen Arten von Krebs, auch des Nieren- und Blasenkrebses, von grosser Bedeutung. Im Bircher-Benner Handbuch Nr. 4: „Frischsäfte, Rohkost und Früchtespeisen", finden Sie Nahrungsmitteltabellen zu diesen Wirkungen.

Nahrungsmittel zur Bekämpfung von Infektionskrankheiten der Harnwege

Antimikrobiell (antibiotisch) und zwar auch gegen Viren, wirken ganz besonders Knoblauch, Kresse, Senf, Meerrettich, Vollgetreide, Tomaten, frisches Obst und Gemüse. Wir verweisen hier auf das Bircher-Benner Handbuch Nr. 5: „Zur Steigerung der Abwehrkräfte".

Nahrungsmittel zur Kräftigung und Modulation des Immunsystems

Eine Mangelernährung oder die allgemein verbreitete Fehlernährung mit viel tierischem Fett, Eiweiss, schwächen das Immunsystem. Die Carotinoide, besonders β-Carotin aus rohen Früchten und Gemüsen, stimulieren die Vermehrung der Monozyten und Makrophagen (Fresszellen), die Bildung von Zytokinen, Tumor-Nekrosefaktor-α und Interleukin 1-β. β-Carotin erhöht auch die im Blut zirkulierenden natürlichen Killerzellen. Auch die Vitamine A, C und D stimulieren das Immunsystem. Die Flavonoide Quercetin und Tangeretin der Früchte und Gemüse modulieren das Immunsystem eher im Sinne einer vorübergehenden Dämpfung und wirken dadurch allergischen Reaktionen und Autoimmunkrankheiten entgegen. Gewisse Flavonoide hemmen auch die Prostaglandinsynthese.
Die Sulfide von Knoblauch und Zwiebeln wirken stark stimulierend auf die Immunabwehr sowohl gegen Krebs, als auch gegen Infektionen.

Der nutritive Reiz

Die Diät kann ihre Wirkung viel besser entfalten, wenn durch den sogenannten „nutritiven Reiz“ die Körperzellen vorgängig aufnahmefähig gemacht wurden. Zusätzlich zur Diät wird dieser ausgelöst durch den Einfluss von Licht, Luft, Wasser, körperlicher Tätigkeit. Auch die seelische Haltung hat einen grossen Einfluss auf den Heilungsvorgang. Durch eine angepasste Dosierung dieses „Reizes“ kann man selbst einen grossen Beitrag zu seiner Heilung leisten. Dabei muss man sich bewusst sein, dass auch hier die Regel gilt: schwache Reize fachen die Vitalität an, mittelstarke fördern sie und starke Reize hemmen die Vitalität.

Die Bedeutung der Bewegung

Verschiedene Arten von Bewegung sind sinnvoll. Dabei ist massvolle Anstrengung wirksamer als Kraft- und Leistungssport. Ein tägliches Wandern während mindestens einer Stunde gehört immer in den Therapieplan. Am wirksamsten ist gemässigtes Gehen, leicht aufwärts und leicht kühl gekleidet.

Die Bedeutung des Klimas

Für Ferien und Kuraufenthalte ist es wichtig, die Stärke des Reizes des Klimas zu beachten. Das Mittelgebirge, zwischen 600 und 800 m. ü. M. und die Ostsee, sind Regionen mit mittelstarkem Reiz. Sie sind besonders geeignet für Menschen, die an Herzbeschwerden leiden. Das Hochgebirge über 1000 m. ü. M. und die Nordsee sind starke Reizklimata. Sie sind für Herzkranke ungeeignet, aber ideal für Hautkranke, bei Allergien, Asthma und anderen Lungenbeschwerden, für geschwächte Menschen, so auch für Nierenkranke, und wenn noch keine Beschwerden vorhanden sind.

Die Bedeutung des Schlafs

Besonders wichtig ist der *Vormitternachtsschlaf*, da nach der Mitternacht die erholenden, tiefen NON-REM-Schlafphasen fast nicht mehr vorkommen. Mindestens 8 Stunden, besser 9, sind notwendig, wo irgend möglich 2 ½ bis 3 Stunden vor Mitternacht. Der REM-Schlaf, nach Mitternacht, dient wenig der Erholung, sondern der seelischen Verarbeitung und der Vertiefung des Gedächtnisses. Es ist die Zeit, wo Gelerntes und Erlebtes sich „setzt“ und die Auseinandersetzung mit Inhalten unseres unbewussten Seins stattfindet. Er ist entscheidend für die seelische Gesundheit. Schlaf ist durch nichts anderes zu ersetzen.

Hüten Sie sich vor chemischen Schlafmitteln. Sie zerstören nachhaltig die Fähigkeit zu schlafen, schädigen das Gedächtnis und gefährden die seelische Gesundheit. Oft ist bei Schlafstörungen eine elektromagnetische Belastung vorhanden oder es liegt eine Angst zugrunde, welche verhindert, dass man das für den Schlaf nötige Vertrauen findet. Dann ist ärztliches Verständnis von grosser Bedeutung. Tiefe Ängste können durch Psychopharmaka (Anxiolytika) nicht geheilt werden, wogegen die klassische Homöopathie, in der Hand des Erfahrenen Arztes oder Heilpraktikers und in hoher Potenz, von grosser Hilfe sein kann. Wir verweisen hier auf das Bircher-Benner Handbuch Nr. 20: „Zur Überwindung von Angst und Depression“.

Die Bedeutung der Pflege der Haut

Die Haut ist das grösste Organ unseres Körpers. Nicht nur gibt sie uns das vollendete, harmonische Aussehen, sie hilft mit bei der Bildung von Vitalstoffen, sie schützt vor schädlicher Strahlung, vor Fremdstoffen, vor Verletzungen, wehrt sich gegen Eindringlinge, reguliert den Wärmehaushalt, bewahrt die notwendige Feuchtigkeit, sie atmet und hilft mit bei der Ausscheidung von Giftstoffen.

Um all dies leisten zu können, muss sie atmen können, muss sie regelmässig in angemessenem Mass besonnt werden, belebt werden, durch sanfte Pflege, durch Trockenbürsten, durch sanftes Anregen ihrer Regulationsfähigkeit durch Wärme, im Wechsel mit anschliessendem angemessenem Reiz mit kalten Güssen, Duschen, Wechselbädern. Luft, Licht und Wasser sind für das Hautleben ganz besonders wichtig. Durch sie wird die Durchblutung der einzelnen Hautschichten gefördert, damit sie funktionstüchtig bleiben oder wenn sie erkrankt ist, die Störungen möglichst rasch beseitigt werden. Zu warme und zu enge Kleidung verhindern die Hautatmung. Die natürliche Verdunstung auf der Körperoberfläche wird verhindert und die Haut verliert die Fähigkeit, auf Wärme – und Kältereize angemessen zu reagieren. Die Pflege der Haut hat einen grossen Einfluss auf das Gelingen der Heilung der Nieren- und Blasenkrankheiten.

Das Luftbad

Ein regelmässiges Luftbad ist ganz wichtig für die Haut: man legt sich anfangs je 5 Minuten, dann jeden Tag etwas länger pro Körperseite, in den Schatten, möglichst unbekleidet oder nur sehr luftig bekleidet. Dadurch wird die Regulationsfähigkeit der Haut täglich angeregt. Sehr gut kann man dies auch im Winter, im Schlafzimmer, bei geöffnetem Fenster tun.

Das Sonnenlichtbad

Man beginnt zunächst mit 5 Minuten auf jeder Seite, wobei der Kopf am Schatten liegen muss. Wird dies gut vertragen, so kann man allmählich steigern bis auf 20 Minuten für jede Körperseite. Den Abschluss bildet eine kühle Dusche. Im Winter kann dies hinter einem grossen Fenster geschehen oder mit einer Quarzlampe („Höhensonne“), wobei mit nur 1 Minute begonnen werden darf. Nach 4 Bestrahlungswochen mit der Höhensonne, sind 2 Wochen Pause notwendig.

Die Wasseranwendungen

Die Hydrotherapie wurde vom Französischen Arzt Théophile de Bordeu, und in Deutschland von den niederschlesischen Ärzten Siegmund Hahn (1664–1742) und besonders dessen Sohn Johann Siegmund Hahn (1696–1773) entwickelt. 100 Jahre später entdeckte der damalige Philosophie-Student Sebastian Kneipp (1821–1897) in der Münchener Hofbibliothek Johann Siegmund Hahns Büchlein: „Von der wunderbaren Wirkung des Wassers.“ Er heilte seine Tuberkulose im Winter mit kalten Bädern in der Donau und brachte die Hydrotherapie zu Weltruf. 1899 berief die Universität Wien Wilhelm Winternitz an einen neu errichteten Lehrstuhl, der die Hydrotherapie auf wissenschaftliches Niveau brachte. Maximilian Bircher-Benner gehörte zu seinen „Schülern“.

Wasseranwendungen sind für die Therapie der Nierenkrankheiten unentbehrlich. Sie regen die Blutzirkulation an und kräftigen die Regulationsfähigkeit. Die natürlichste Wasseranwendung ist das Schwimmen. Die kräftige Körperbewegung unterstützt die Blutzirkulation auch in den Nieren und den Harnwegen. Doch ist das Wasser noch immer in manchen öffentlichen Schwimmbädern chloriert, was sehr toxisch ist. Die Chlordämpfe der Schwimmbäder gefährden uns für neurodegenerative Krankheiten und für Krebs. Bei Nierenkrankheiten wirken Güsse mit kaltem Wasser bei kräftiger Konstitution gut. Vor jeder Anwendung mit kaltem Wasser muss der Körper gut durchwärmt sein.

Bäder

Das *Kleiebad* hilft, Blaseninfektionen zu überwinden. Es wirkt beruhigend. Ätherisches Lavendelöl wirkt beruhigend, antimikrobiell, entzündungshemmend und regenerierend. Lavendelöl wird auf allen Schleimhäuten unverdünnt sehr gut vertragen, so auch im Urogenitalbereich, ausser auf der Bindehaut der Augen. Dem Vollbad können 20 Tropfen reines Lavendelöl zugesetzt werden.

Das *Heublumensitzbad oder Heublumenschenkelbad* leitet Kopfschmerzen ab, fördert den Schlaf, wirkt krampflösend auf die Blase, die Gebärmutter und den Darm. Das Heublumensitzbad ist eine gute Vorbereitung für das Kuhne'sche Reibesitzbad. Man sitzt im Holztrog oder in der halb vollen Badewanne, mit den Füssen ausserhalb im Trockenen. Auch der Oberkörper und die Arme sind im Trockenen. Pro Sitzbad benötigt man einen Absud von ½ Pfund Heublumen. Dauer: 15–20 Min. bei 38 °C, 2–3-mal pro Woche.

Das *Kuhne'sche Reibesitzbad* wirkt anregend auf die Unterleibsorgane, die Blase, die Prostata und die Gebärmutter und auf das hormonelle System. Man muss vorher gut durchwärmt sein.
Man setzt sich in der Badewanne, Dusche oder im Freien auf einen Schemel, vor welchen man einen Eimer mit kaltem Wasser hingestellt hat, die Füsse zu beiden Seiten des Eimers und klatscht die Innenseite der Oberschenkel, den Beckenboden und den Unterleib bis zum Nabel mit einem kalt durchtränkten Handtuch kräftig ab. Man beginne mit 5-mal pro Sitzung und steigere bis auf 30 bis 60-mal. Danach soll ein prickelndes Wärmegefühl vorhanden sein und soll man zugedeckt nachruhen.

Das *Hauffe-Schweninger-Armbad* ist eine spezielle Form eines Armbads, bei dem man die Wassertemperatur innerhalb von 15–20 Minuten von 32 °C auf 39 °C steigert. Es entspannt die Koronararterien, entlastet das Herz, entspannt die Bronchien, beruhigt Gedanken, wirkt beruhigend und entspannend auf den ganzen Körper und die Seele.

Das Dauerlichtbad mit dem Bettlichtbogen: Kohlendampfglühbirnen sind noch immer erhältlich. Die tunnelförmigen Bettlichtbögen mit 8 Lampen, die über den liegenden Patienten ins Bett gestellt werden, mit einer Wolldecke darüber, wurden für die Therapie der Tuberkulose und anderer Infektionskrankheiten verwendet. Sie sind bei Harnwegsinfekten sehr wirksam. Leider sind sie aus den Krankenmagazinen der Gemeinden verschwunden. Diese Therapie eignet sich besonders gegen Harnwegsinfekte und zur Bekämpfung von Krebs. Unter dem Lichtbogen ist man bis zum Kopf gut eingehüllt. 8 Birnen werden angezündet bis zum Schweissausbruch. 5 Minuten schwitzen pro Körperseite, dann eine kurze, kalte Abwaschung. Nachdampfen und 1 Stunde nachruhen im Bett. Dauer: allmählich steigernd, 20 bis 60 Min., anschliessend Ruhe, evtl. Schlaf. Das Lichtschwitzbad wirkt entwässernd, entgiftend, das Körpergewicht senkend und erhöht die Widerstandskraft gegen Infektionskrankheiten und Krebs.

Das aufsteigende Armbad bewirkt eine Erweiterung der Gefässe im ganzen Körper, sodass es den Blutdruck entlastet. Einen oder beide Arme bis Mitte Oberarm in Wasser mit 38 °C tauchen (Waschbecken), langsam die Temperatur steigern bis auf 45 °C. Dauer 20 Min. Anschliessend ½–1 Std. liegen und tief atmen.

Das Wechselfussbad: es durchwärmt den Körper. Man verwendet zwei Becken, eines mit warmem Wasser zwischen 38 °C und 45 °C, das Andere mit kaltem Wasser. Man taucht die Füsse zuerst 3 Minuten ins warme, dann ¼–½ Min. ins kalte Wasser und sofort wieder ins Warme und so 2–3-mal im Wechsel. Immer mit kaltem Wasser aufhören.

Das Wassertreten wirkt beruhigend, entlastet den Kopf und das Herz und regt die Durchblutung der Beine und Unterleibsorgane an. Besonders günstig wirkt es bei benommenem, schmerzendem Kopf. In einem Bach oder Becken, das bis zu den Knöcheln mit kaltem Wasser gefüllt ist, geht man an Ort 1–6 Minuten lang. Anschliessend soll man eine Stunde wandern. Im Sommer kann man stattdessen frühmorgens in einer Tauwiese laufen. Dies wirkt regulierend auf die Niere und die Harnwege.

Die *wechselwarme Waschung* belebt den Kreislauf und fördert die Wärmeregulation. Mit einem gut genässten Frottierhandtuch wird Glied um Glied einzeln, warm und dann sofort kalt, abgewaschen, anschliessend trocken reiben. (Reihenfolge: Arme, Beine, Brust, Bauch, Rücken.)

Die Wechseldusche wirkt wie die wechselwarme Waschung. Man duscht sich mit der Brause 2 Min. lang heiss, bis man gut durchwärmt ist, dann ¼–½ Minute kalt, 2–3-mal hintereinander im Wechsel, bis prickelnde Rötung und innere Wärme entsteht. Sie bewirkt eine kräftige Anregung des ganzen Körpers, auch in den Nieren und Harnwegen.

Der Nackenguss wirkt gegen depressive Verstimmungen. Nach gründlicher Durchwärmung unter der Dusche begiesst man sich den Nacken kalt, trocknet sich ab und legt sich danach zugedeckt zur Ruhe.

Das Trockenbürsten belebt die Haut und den Kreislauf. Es lässt sich gut mit einem Luftbad kombinieren. Mit einer nicht zu rauen und nicht zu harten Naturbürste bürstet man sich kräftig den Körper, Glied um Glied, bis zur Durchwärmung. Dauer: 5–10 Min.

Empfindliche Menschen reagieren rascher und besser auf solche Anwendungen. Man kann Teilanwendungen und Ganzkörperanwendungen machen.

Allgemeine Richtlinien zur Ordnungstherapie

Die Grundpfeiler der Therapie sind folgende

Im Therapieplan müssen folgende vier Bereiche beachtet und konsequent angegangen werden:

– die in diesem Buch beschriebene Diät
– die Lebensordnung
– das Körpertraining
– die körperliche und seelische Hygiene

Zur Durchführung der Diät

Wie wir gesehen haben, ist der Zustand des Milieus im Darm und des enteralen Immunsystems für die Verhütung und Heilung der Nieren- und Blasenkrankheiten von entscheidender Bedeutung. Aus der Grundlagenforschung und aus klinischen und epidemiologischen Arbeiten ist heute die Basis gelegt worden für ein Umdenken, für ein frühzeitiges Angehen der Ursachen, schon im Kindesalter und für eine ganz andere, neue Ernährung, so wie sie in unseren Handbüchern beschrieben ist.

Die Ernährung soll für gesunde Menschen aus *drei Mahlzeiten* bestehen. Unsere Hormonspiegel richten sich nach dem Sonnenstand, dem Tageszyklus, mit Maximum am Mittag. Darum ist es biologisch vorgegeben, dass die eigentliche *Hauptmahlzeit am Mittag* sei, mit morgens und abends einer leichten, frugalen Nebenmahlzeit. Nur bei Diabetes sind zwei bis drei weitere kleine Zwischenmahlzeiten notwendig.

Jede Mahlzeit muss *mit Früchten beginnen,* wegen ihres hohen Gehalts an vor Krebs schützenden und entzündungshemmenden Flavonoiden, denn diese wirken nur während rund 4 Stunden. Obst ist reich an Enzymen, sodass es ganz leicht verdaulich ist. Früchte bleiben, besonders wenn man dazu etwas trinkt, nicht im Magen liegen. Das Obst gelangt direkt in den Zwölffingerdarm und unterhält im ganzen Darm die gesunde Flora. Zum Obst können Nüsse und Mandeln genossen werden. Am Mittag soll *Salat und Rohgemüse* nachfolgen, fein und geschmackvoll zubereitet und schön angerichtet. Da nun die Speisen längere Zeit im Magen bleiben, soll man während des weiteren Essens *nicht mehr trinken*, um die Säure und Verdauungsenzyme im Magen nicht zu verdünnen. Zum Anrichten sollen für die Salatsaucen *ausschliesslich kalt gepresste, ungesättigte Pflanzenöle* verwendet werden, wie Sesam-, Sonnenblumen-, Raps-, Distel- oder Olivenöl. Zu diesen Ölen soll immer mindestens $1/3$ Leinöl zugegeben werden, um den Gehalt an Omega-3-Fettsäuren sicherzustellen. Olivenöl enthält überwiegend einfach ungesättigte Fettsäuren, sodass es im Gegensatz zu allen mehrfach ungesättigten Pflanzenölen erwärmt werden darf (bis zu 170 °C) und an warme Speisen gegeben werden darf.

Gekochte Speisen sind nicht nötig, jedoch besonders im Winter zur Hauptmahlzeit angenehm. Um gesund zu bleiben, sollten sie aus vollwertigen Nahrungsmitteln bestehen, der Rohkost nachfolgen und höchstens 30 % der Mahlzeit ausmachen. Am geeignetsten sind ein bis zwei Gemüse und dazu etwas Vollkornreis, Kartoffel, Mais, Hirse, Quinoa oder Gerste in Vollkornqualität im Dampfkochtopf oder Steamer zubereitet. *Salz* muss sparsam eingesetzt werden, besonders, wenn ein Bluthochdruck schon besteht. Wegen der Verschmutzung der Meere geben wir heute dem Steinsalz den Vorrang gegenüber dem Meersalz. Man kann mit wenig Salz sehr geschmackvoll kochen und stattdessen mit Zwiebeln, Knoblauch und Kräutern aller Art einen reichen, duftenden Geschmack erreichen. Dies kann man leicht erlernen. Vergleichen Sie hierzu unser Bircher-Benner Handbuch Nr. 9: „Essensfreude ohne Kochsalz", mit bewährten Rezepten aus der berühmten Bircher-Benner Klinik.

Als *Frühstück* eignet sich das Birchermüesli nach dem in diesem Buch vorhandenen Originalrezept mit Mandelpüree besonders und dazu eine frisch zubereitete Mandel- oder Sesammilch. Auch zum Müesli soll etwas Leinöl zugegeben werden. Wegen des Gehalts des Obstes an Fruktose und Sorbit benötigt diese Früchtespeise wenig Insulin. Das Birchermüesli sättigt voll bis zum Mittagessen. *Alle Reizmittel,* wie Alkohol und koffeinhaltige Getränke und scharfe Gewürze, müssen gemieden werden.

Am Beginn jeder Diät zur Heilung einer Nieren- oder Blasenkrankheit, ist eine mehrwöchige Heildiät aus reiner vegetabiler Frischkost (Rohkost) angezeigt. Diese bewirkt eine tief greifende Umstellung des Stoffwechsels, des Milieus und der Bakterienflora im Darm, in der Vagina und in den Harnwegen und eine intensive Ausscheidung der Stoffwechselschlacken aus dem zarten Bindegewebe. Sobald die Symptomatik sich beruhigt hat, kann 1/3 warme, gekochte oder gebackene Kost nachfolgen. Die Mengen der warmen Kost sollen klein gehalten werden, besonders bei Übergewicht. Ist ein Diabetes mellitus vorhanden, so empfehlen wir, nach dem Bircher-Benner Handbuch Nr. 7: „Für Diabetiker" vorzugehen.

In Verbindung mit einer neuen, allgemein gesunden Lebensweise mit viel Vormitternachtsschlaf, täglichem Wandern und Bewegen, einer guten, geordneten Einteilung des Tages und dem Meiden aller Reizstoffe, erfüllt die in diesem Buch beschriebene Heildiät die Forderung nach einer vollständigen Ausheilung des Darms und seines Mikrobioms, des Stoffwechsels, des Immunsystems und der Autoimmunreaktionen in den Nieren und im ganzen Körper, sodass die Voraussetzung für die Heilung durch die Behandlung der Ursache der Krankheit gegeben ist. Nach der Ausheilung der Glomerulonephritis genüg es, wenn die Nierenfunktion erhalten geblieben ist, mit der frischkostreichen Vollwertkost weiterzufahren. Es ist aber wichtig, immer wieder Rohkostwochen einzuplanen.

Man achte auf einen hohen Gehalt an bioaktiven sekundären Pflanzenstoffen und Vitaminen. Besonders die Vitamine A, B-Komplex, B12, C, D, E, und die Spurenelemente Chrom und Zink müssen in den oberen Normbereich gebracht werden. *Lezithin, Inosit und Cholin,* oft als Halbvitamine bezeichnet, wie auch die *Omega-3-Fettsäuren*, sind wichtige Stabilisatoren der Zellmembranen und die „Kraftwerke" der Zellen, der Mitochondrien. Sie sind zudem für die korrekte Verteilung der Fettstoffe (Lipide) im Körper von grosser Bedeutung und sollen in der Nahrung reichlich vorhanden sein. Reich an Inosit sind Bohnen, Zitrusfrüchte, Vollkorn, Nüsse und grünes Blattgemüse. Cholin ist in vielen Gemüsen wie frischem Soja, Bohnen und Kohl reichlich vorhanden. Meist ist es in den Pflanzen an Lecithin gebunden.

Das Phospholipid *Lezithin* ist nicht nur im Eigelb, sondern auch in allen Pflanzen enthalten, besonders reichlich in Ölsaaten, wie Leinsamen und Sonnenblumenkernen und anderen Pflanzensamen, in Getreidekeimen, in Vollkorn und frischen Sojabohnen. Lezithin schützt die Darmwand vor Bakterien und Toxinen. Es enthält mehrfach ungesättigte Fettsäuren und ist am Schutz des Cholesterins beteiligt, das im LDL-Molekül „verpackt" von seinen Syntheseorten in der Leber und der Darmschleimhaut zu den Membranen der Zellen des ganzen Körpers und in das Myelin der Nervenscheiden des peripheren und zentralen Nervensystems gelangt. Seine mehrfach ungesättigten Fettsäuren sind, wie schon erklärt, besonders anfällig auf oxidativen Stress, gegen welchen die vegetabile Frischkost (Rohkost) in hohem Masse wirksam ist.

Die Heildiät mit lebendiger, vegetabiler Frischkost (Rohkost)

Zur Heilung der Glomerulonephritis, der interstitiellen Nephritis, des nephrotischen Syndroms, der Purpura Schönlein-Henoch und chronisch-rezidivierender Harnwegsinfekte, einer „interstitiellen Cystitis“, muss man wochen- bis monatelang bei der reinen Rohkostdiät bleiben, da sich die Heilung sonst verzögert. Die vegetabile Rohkostdiät korrigiert die Übersäuerung im Stoffwechsel und im Urin und erhöht die glomeruläre Filtrationsrate stark. Dadurch verbessert sich die Nierenfunktion und der Kreatininspiegel wird deutlich niedriger. Die vegetabile Rohkost korrigiert die Schäden im Milieu des Darms und dessen Fehlbesiedlung am schnellsten und bewirkt, dass in der Darmschleimhaut bald wieder kompetente Lymphozyten gebildet werden, sodass die Nahrungsmittelunverträglichkeiten allmählich verschwinden und die Autoimmunreaktionen in den Glomerula der Nieren zurückgehen, um schliesslich ganz zu verschwinden. Diese Diät ist vegan, sodass man stets Vitamin B12 einnehmen und den *Vitamin-B12*-Spiegel regelmässig kontrollieren muss. Abgesehen hiervon ist die Rohkostdiät eine vollständige und im biologischen Sinn ökonomische Ernährung, da darin keine Nahrungsstoffe zu viel und keine zu wenig vorhanden sind. Die Rohkost hat den höchsten Gehalt an sekundären Pflanzenstoffen, mit ihrer entzündungshemmenden, antimikrobiellen, antithrombotischen, antioxydativen, antidiabetischen und krebsbekämpfenden Wirkung. Sie hat das höchste biologisch verfügbare Energiepotenzial. Bei reiner Rohkostdiät baut sich keine Muskulatur ab. Zweifelt man hieran, so gehe man in den Zoologischen Garten, um zu sehen, dass ein muskelstrotzender Gorilla oder ein Stier auf der Weide, nur Rohkost isst. Bei dieser Diät bewegt sich das Körpergewicht zuverlässig in Richtung des Idealgewichts, auch wenn man mit Untergewicht beginnt. Dies ist in unserem Bircher-Benner Handbuch Nr.26: „Für Gewichtsprobleme, Adipositas und Anorexie“ auf der Basis voller wissenschaftlicher Evidenz eingehend beschrieben.

Speisezettel

Rohkost

1. Frischsaftfasten (Bettsafttag)

Morgens und abends
200 g Fruchtsaft

Mittags
200 g Fruchtsaft oder
200 g Gemüsesaft (Tomaten- oder Karottensaft oder gemischten Tomaten-, Karotten-, Spinatsaft)
Je nach der Jahreszeit:
Orangen- und Mandarinensaft
Grapefruit-(Pampelmusen-)Saft
Beerensäfte
Traubensaft (frisch gepresst)
Zwetschgen- und Pflaumensäfte
Pfirsichsaft
Aprikosensaft
Kakisaft
Apfel- und Birnensaft (frisch gepresst)

Diese Säfte können auch miteinander kombiniert werden,
z.B. Beeren- mit Pfirsich- oder Aprikosensaft
Aprikosen- mit Orangensaft
Apfel- mit Birnensaft usw.

Je nach ärztlicher Verordnung kann das Frischsaftfasten ein bis mehrere Tage, ja zwei bis drei, selten bis vier Wochen, durchgeführt werden.
Ärztliche Überwachung während des Fastens und des Wiederaufbaus danach ist wichtig.
Wird eine nur milde Wirkung des Fastens gewünscht, im Sinne der allgemeinen Entgiftung, der Entwässerung und Verjüngung, so kann innerhalb der Rohkostkur oder in der Normalkost einmal wöchentlich ein strenger Fruchtsafttag eingeschoben werden, wenn völlige Ruhe, am besten Bettruhe, möglich ist. Ohne Ruhe während der ersten ein bis zwei Fastentage bleibt die volle Wirkung aus, weil sie durch Ermüdung und Hungergefühl gestört wird, und es kommt nicht zur richtigen Entspannung und Harnflut. Man lasse sich nicht abschrecken durch Reaktionen wie Kopfschmerzen, Übelkeit, Gliederschmerzen, Schwächegefühl (besonders nachmittags). Diese zeigen an, dass der Körper im Saftfasten die Entgiftungsarbeit leistet, sodass solche Tage Sinn und Zweck erfüllen. Man berichte die Beobachtungen jedoch dem Arzt. Bei Niereninsuffizienz muss er diese Diät sorgfältig überwachen können.

2. Vollsafttag

Damit wird eine hochwertige, relativ nahrhafte Nahrung zugeführt. Diese Kostform kann eine Woche lang oder länger durchgeführt werden, mit Zusatz von Getreideschleimen auch während Wochen, falls starke körperliche und geistige Anstrengungen vermieden werden. Vollsaftperioden sind geeignet als Beginn einer Umstimmungskur, bei Entwässerungs- und Abmagerungskuren und auch bei starker Verarmung des Organismus an Vitalstoffen, wie dies etwa bei chronischen Verdauungskrankheiten der Fall ist, besonders wenn eine frischkostfreie Schonkost alter Schule vorangegangen ist. In solchen Fällen soll der Fruchtsaft zuerst mit $1/3$ Leinsamen-, Gersten- oder

Reisschleim verabreicht werden. Bei Entwässerungskuren muss dabei regelmässig Urin und Gewicht gemessen und, wenn nötig, als wassertreibende Tees, Goldrutentee und Hagebuttentee getrunken werden. Diese Diät erhöht die glomeruläre Filtrationsrate und senkt den Kreatininspiegel. Bei Niereninsuffizienz ist sie sehr wertvoll, muss aber vom behandelnden Arzt sorgsam überwacht werden.

Morgens
200 g Fruchtsaft
150 g Mandelmilch oder Joghurt
1 Tasse Hagebuttentee

Mittags
200 g Fruchtsaft
150 g Mandelmilch oder Joghurt
150 g Gemüsesaft

Abends
wie morgens

3. Früchtefastentage

Das Früchtefasten kann das Bettsaftfasten (die strenge Form des Obstsaftfastentages) ersetzen, z.B. wenn statt Schonung durch Zellulosefreiheit vor allem eine rasche Stoffwechselumstimmung und Anregung des Darmsdurch den Zellulosegehalt erwünscht ist. Das Sättigungsgefühl ist stärker, sodass das Früchtefasten deshalb tageweise auch ohne völlige Ruhe und länger durchführbar ist. Die Wirkung des Säftefastens ist jedoch deutlich intensiver. Das Früchtefasten ist angezeigt bei Herzkrankheiten, chronischer Leberschwäche, Darmträgheit (Apfeltag bei akutem Durchfall, Erdbeertag bei Sprue und Unterleibsstauung). Dauer: 1–5 Tage, länger, wenn ärztlich verordnet.

Tagesmenü
3-mal 200–250 g (bis 300 g) gewaschenes, frisches, ganz reifes, ungesüsstes Obst: z.B. Beeren, Zitrusfrüchte (Orangen, Grapefruit, Mandarinen). Trauben, Feigen, Melonen, Kaki.

Besondere Früchtefasten-Formen

Apfeltag: 5–6-mal 1 grosser Apfel fein gerieben bei akutem Magen-Darmkatarrh mit Durchfall.

Erdbeertag: 3–4-mal 200–250 g sehr reife Erdbeeren, ungesüsst,
bei Sprue (chron. Durchfall, Tropen) und Vitamin-C-Mangel.

Heidelbeertag: 3-mal 200–250 g bei leichter Darminfektion.
Leicht stopfend.

Brombeertag: 3-mal 200–250–300 g ganz reife Brombeeren.
Besonders reich an Naturzucker und Vitamin C. Nahrhaft und leicht verdaulich.

Johannisbeertag: 3-mal 200–250 g (2/3 rote und gelbe, 1/3 schwarze).
Bei Leberpatienten besonders erfrischend und durststillend. Vitamin-C-reich.

Kakitag: 2 kleine oder 1 grosse Kakifrucht 4-mal täglich.
Sehr nahrhaft und reich an den Vitaminen C und B.

Traubentag (altbewährte Traubenkur): 750–1000 g sonnengereifte, in jedem Fall nur biologisch kultivierte, ungespritzte Trauben, auf 4–5 Mahlzeiten am Tag verteilt. Gut waschen. Ganze Frucht essen. Vitaminarm, aber besonders nährend durch den hohen Fruchtzuckergehalt. Leberschützend, den Darm anregend durch die Kerne.
Dauer: 1–2 Wochen. Wenn ärztlich verordnet, auch länger (bis 6 Wochen).

Feigentag: 3-mal 200 g frische Feigen. Darmanregend. Nahrhaft. Höchstens 1 Tag.

4. Rohkost-Tagesmenüs

Es folgen hier für jede Jahreszeit sieben Beispiele von Rohkost-Zusammenstellungen für die Mittagsmahlzeit (besonderer Wert ist auf harmonische Verteilung von Knollen-, Wurzel- und Blatt-Rohgemüse zu legen, aber stets frisch und vollausgereift). Das volle Tagesmenü steht auf Seite 109.

a) Frühjahr

1. Tag: Früchte – Nüsse (auch Dörrobst) – Radieschen – Fenchel – Kopfsalat

2. Tag: Früchte – Nüsse – Sellerieknollen – Tomaten – Kresse

3. Tag: Früchte – Nüsse – Karotten – Chicorée – Kopfsalat

4. Tag: Früchte – Nüsse – Rettich – Lattich – Kresse

5. Tag: Früchte – Nüsse – Randen (Rote Bete) – Löwenzahn – Kopfsalat

6. Tag: Früchte – Nüsse – Blumenkohl – Spinat – Kresse

7. Tag: Früchte – Nüsse – Kohlrabi – Tomaten – Kopfsalat

b) Sommer

1. Tag: Früchte – Nüsse – Rettich – Tomaten – Kopfsalat

2. Tag: Früchte – Nüsse – Karotten – Zucchetti – Kopfsalat

3. Tag: Früchte – Nüsse – Blumenkohl – Radieschen – Kopfsalat

4. Tag: Früchte – Nüsse – Kohlrabi – Kresse – Kopfsalat

5. Tag: Früchte – Nüsse – Bleichsellerie – Lattich – Kopfsalat

6. Tag: Früchte – Nüsse – mit Blumenkohl gefüllte Tomaten – Kopfsalat

7. Tag: Früchte – Nüsse – Karotten – Gurken – Kopfsalat

c) Herbst

1. Tag: Früchte – Nüsse – Sellerie – Tomaten – Endivien

2. Tag: Früchte – Nüsse – Randen (Rote Bete) – Peperoni – Kopfsalat

3. Tag: Früchte – Nüsse – Schwarzwurzel – Spinat – Kopfsalat

4. Tag: Früchte – Nüsse – Blumenkohl – Feldsalat (Nüsslisalat) – Endivien

5. Tag: Früchte – Nüsse – Karotten – Zucchetti – Kresse

6. Tag: Früchte – Nüsse – Rettich – Tomaten – Kopfsalat

7. Tag: Früchte – Nüsse – Sellerie – Gurken – Kopfsalat

d) Winter

1. Tag: Früchte – Nüsse – Schwarzwurzel – Rotkohl – Endivien

2. Tag: Früchte – Nüsse – Sellerie – Chicorino rosso – Kopfsalat

3. Tag: Früchte – Nüsse – Karotten – Peperoni – Kopfsalat

4. Tag: Früchte – Nüsse – Randen (Rote Bete) – Sauerkraut – Endivien

5. Tag: Früchte – Nüsse – Blumenkohl – Spinat – Feldsalat (Nüsslisalat)

6. Tag: Früchte – Nüsse – Tomaten – Chicorée – Kopfsalat

7. Tag: Früchte – Nüsse – Sellerie – Wirsing – Endivien

Tagesmenü

Frühstück
Birchermüesli 120–200 g
geriebene Mandeln oder Haselnüsse 20–30 g
Früchte 100–200 g
evtl. Hagebuttentee 1 Tasse

Die angegebenen Mengen sind nur annähernd einzuhalten. Massgebend ist das natürliche Empfinden, das weder durch Reizmittel noch Gewohnheiten, beeinträchtigt werden darf. Nur wo ganz knappe Ernährung beabsichtigt ist, soll das Hungergefühl durch längeres Kauen und Einspeicheln sowie durch eine verlangsamte Nahrungsaufnahme eingedämmt werden.

Mittagessen (Variante 1)
Früchte oder Früchtekaltschale 150–250 g
Grüner Salat 50–100 g
Grüner Salat, fein gewiegt ca. 50 g
Rohgemüseplatte ca. 100–150 g
Nüsse aller Art ca. 20 g
Gurken, Tomaten usw. 100 g
evtl. 1 Glas unvergorener Apfel- oder Traubensaft 200 g
Gemüsesaft (Spinat, Karotten usw.)
Spezielle Mineralwässer für Nierenkranke

Mittagessen (Variante 2)
Fruchtsaft ca. 100–200 g
Grüner Salat, fein gewiegt ca. 50 g
Rohe Gemüse, im Mixer püriert oder passiert (Gurken, Tomaten usw.) 100 g
Gemüsesaft (Spinat, Karotten usw. mit etwas
Sesamrahm (Rezept Seite 125) und
Zitronensaft 100 g
Mandel- oder Sesammilch ca. 200 g
evtl. Apfel- oder Traubensaft 200 g
alkalisches Mineralwasser für Nierenkranke

Nachtessen
Birchermüesli 150–200 g
Nüsse 20–30 g
Früchte 100–200 g
evtl. Hagebuttentee 1 Tasse
oder
Birchermüesli 150–200 g
Mandelmilch ca. 200 g
Fruchtsaft 200 g
evtl. Hagebuttentee 1 Tasse

5. Rohkosttag mit Zulage

Morgens und abends
genau wie am Rohkosttag.

Mittags
Früchte, Nüsse, Rohgemüseplatte, 2 dl Gemüsebouillon, 2 Backkartoffeln

6. Übergangskost (salzlose Nierenschonkost)

Frühstück
Birchermüesli mit geriebenen Nüssen
2 Stück Vollkornbrot
etwa 15 g Butter
Früchte
Kräutertee oder Milch oder Joghurt

Mittagessen
Früchte
Rohgemüse: Blumenkohl, Spinat, Kopfsalat
Kartoffelsuppe
Gedämpftes Tomatengemüse
Vollreis, nur mit frischer Butter, ohne Käse, schwach gesalzen

Abendessen
wie Frühstück

Wochenpläne

1. Strenge Kost: Salzlose, natriumarme Kost (1 Woche)

1. Tag
Frühstück
1. Mandelmilchmüesli
2. Salzloses Vollkornbrot
3. (Ungesalzene) Butter
4. Früchte (Auswahl): Orangen, Birnen, Äpfel, Kirschen, Weichselkirschen, Zwetschgen, Pflaumen, Wassermelonen, Melonen, Mandarinen, Johannisbeeren (rote und schwarze), Bananen, getrocknete Feigen, Weinbeeren
5. Nüsse: Mandeln, Haselnüsse, Paranüsse, Walnüsse
6. Tee: Kräutertee, Honig

Mittagessen
Früchte: (wie oben)
Rohgemüse: Blumenkohl, Lattich
Gekochte Speisen: Bohnen, Kartoffelrösti
Bananencreme mit Soja-Milch, etwas Rahm und Rohzucker,
oder Reis-Zitronen-Pudding

Abendessen
Wie Frühstück, mit Zulage von Grünkernsuppe.

2. Tag
Frühstück
alle Tage dasselbe

Mittagessen
Früchte
Rohgemüse: Kohlrabi, Kopfsalat
Gekochte Speisen: Gemüsebouillon (aus Zwiebeln, Lauch, Grünkohl, Kartoffelschalen, Sauerampfer)
Blumenkohl, Petersilienkartoffeln

Abendessen
Wie Frühstück, mit Zulage von Getreidebrei mit Weinbeeren

3. Tag
Frühstück
(wie oben)

Mittagessen
Früchte
Rohgemüse: Pastinake, Kopfsalat
Gekochte Speisen: Erbsen, gedämpft im Reisring
Fruchtgelee, mit Agar-Agar zubereitet

Abendessen
Wie oben, mit Zulage von dicker Kartoffelsuppe

4. Tag
Frühstück
(wie oben)

Mittagessen
Früchte
Rohgemüse: Blumenkohl, Kresse
Gekochte Speisen: Gerstensuppe, gedämpfte Kohlrabi, Kartoffelpüree mit Soja-Milch zubereitet

Abendessen
Früchte und Nüsse
Reisbrei mit Soja-Milch
Pflaumenkompott

5. Tag
Frühstück
(wie oben)

Mittagessen
Früchte
Rohgemüse: Chicorée, Grünkohl
Gekochte Speisen: Lattich, gedämpft, Haferflockenbrätlinge mit Soja (statt Eiern)
Gefüllte Äpfel (mit Weinbeeren und Nüssen)

Abendessen
Wie Frühstück, statt Tee Soja-Milch

6. Tag
Frühstück
(wie oben)

Mittagessen
Früchte
Rohgemüse: Pastinake, Rosenkohl
Gekochte Speisen: Reissuppe, Brokkoli, gedämpft, Kümmelkartoffeln

Abendessen
wie oben

7. Tag
Frühstück
(wie oben)

Mittagessen
Früchte
Rohgemüse: Chicorée, Lattich
Gekochte Speisen: Rosenkohl, gedämpft, japanischer Reis
Bananenkaltschale

Abendessen
Wie oben, mit Zulage von natriumfreiem Käse

2. Weniger strenge Kost: salzarme Kost (1 Woche)

1. Tag
Früchte, Dörrfrüchte
Rohgemüse: Karotten, Endivien, Kopfsalat
Gemüsebrühe mit Brotwürfelchen o. S.
Schwarzwurzeln mit Zitrone und Rahm
Tomatenkartoffeln

2. Tag
Früchte, Dörrfrüchte
Rohgemüse: Randen, Gurken, Kresse
Tomaten, gefüllt mit Reis
Zitronencreme

3. Tag
Früchte
Rohgemüse: Sellerie, Tomaten, Feldsalat (Nüsslisalat)
Griesssuppe
Gehackter Kohl
Kümmelkartoffeln

4. Tag
Früchte
Rohgemüse: Schwarzwurzeln, Spinat, Endivien
Maisschnitten
Apfelcreme

5. Tag
Früchte
Rohgemüse: Rettich, Zucchetti, Kopfsalat
Gemüsesuppe
Krautstiele in Sauce
Lyonerkartoffeln

6. Tag
Früchte
Rohgemüse: Blumenkohl, Kresse, Kopfsalat
Kerbelsuppe
Spinatteigwaren mit Tomatensauce und salzlosem Käse

7. Tag
Früchte
Rohgemüse: Rohe gefüllte Tomaten mit Selleriesalat und Kopfsalat
Gedämpfte Stachys mit etwas Zitronensaft
Kartoffelpüree mit Tomaten und Kräuterpulver bestreut
Griessköpfchen mit Himbeersirup

Frühstück
Birchermüesli oder Früchte oder Fruchtsaft
Vollkornbrot mit Malzextrakt und ohne Salz gebacken
Butter oder Reform-Pflanzenmargarine
Hagebuttentee oder Kräutertee
Nüsse, gerieben oder ganz

Nachtessen
Früchte oder Fruchtsalat oder
½ Grapefruit
oder Birchermüesli
Dazu eine Suppe, Brot, salzloser Käse oder Backkartoffeln mit Kräuterquark und Salat
oder belegte Brötchen und Salat usw.

Mineralwasser für Nierenkranke
Basische Heilwässer können vor Übersäuerung bei chronischer Niereninsuffizienz schützen
Heilwässer unterstützen die natürlichen Puffersysteme des Körpers und helfen dadurch, die Säurebelastung des Organismus zu begrenzen. Sie helfen mit, dass man die Nierenfunktion länger erhalten kann. Die Mineralwasserquellen der Berge enthalten meistens alkalisierende Mineralstoffe, zum Beispiel die Quellen: Walser, Evian, Aproz, San Pellegrino u.v.a.

Rezepte für Nieren- und Blasenkranke

Bei nephrotischem Syndrom und Glomerulonephritis soll man alle Rezepte, die mit einem (*) bezeichnet sind, nicht verwenden, da an diesen Krankheiten Autoimmunphänomene wesentlich beteiligt sind. Tierische Proteine sind den menschlichen so ähnlich, dass die Unterscheidung das Immunsystem belastet. Auch bei Verdauungsproblemen die, wie wir gesehen haben, bei chronisch rezidivierenden Harnwegsinfekten und einer Reizblase oft vorhanden sind, besteht in der Regel eine Unverträglichkeit für Milcheiweiss und Weizen, oft auch für Hühnerei, Pilze und Backhefe. Darum soll man die mit (*) bezeichneten Rezepte in solchen Situationen nicht zubereiten.

Säfte

Säfte sind „Rohkost“ in mechanisch verfeinerter Form als zusätzliche spezielle Anreicherung und wenn grobe Bestandteile (Zellulose) verboten sind. Die unzerkleinerte Rohkost ist aber immer hochwertiger und kann auf die Dauer durch Säfte nicht ersetzt werden. Für die Zubereitung von Säften werden die Rohgemüse gründlich gereinigt, mit einer Handpresse oder elektrischen Zentrifuge gepresst und sofort serviert. Jedes Stehenlassen bedeutet Werteverlust.
Wird eine kleine Handpresse verwendet, müssen Früchte und Gemüse zerkleinert werden. Dann muss man Äpfel, Birnen und alle Knollengemüse fein raffeln, Blattgemüse und Kräuter fein wiegen. Dies ist sehr aufwendig, sodass sich eine Frischsaftzentrifuge lohnt.

Fruchtsäfte

Ungemischte Fruchtsäfte
Orangen, Mandarinen, Grapefruits, Äpfel, Birnen, Trauben, Erdbeeren, Heidelbeeren, Johannisbeeren, Cassis, Himbeeren, Pfirsiche, Aprikosen, Pflaumen, Mango, Kaki, Kiwi.

Gemischte Fruchtsäfte
(Zitrusfrüchte nur, falls keine Überempfindlichkeit dagegen besteht)
z. B. Orangen, Mandarinen, Grapefruits, Kaki oder Beerensaft mit Apfelsaft oder Beerensaft mit Pfirsich-, Aprikosen- oder Pflaumensaft oder geschlagene Bananen mit Orangen-, Beeren-, Pfirsich-, Mango- oder Aprikosensaft.

Beigaben je nach Wunsch oder Vorschrift: Zitronensaft, Honig, Ahornsirup, Fruchtkonzentrat, Mandelpüree, Joghurt, Mandelmilch, Leinsamen-, Reis- oder Gerstenschleim.

Gemüsesäfte

Frisch verabreicht haben sie einen hohen Mineral- und Vitamingehalt. Jeder Saft hat seinen speziellen Wert.

Ungemischte Gemüsesäfte
Tomaten, Karotten, Randen (Rote Bete), Rettich, Kohl, Sellerie, sämtliche Blatt-, Knollen- und Wurzelgemüse. Im Frühling Blutreinigungskur mit Brennnessel-, Sauerampfer- und Löwenzahnsaft.

Gemischte Gemüsesäfte
Karotten, Tomaten, Spinat zu gleichen Teilen (schmeckt vorzüglich)
Tomaten und Karotten
Tomaten und Spinat
Andere Mischungen (und Cocktails) können nach eigenem Geschmack kombiniert werden.

Abwechslungsweise: Sauerampfer, Brennnessel, Schnittlauch, Petersilie, Zwiebeln, zarte Sellerieblätter oder Knollen und andere Kräuter mitpressen.

Beigaben pro Glas (1½–2 dl): 1 Essl. Mandelpüree oder Buttermilch, etwas Zitronensaft, evtl. etwas Fruchtkonzentrat. Evtl. Leinsamen-, Reis- oder Gerstenschleim. Es können auch andere Blattgemüse oder Salate verwendet werden, z. B. Weisskraut, Endivien, Feldsalat (Nüsslisalat), Lattich, Löwenzahn.

Kartoffelsaft

Gut gereinigte, evtl. geschälte Kartoffeln. Man darf keine unreifen, angegrünte oder gekeimte verwenden. Falls schwarze Stellen daran sind, müssen diese, wie bei allen Wurzelgemüsen, ausgeschnitten werden, da solche Schimmelpilze die Inselzellen der Bauchspeicheldrüse vergiften. Zubereiten wie Karottensaft. Man darf nur eine kleine Kartoffel verwenden, da rohe Kartoffeln Solanin enthalten, das in grösserer Menge giftig ist. Man kann den Geschmack verbessern, indem man einen Apfel dazu zentrifugiert. Kartoffelsaft wirkt gut gegen Sodbrennen, darf aber nicht oft getrunken werden.

Schleim als Zusatz zu Säften

Der Schleim wird den Rohsäften zu 1/3 beigemischt; er neutralisiert die Schärfe des Frucht- oder Gemüsegeschmacks. Das Tagesquantum kann einmal täglich zubereitet und in der Thermosflasche bis zum Gebrauch aufbewahrt werden.

Reis- oder Gerstenschleim
1 gehäuften Teel. Reis- oder Gerstenvollkornmehl mit 2 dl kaltem Wasser anrühren und unter ständigem Rühren 5 Min. kochen. Erkalten lassen.

Birchermüesli

Alle Rezepte sind für 1 Person berechnet.

Das Apfelmüesli

Das Original-Apfelmüesli, wie es Dr. Maximilian Bircher seinerzeit erfunden und tausendfach erfolgreich an seinen Patienten angewendet hat, ist auch nach unserer langjährigen Erfahrung eine ganz hervorragende Diätspeise geblieben, wenn es richtig zubereitet wird. Am besten eignen sich für das Müesli die sauren, weissfleischigen saftigen Äpfel, z. B. Klaräpfel, Gravensteiner, Granny Smith, Menznauer Jäger, Jonathan, Ontario, Rubinette, Glockenäpfel, Braeburn, Topas, Champagner-Reinetten, Cox-Orange, aber auch Golden-Delicious und Gala, wenn nicht überreif. Bei der Verwendung von trockeneren und faden Apfelsorten kann das Aroma angereichert werden mit etwas frisch abgeriebener Schale von ungespritzten Orangen oder Zitronen oder auch mit Orangensaft oder mit etwas Hagebuttenmus oder etwas frisch geriebenem Ingwer.

Apfelmüesli mit Mandel- oder Sesampüree (vegan)

Da heute sehr viele Menschen wegen der industriellen Verarbeitung Kuhmilch, Joghurt und Sauerrahm nicht mehr vertragen, ist dieses Rezept für die meisten Menschen das geeignetste:

Grundrezept
1 Essl. Haferflocken
3 Essl. Wasser
½ Essl. Zitronensaft
1 Essl. Mandel- oder Sesampüree
1 Essl. Honig
3 Essl. Wasser
200 g Äpfel
1 Essl. Haselnüsse oder Mandeln, gerieben

Haferflocken ein paar Stunden einweichen. Wenn man feine, biologische, vorgedämpfte „Rapidflocken“ verwendet, ist das Einweichen nicht unbedingt nötig. Zitronensaft, Püree, Honig und Wasser mit dem Schwingbesen zu einer sämigen Sauce rühren, Haferflocken beifügen. Die Äpfel mit der Bircher-Raffel hineinreiben und oft umrühren, damit sie nicht braun werden. Man kann auch die Äpfel in Stücke schneiden und mit dem Stabmixer verarbeiten. Wenn man sie nicht allzu glatt mixt, erhält man dasselbe Resultat, wie mit der Raffel. Mandeln darüberstreuen, sofort servieren. Mit mundgerechten Fruchtstückchen oder Beeren dekorieren.

Varianten: Statt Haferflocken können Weizen*-, Reis-, Gerste-, Roggen-, Hirse-, Buchweizen- oder Sojaflocken verwendet werden, evtl. auch mit Hefeflocken* gemischt (Anreicherung mit Vitamin B12). Mit Haferflocken ist es aber am besten verdaulich. Viele Menschen vertragen heute Hefe nicht mehr, da sie in allen Formen: als Backhefe, Hefegewürze, als Geschmacksverstärker usw. zu oft verwendet wird.

N.B. zu „Hefeextrakten“: diese enthalten oft Glutamat, da die Politiker erlaubt haben, dass man dieses nicht mehr deklarieren muss, sondern als „Hefeextrakt“ getarnt beifügen darf. Glutamat ist schädlich für die Gesundheit.

Apfelmüesli mit Joghurt oder Sauer- oder Buttermilch*

1 Essl. Haferflocken
3 Essl. Wasser
2 Essl. Bifidus-Joghurt oder Bifidus-Sauer- oder Buttermilch
1 Teel. Honig
200 g Äpfel
1 Essl. Haselnüsse oder Mandeln, gerieben

Die Haferflocken wenn möglich ein paar Stunden einweichen. Haferflocken mit Joghurt* oder Sauermilch* und Honig zu glatter Sauce rühren. Die gewaschenen, von Stiel und Fliege befreiten Äpfel auf der Bircher Raffel direkt in die Sauce reiben und öfters umrühren, damit das Müesli appetitlich weiss bleibt. Die Nüsse darüberstreuen und sofort servieren. Nie stehen lassen.

Andere Variante: 1 Teel. eingeweichte Haferflocken mischen mit 1 Teel. Getreidekörner (24 Std. in Wasser einweichen, dann auf ein Sieb leeren, kalt abspülen, ganz, geschrotet oder gemixt).

Apfelmüesli mit Rahm*

(für Menschen mit nephrotischem Syndrom oder Glomerulonephritis ist dieses Rezept nicht geeignet. Es ist ein speziell angereichertes Rezept bei erwünschter Gewichtszunahme)

1 Essl. (8 g) feine Haferflocken
3 Essl. Wasser
½ Essl. Zitronensaft
3–4 Essl. Rahm
1 Essl. Honig
200 g Äpfel
1 Essl. Haselnüsse oder Mandeln, gerieben

Zubereitung wie Grundrezept.

Müesli mit Beeren oder Steinobst

(besonders reich an Vitamin C)
Zubereitung einer Mandel- oder Sesampüree-Sauce oder Joghurt-Sauce*.
Zuletzt beifügen:
150–200 g Erdbeeren oder Himbeeren, Heidelbeeren, Johannisbeeren, Cassis oder Brombeeren, mit der Gabel leicht zerdrückt
oder
150–200 g Zwetschgen, Pfirsiche oder Aprikosen, entsteint und durch die Hackmaschine getrieben oder mit dem Messer fein geschnitten.

Müesli mit verschiedenen Früchten

folgende Kombinationen schmecken besonders gut:
Erdbeeren und Himbeeren
Erdbeeren, Himbeeren und Johannisbeeren
Erdbeeren und Äpfel
Brombeeren und Äpfel
Äpfel mit fein geschnittenen Orangen- und Mandarinenschnitzen
Äpfel und Bananen
Äpfel und Pfirsiche
Sauce: Mandelpüree- oder Sesampüree-Sauce oder Joghurt-Sauce*.
Nur frische Früchte, keinesfalls Früchte aus der Dose (Fruchtsalat etc.!) verwenden.

Müesli mit getrockneten Früchten

Stehen einmal keine frischen Früchte zur Verfügung, kann man das Müesli auch mit Dörrobst (Äpfel, Aprikosen, Zwetschgen, Birnen) zubereiten. 100 g getrocknete Früchte werden gewaschen, 12 Std. in kaltem Wasser eingeweicht und durch die Hackmaschine getrieben. Mit Mandelpüree- oder Sesampüree-Sauce oder Joghurtsauce* vermengen. Bei Dörrobst soll man unbedingt auf gute Qualität ohne Konservierungs- und Bleichmittel achten, sonst könnten Magen- und Darmstörungen auftreten.

Müesli mit Kondensmilch*

Sollten einmal weder Mandel- oder Sesampüree noch Frischjoghurt vorrätig sein, so kann das Müesli auch mit Kondensmilch nach dem ursprünglichen Originalrezept zubereitet werden. Nachteil: Die Kondensmilch ist meist gezuckert.

Früchte-Frischkorn-Speisen

Frischkornschrotbrei mit Banane

2 Essl. Getreideschrot (Weizen*, Roggen, Hafer)
½ Banane
1 Teel. Honig
Zitrone nach Geschmack

Getreideschrot 12 Stunden einweichen, dann mixen. Die Banane mit der Gabel zerdrücken und beifügen. Mit Honig und Zitronensaft abschmecken. Sofort servieren.

Frischkornschrot mit Beeren

1 gestr. Essl. frisch geschrotetes Vollkorn (Weizen*, Roggen, Hafer)
1 Essl. Wasser
1 Essl. Honig
Zitronensaft nach Belieben
100 g Beeren (irgendwelcher Art)

Schrot ca. 6 Std. einweichen. Beeren mit dem Holzlöffel zerdrücken oder mixen und zusammen mit Honig und Zitronensaft unter den Schrot mischen.

Frischkornschrot mit Orangensaft

1 gestr. Essl. frisch geschrotetes Vollkorn (Weizen*, Roggen, Hafer)
1 Essl. Wasser
1 Essl. Honig
1 dl Orangensaft
1 Essl. geriebene Nüsse

Getreideschrot ca. 6 Std. einweichen. Honig, Orangensaft und Nüsse daruntermischen.
Der Frischkornschrot kann auch ungemixt, nur eingeweicht daruntergemischt werden.

Kaltschalen

Kaltschale

2 Pfirsiche oder Beeren
oder Steinobst oder Kernobst
2 Essl. Fruchtzucker
1 Teel. Agar-Agar
1 dl Wasser
Zitronensaft

Pfirsiche fein schneiden, Beeren ganz lassen, Stein- oder Kernobst zerkleinern und mit Zitronensaft übergiessen, um das Braunwerden zu verhindern. Für die Sauce Fruchtzucker und Agar-Agar-Pulver trocken vermischen, dann mit Wasser aufkochen, bis das Agar-Agar sich ganz aufgelöst hat. Warm über die Früchte giessen, dann erkalten lassen.

Rohgemüse und Salate

Bei der Zubereitung von Rohgemüse und Salaten beachte man drei Punkte:

1. Frische und Qualität

Für die Diät für Nieren- und Blasenkranke (wie übrigens auch für alle anderen Diäten und eine vollwertige Alltagsernährung) sollen nur sonnengereifte, biologisch gezüchtete Gemüse und Salate verwendet werden. Sie sind nicht nur gesundheitlich, sondern auch geschmacklich am besten. Heute ist das Angebot aus biologisch geführten Betrieben mit Qualitätsgarantie sehr gross; auch in Supermärkten wird Biogemüse angeboten. Natürlich ist es besonders schön, Gemüse und Salate aus dem eigenen Garten zu gewinnen. Kräuter und Tomaten lassen sich auch auf dem Balkon ziehen. Man wähle junge, zarte Blattsalate und Wurzelgemüse, nicht gebleicht, ohne welke Blätter oder angefaulte Strünke. Für eine Heildiät ist es besonders wichtig, nur ganz frische und qualitativ erstklassige Pflanzen zu verwenden. Rohgemüse werden direkt vor dem Essen zubereitet und immer sofort mit der Sauce vermischt. Beim Stehenlassen an der Luft nimmt der Vitamingehalt der zerkleinerten Gemüse und Salate deutlich ab.

2. Gute Reinigung

Biologisch und ohne Jauchedüngung angebaute Gemüse enthalten keine Wurmeier. Trotzdem müssen alle frischen Pflanzen gründlich und sorgfältig gereinigt werden. Dabei ist zu bedenken, dass wasserlösliche Substanzen wie Vitamin C, Vitamine der B-Gruppe und Mineralstoffe im Wasser ausgelaugt werden.

3. Harmonische Zusammenstellung

Jeder Salatteller soll wenn möglich aus dem Dreiklang: Wurzel-Frucht-Blatt bestehen. Besonders grüner Blattsalat gehört in der Heildiät immer dazu. Bei den Saucen ist Abwechslung für die verschiedenen Zutaten der Rohkost erwünscht. Ein farblich schön zusammengestellter Salatteller erfreut nebst dem Gaumen auch das Auge und regt den Appetit an.

Kleine Garnituren aus Kräutern, Radieschen, jungen Karotten oder Oliven machen das Rohgemüsegericht noch farbenfroher und festlicher. Die Dreizahl sollte jedoch im Alltag pro Mahlzeit nicht überschritten werden; ein übertriebenes Vielerlei kann die Verdauung stören.

Reinigung der Blattgemüse

Bei Kopfsalat, Endivien, Lattich, Eisberg und ähnlichen Grünblattsalaten, bei Weisskraut, Kohl und Rotkraut usw. die Blätter auseinandernehmen und einzeln unter dem laufenden Wasser sorgfältig reinigen. Mehrere Male nachspülen und gut ausschwingen.
Kleinblättrige Salate wie Feld-(Nüssli-) und Schnittsalat, Spinat, Löwenzahn, Kresse, Rucola und Rosenkohl mehrmals in kleinen Portionen durchspülen, Würzelchen und zähe Stiele entfernen. Chicorée und Cicorino halbieren, äussere Blätter entfernen und gut durchspülen.

Reinigung der Wurzelgemüse

Sellerie, Karotten, Rettich, Radieschen, Randen, Kohlrabi, Schwarzwurzeln. Mit einer Bürste unter dem laufenden Wasser reinigen, schälen und sofort in die fertige Sauce raffeln oder hobeln und gut mischen, damit die Gemüse ihre frische Farbe nicht verlieren.

Reinigung der Gemüsefrüchte

Tomaten waschen und in Schnitze oder Scheiben schneiden. Gurken schälen und klein schneiden oder hobeln. Biologisch gezogene junge Gurken brauchen nicht geschält zu werden.

Für Salate nur junge, zarte Zucchetti verwenden, gut waschen, nicht schälen, in Ringe oder Stäbchen schneiden. Grüne und gelbe Peperoni (Paprikaschoten) sind weniger scharf als die roten. Waschen, halbieren, Kerne entfernen und klein schneiden. Leider stammen heute Peperoni fast ausschliesslich aus Hors-sol-Anbau. Blumenkohl und Brokkoli in grössere Stücke zerlegen, rüsten und gründlich unter laufendem Wasser reinigen. Stangensellerie waschen, schälen, zähe Teile wegschneiden. Lauch und Fenchel halbieren, rüsten und unter der Brause waschen.

Salatsaucen

Die Mengenangaben sind für 1 Person berechnet. Da im Allgemeinen viel zu viel Salz genossen wird, was sich nachteilig für die Gesundheit auswirkt, werden alle Saucen für Salate und Rohkost salzlos zubereitet. Statt Salz verwenden wir frische Küchenkräuter, Zwiebeln, Sojaprodukte (z.B. Miro), Kelpamare, evtl. gepressten Knoblauch.

Zubereitung der Rohkost

Wichtig ist, dass immer zuerst die Sauce für die Salate und Rohgemüse hergestellt wird, um dann die sorgfältig gewaschenen Blätter oder Wurzeln direkt in die Sauce zu reiben, zu hobeln oder zu schneiden und sie sofort mit der Sauce zu vermischen. Auf diese Weise wird eine Wertverminderung durch Einwirkung von Luft-Sauerstoff möglichst vermieden. Dies ist besonders deutlich sichtbar bei geriebenen Äpfeln und Sellerie, die sich ohne Sauce rasch verfärben, aber gemischt mit Sauce schön weiss bleiben. Doch auch angemachte Salate und Rohgemüse sollen nicht lange stehen bleiben, sondern möglichst bald gegessen werden.

Ölsauce

1 Essl. Öl (Raps-, Sonnenblumen- oder Olivenöl aus erster Kaltpressung, Distelöl, Baumnussöl)
1 Teel. Zitronensaft oder biol. Obstessig
evtl. Knoblauch, gepresst
1 Teel. frische oder 1 Messerspitze getrocknete Kräuter

Alle Zutaten vermischen und die Sauce sämig schwingen. Sehr schmackhaft wird die Sauce durch einen Spritzer Sojasauce oder Kelpamare.
Diese klassische Salatsauce passt zu allen Blattsalaten (Kopfsalat, Lattich, Kresse usw.) und Fruchtsalaten (Tomaten, Gurken usw.)

Quark-Joghurtsauce*

(bei fettarmer Diät)
1 Essl. Magerquark
3 Essl. Joghurt oder Sauermilch
½ Teel. Zitronensaft
frische, fein gehackte Kräuter
fein gehackte Zwiebel oder
gepresster Knoblauch

Alle Zutaten mit dem Schwingbesen gut vermischen.
Passt besonders gut zu Wurzelgemüsen (Karotten, Sellerie, Rettich usw.)

Joghurtsauce*

(für die fettarme Diät)
2–3 Essl. Joghurt
einige Tropfen Zitronensaft
evtl. etwas Zwiebeln, gerieben
evtl. Knoblauch, durchgepresst
1 Teel. frische oder 1 Messerspitze getrocknete Kräuter

Alle Zutaten mit dem Schwingbesen gut vermischen.
Eine erfrischende Sauce zu Kresse oder Spinat, zu Fruchtsalaten (Tomaten, Gurken) und zu Wurzelgemüsen (Kohlrabi, Rettich, Radieschen).

Rahmsauce*

2 Essl. Sauerrahm
1 Teel. Magerquark
1 Teel. Zitronensaft
ganz wenig Pfeffer
1 Teel. frische oder 1 Messerspitze getrocknete Kräuter

Mit dem Schwingbesen alle Zutaten gut vermischen.
Passt zu fast allen Wurzel- und Fruchtsalaten. Zur Abwechslung kann man den Zitronensaft durch Orangensaft ersetzen, gibt der Rohkost eine neue Note. Zu Sellerie-, Randen- (Rote Bete) oder Chicoréesalat kann man dieser Sauce etwas frisch geriebenen Meerrettich beifügen, schmeckt sehr anregend.

Mandelpüree- oder Sesampüree-Sauce (vegan)
(Diät ohne tierisches Eiweiss)

1 Essl. Mandel- oder Sesampüree
3 Essl. Wasser
1 Teel. Zitronensaft
evtl. Knoblauch, durchgepresst
1 Teel. frische oder 1 Messerspitze getrocknete Kräuter

Sesam- oder Mandelpüree mit dem Wasser langsam glatt rühren und dann die übrigen Zutaten dazugeben.
Diese sehr schmackhafte Sauce passt ausgezeichnet zu Wurzelgemüsen.

Mayonnaise, klassisches Rezept*

für 4 Personen:
1 Eigelb
1 Essl. Zitronensaft

2 dl Öl
Zwiebel, Kräuter, wenig Kelpamare

Das Eigelb mit einigen Tropfen Zitronensaft gut verquirlen. Unter gleichmässigem Rühren mit dem Schwingbesen das Öl tropfenweise beifügen. Wird die Mayonnaise zu dick, mit etwas Zitronensaft verdünnen. Zuletzt nach Belieben würzen.

Für 1 Portion:
1 Essl, Mayonnaise
1 Teel. Zitronensaft
1 Teel. frische oder
1 Messerspitze getrocknete Kräuter

Alles gut vermischen.

Mayonnaise aus Soja-Vollkornmehl statt Ei

(Rezept bei veganer Ernährung und Verbot von tierischem Eiweiss)
(ergibt 6–8 Portionen)
2 Essl. weizenreifes Soja-Vollkornmehl
6 Essl. Wasser
2 dl Öl

Soja-Vollkornmehl und Wasser zu einer glatten Masse verrühren, Öl langsam unter ständigem Rühren mit dem Schwingbesen beifügen.
Die Mayonnaise kann im Kühlschrank ein paar Tage aufbewahrt werden.

Für 1 Portion braucht man:
1 Essl. Mayonnaise
1 Teel. Zitronensaft
evtl. etwas Senf
1 Teel. frische oder 1 Messerspitze getrocknete Kräuter

Alle Zutaten gut vermischen.
Mayonnaise ist eine beliebte Sauce zu vielen Fruchtsalaten und Wurzelgemüsen.

Quark-Mayonnaise*

1 Essl. Rahm- oder Magerquark
1–2 Essl. Milch
evtl. 1 Eigelb
1–2 Essl. Öl
½ Teel. Diätsenf
1 Teel. Zitronensaft
etwas Kelpamare
viel frische gehackte Kräuter

Quark und Milch glatt rühren, evtl. das Eigelb zum Verfeinern zufügen. Öl, Senf und Zitronensaft gut daruntermischen, mit Kelpamare und Kräutern würzen.

Pikante Quarksauce*

(wenn keine Fettempfindlichkeit besteht)
1 Essl. Quark
3 Essl. Joghurt oder 1 Essl. Rahm und
2 Essl. Joghurt
1 Teel. Sojamehl oder
1 Eigelb
1 Essl. Zitronensaft
etwas Meerrettich
oder Muskat und Curry
½ Apfel, fein gerieben
Kresse oder Kerbel, gehackt
½ Teel. Fruchtkonzentrat oder
Sanddorn

Alle Zutaten gut verrühren oder mixen, die Gewürze nach Geschmack variieren.

Salatsaucen süss-sauer

Zur Abwechslung kann jede Salatsauce durch Zugabe von etwas Obstsaftkonzentrat, Birnendicksaft (Birnel), Honig oder Tomatenpüree süss-sauer abgeschmeckt werden. Auch Sauermilch, verrührt mit Obstsaftkonzentrat oder Birnel ergibt eine fettarme Sauce, die sich gut für Karotten- oder Blattsalate eignet.

Rohgemüse, gemischt

Chicorée mit Tomatenwürfelchen: Ölsauce oder Mayonnaise
Peperoni und Fenchel: Ölsauce
Fenchel, Chicorée und Tomatenwürfelchen: Mayonnaise oder Mandelpüreesauce
Fenchel und Karotten: Rahmsauce* oder Mandelpüreesauce
Blumenkohl und Karotten: Rahmsauce* oder Mandelpüreesauce
Tomaten und Peperoni: Ölsauce oder Mayonnaise*

Diese Mischsalate müssen sehr gut gekaut werden. Bei Übelkeit ohne Sauce reichen.

Tomaten, roh, gefüllt

mit Gurken: Ölsauce oder Mayonnaise*
mit Sellerie: Rahmsauce* oder Mandelpüreesauce
mit Blumenkohl; Rahmsauce* oder Mandelpüreesauce

Sellerie-Apfel-Bananen-Rohkost

20 g Quark*
3 Essl. Rahm* oder Joghurt*
Saft von ½ Zitrone
200 g fein gewürfelte Äpfel
100 g Bananenrädchen
50 g geriebener Sellerie
einige Walnüsse

Quark mit Rahm oder Joghurt verrühren, die weiteren Zutaten gut damit vermischen, evtl. etwas Joghurt beifügen, falls die Mischung zu trocken ist. Mit einigen Walnüssen garnieren.
Bei veganer Diät kann statt Rahm Sesamrahm verwendet werden.

Getreidekörner, gekeimt

Besonders hoher Gehalt an Vitamin-E- und -B-Gruppe. Allgemeine Kräftigung.
Weizen*, Roggen, Hafer, Gerste.

1. Tag, abends: Körner im Sieb unter der Dusche oder dem Wasserstrahl waschen und in ein Schüsselchen geben. Mit Wasser überdecken. Zimmertemperatur, Ofennähe.

2. Tag, morgens: Abspülen und auf flachem Teller trocken ausbreiten. Zimmertemperatur, Ofennähe.
Abends: In das Schüsselchen geben und wieder mit Wasser überdecken. Zimmertemperatur, Ofennähe.

3. Tag, morgens: Abspülen und auf dem Teller trocken ausbreiten.
Abends: In das Schüsselchen geben und mit Wasser überdecken. Zimmertemperatur, Ofennähe.
Die Körner sollen 1–2 cm lange Keime entwickelt haben.

Speziell als Kindernahrung

Geschrotetes Getreide eingeweicht, gemixt mit Bananen, Honig, Wasser.

Sauerkrautsalat

Sauerkraut ist ein besonders wertvolles Rohgemüse, vor allem im Winter. Es ist roh leichter verdaulich als gekocht und wirkt galletreibend und desinfizierend. Verwenden Sie nach Möglichkeit das salzarme Bio-Sauerkraut. Eine Beigabe von klein geschnittenem rohem Sauerkraut kann Geschmack und Bekömmlichkeit von gedämpftem Sauerkraut wesentlich verbessern. Für einen Salat wird Sauerkraut gelockert und klein geschnitten, mit einigen Kümmelkörnern oder gemahlenem Kümmel, 3–4 zerkleinerten

Wacholderbeeren, gehackter Zwiebel und einem in kleine Streifen geschnittenen Apfel oder klein gewürfelter frischer Ananas vermischt. Als Sauce wählt man Ölsauce. Dazu passen besonders gut Nüsslisalat (Feldsalat) und ein rohes Wurzelgemüse.

Gemixte – pürierte Rohgemüse

Schreibt der Arzt „pürierte Kost" vor, so können gewisse Rohgemüse im Mixer zusammen mit der Sauce gemixt werden. Dies als Übergang von saftförmiger zu normaler Rohgemüsenahrung.

Beispiele

1 Tomate 70 g, 1 Handvoll Spinat 30 g, 1 kleine Karotte 70 g, eine Messerspitze Majoran, mit Ölsauce

1 Tomate 70 g, 1 Handvoll Kopfsalat 20 g, 1 kleines Stück Sellerie 20 g, mit Rahmsauce* (als Gewürz Liebstöckel)

Randen (Rote Bete) 30 g, Zucchetti 40 g, Kopfsalat 20 g, mit Rahmsauce* (als Gewürz Dill)
Sellerie 40 g, Karotten 40 g, Spinat 20 g, Mandelpüreesauce (als Gewürz Rosmarin).

Zum Rohgenuss geeignete Gemüse und die dazu passenden Kräuter und Saucen

Gewürze

Frische Wild- und Küchenkräuter sind vitalstoffreich und ermöglichen fein dosiert eine reiche Abwechslung in Geschmack und Duft der Speisen und Rohsalate, sie regen den Appetit und die Verdauungssekretion an. Auch gehackte Zwiebeln, Knoblauch, geriebener Meerrettich, Ginger, Kardamom, Kelpamare und Sojawürzen (z. B. Miso) aus dem Reformhaus bereichern die Gerichte an wertvollem Gehalt und Aroma. Scharfe Gewürze wie Senf, Chili, Pfeffer, Curry sollen nur in kleinen Mengen verwendet werden, denn zu starke Reize auf die Verdauungssäfte können Durst, Übelkeit, Magenbrennen, Verdauungsbeschwerden und Kopfweh verursachen.

Salatsaucen

Verwenden Sie die verschiedenen Saucen je nach ärztlicher Vorschrift.

Ölsauce (mild)

1 Essl. Öl (Raps-, Sonnenblumen- oder Olivenöl aus erster Kaltpressung, Distelöl, Baumnussöl). Immer ⅓ Leinöl oder Hanföl zugeben.
1 Teel. Zitronensaft oder biol. Obstessig
evtl. Knoblauch, gepresst
1 Teel. frische oder 1 Messerspitze getrocknete Kräuter
Alle Zutaten vermischen und die Sauce sämig schwingen. Sehr schmackhaft wird die Sauce durch einen Spritzer Sojasauce oder Kelpamare.
Diese klassische Salatsauce passt zu allen Blattsalaten (Kopfsalat, Lattich, Kresse usw.) und Fruchtsalaten (Tomaten, Gurken usw.).

Quarksauce*

1 Essl. Magerquark
3 Essl. Buttermilch
½ Teel. Zitronensaft
frische, fein gehackte Kräuter
Alle Zutaten mit dem Schwingbesen gut vermischen.
Passt besonders gut zu Wurzelgemüsen (Karotten, Sellerie, Rettich usw.)

Joghurtsauce*
(für die fettarme Diät)

2–3 Essl. Joghurt
einige Tropfen Zitronensaft
evtl. etwas Zwiebeln, gerieben
evtl. Knoblauch, durchgepresst
1 Teel. frische oder 1 Messerspitze getrocknete Kräuter
Alle Zutaten mit dem Schwingbesen gut vermischen.
Eine erfrischende Sauce zu Kresse oder Spinat, zu Fruchtsalaten (Tomaten, Gurken) und zu Wurzelgemüsen (Kohlrabi, Rettich, Radieschen).

Rahmsauce*

2 Essl. Sauerrahm
1 Teel. Magerquark
1 Teel. Zitronensaft
ganz wenig Pfeffer
1 Teel. frische oder 1 Messerspitze getrocknete Kräuter

Mit dem Schwingbesen alle Zutaten gut vermischen.
Passt zu fast allen Wurzel- und Fruchtsalaten. Zur Abwechslung kann man den Zitronensaft durch Orangensaft ersetzen, gibt der Rohkost eine neue Note. Zu Sellerie-, Randen- (Rote-Bete-) oder Chicoréesalat kann man dieser Sauce etwas frisch geriebenen Meerrettich beifügen, schmeckt sehr anregend.

Mandelpüree- oder Sesampüree-Sauce (mild)

(Bei Diätstufe II und III, ohne tierisches Eiweiss)
1 Essl. Mandel- oder Sesampüree
3 Essl. Wasser
1 Teel. Zitronensaft
evtl. Knoblauch, durchgepresst
1 Teel. frische oder 1 Messerspitze getrocknete Kräuter

Sesam- oder Mandelpüree mit dem Wasser langsam glatt rühren und dann die übrigen Zutaten dazugeben.
Diese sehr schmackhafte Sauce passt ausgezeichnet zu Wurzelgemüsen.

Mayonnaise, klassisches Rezept*

für 4 Personen:
1 Eigelb
1 Essl. Zitronensaft
2 dl Öl
Zwiebel, Kräuter, wenig Kelpamare

Das Eigelb mit einigen Tropfen Zitronensaft gut verquirlen. Unter gleichmässigem Rühren mit dem Schwingbesen das Öl tropfenweise beifügen. Wird die Mayonnaise zu dick, mit etwas Zitronensaft verdünnen. Zuletzt nach Belieben würzen.

Für 1 Portion:
1 Essl. Mayonnaise
1 Teel. Zitronensaft
1 Teel. frische oder
1 Messerspitze getrocknete Kräuter

Alles gut vermischen.

Mayonnaise aus Soja-Vollkornmehl statt Ei (vegan)

(ergibt 6–8 Portionen)
2 Essl. Vollkorn-Reis, Hirse- oder Hafermehl
6 Essl. Wasser
2 dl Öl

Vollkornmehl und Wasser zu einer glatten Masse verrühren, Öl langsam unter ständigem Rühren mit dem Schwingbesen beifügen.
Die Mayonnaise kann im Kühlschrank ein paar Tage aufbewahrt werden.

Für 1 Portion:
1 Essl. Mayonnaise
1 Teel. Zitronensaft
evtl. etwas Senf
1 Teel. frische oder 1 Messerspitze getrocknete Kräuter

Alle Zutaten gut vermischen.
Mayonnaise ist beliebt zu vielen Gemüsefruchtsalaten und Wurzelgemüsen.

Vorschläge für passende Saucen zu Salaten und Rohgemüse

Kopfsalat	nicht zerkleinern	Ölsauce	Schnittlauch, Zwiebel
Schnittsalat	nicht zerkleinern	Ölsauce	Schnittlauch, Zwiebel
Endivien	1 cm breite Streifen schneiden	Ölsauce	Zwiebel, Petersilie
Feldsalat	nicht zerkleinern	Ölsauce	Zwiebel, Petersilie
Kresse	nicht zerkleinern	Joghurtsauce*	Schnittlauch
Spinat	½ breite Streifen schneiden	Joghurtsauce*	Pfefferminze
Kohlsalate: Weisskraut, Sauerkraut, Rosenkohl, Wirsing	hobeln, in feine Streifen schneiden	Ölsauce oder Nussdressing	Liebstöckel, Thymian, Bohnenkraut, Kümmel
Tomaten	in Scheiben oder Würfel schneiden	Ölsauce oder Joghurtsauce*	Basilikum, Thymian, Origano
Gurken	hobeln	Ölsauce	Dill
Fenchel	mit Messer fein schneiden	Rahmsauce* oder Ölsauce	Dill, Schnittlauch, Petersilie
Peperoni	in feine Streifchen schneiden	Ölsauce oder Mayonnaise*	Schnittlauch
Rettich	hobeln oder raffeln	Quarksauce*	Schnittlauch, Petersilie
Radieschen	hobeln oder fein schneiden	Joghurtsauce*	Schnittlauch, Petersilie
Stangensellerie	fein schneiden	Ölsauce oder Mandelpüreesauce	Schnittlauch, Thymian
Zucchetti	auf grober Raffel raffeln oder in Scheiben schneiden	Ölsauce oder Mandelpüreesauce	Dill, Borretsch, Basilikum
Rübchen	fein raffeln	Joghurt-* oder Orangensauce	Schnittlauch, Liebstöckel
Sellerie	fein raffeln	Nussdressing	Ingwer
Randen	fein raffeln	Rahmsauce*	Meerrettich
Blumenkohl, Brokkoli	Röschen kurz abschneiden, Storzen raffeln	Knoblauchsauce	Schnittlauch
Chicorée	1 cm breite Streifen schneiden	Rahmsauce*	Estragon, Petersilie
Topinambur	raffeln	Mayonnaise*	Majoran, Thymian
Kohlrabi	hobeln oder raffeln	Joghurtsauce* oder Nussdressing	Thymian, Liebstöckel
Rotkraut	hobeln oder fein schneiden	Mandelpüreesauce	etwas geraffelter Apfel, Kümmel, Liebstöckel

Schnittlauch, Petersilie und Zwiebeln können nach Geschmack und mit Mass jedem Rohgemüse zugefügt werden.

Die Mayonnaisesauce kann auch mit dem veganen Rezept (Seite 149) zubereitet werden. Statt Joghurt- und Rahmsauce Kann man Mandelpüreesauce verwenden. Rahm kann auch durch Sesamrahm ersetzt werden (Rezept Seite 125)

Milcharten

Kuhmilch kann vollwertig durch folgende Pflanzenmilcharten ersetzt werden. Falls Kuhmilch gestattet ist, verwende man frische Vorzugsmilch (zum roh trinken) oder Joghurt.

Mandelmilch

vegetabile Eiweiss-Öl-Nahrung, reich an wertvollen ungesättigten Pflanzenölen, einschleimend, lindernd

1 Essl. Mandelpüree
1 ½ Teel. Honig
1 ½ dl Wasser und ½ dl Obstsaft (bewirkt eine leichte Eindickung)

Mandelpüree und Honig mit dem Schneebesen verrühren und das Wasser tropfenweise zugeben. Zum Schluss den Obstsaft beifügen. Die Mandelmilch wird aber viel besser, wenn man sie mit dem Mixer zubereitet. Sie schmeckt aber auch ohne Obstsaft sehr gut.

Mandelmilch aus frischen Mandeln

besonders leicht verdaulich

1 ½ Essl. Mandeln, geschält (keine bitteren!)
1 Teel. Honig
1 ½ dl Wasser

Mandeln, Honig und Wasser im Mixer mischen, evtl. zusätzlich passieren.

Pinienkernmilch

sehr reich an leicht verdaulichen, den Stoffwechsel schonenden vegetabilen Ölen und Eiweiss

1 ½ Essl. Pinienkerne, gewaschen
1 Teel. Honig
1 ½ dl Wasser

Zubereiten wie Mandelmilch.

Sesammilch

2 dl Wasser (kalt oder warm)
1 gestr. Essl. Sesampüree
1 Teel. Zitronensaft
1 Teel. Honig

Sesampüree und Honig mit dem Schneebesen verrühren und das Wasser tropfenweise zugeben. Zum Schluss den Zitronensaft beifügen.

Sesamrahm

Wie Sesammilch, aber mit weniger Wasserzusatz. Als Rahmersatz bei gekochten Gerichten und bei Desserts.

Sesamfrappé

Wie Sesammilch oder Sesamrahm mit Beigabe von Obstsaft, Süssmost, Obstkonzentraten.

Sojamilch

1 Tasse Sojabohnen
7 Tassen Wasser
1 Essl. Fruchtzucker, Wasser

Sojabohnen waschen und trocknen, in einer Mandelmühle mahlen. 2 Std. einweichen, dann 20 Min. im Einweichwasser unter ständigem Rühren kochen und passieren. Wasser beifügen bis zur Konsistenz der Kuhmilch. Fruchtzucker zugeben und erkalten lassen.
Heute ist fertige Sojamilch im Reformhaus und allen grösseren Lebensmittelläden erhältlich. Sojamilch ist viel weniger gut verdaulich als Mandelmilch und bei Allergien nicht geeignet.

Butter, Pflanzenfette und Öle

In der Bircherküche verwenden wir für die Rohkost ausschliesslich biologische, kalt gepresste Öle sowie Mandel- und andere Nusspürees, für die Zubereitung gekochter Nahrung auch ganz sparsam etwas frische Butter zum Verfeinern und Pflanzenfette. Mehrfach ungesättigte Pflanzenöle dürfen grundsätzlich nicht erhitzt werden, da sonst freie Radikale entstehen. Olivenöl ist einfach ungesättigt und darf bis 170 °C erhitzt werden.

Frische Butter

zum Verfeinern der Gerichte.

Reform-Pflanzenmargarine und Reform-Speisefette

(in der Schweiz z.B. Nussella, Becel, Olima, in Deutschland Vitaquell, Eden) sind Pflanzenfett-Emulsionen aus natürlich festen, also ungehärteten Fetten wie Kokosöl oder Palmkernöl in Verbindung mit einem höchstmöglichen Anteil flüssiger Öle und Keimöle, insbesondere Sonnenblumen- oder Olivenöl. Sie sollen nicht erhitzt werden.

Nussmus und Mandelpüree

Sie haben einen sehr feinen nussähnlichen Geschmack. Vielseitig auch als Schonkost verwendbar oder anstelle von frischer Butter oder Pflanzenmargarine zu Gemüsen, Kartoffeln, Reis, Teigwaren, aber erst daran gemacht, wenn diese nicht mehr heiss sind.

Sonnenblumenöl kalt gepresst, Maiskeimöl, Distelöl, Leinöl, Olivenöl kalt gepresst

Biologisch schonend behandelt, reich an ungesättigten Fettsäuren, sind sie für die meisten Menschen leichter verdaulich als Butter. Die Pflanzenöle sollen aber, wie erwähnt, nicht erhitzt werden, da sich dabei gefährliche Radikale bilden können. Leinöl hat, wenn es frisch und nicht oxidiert ist, einen leichten Eigengeschmack, sobald dieser stärker wird, ist es ranzig und darf nicht mehr verwendet werden. Wir empfehlen jeden Tag 2 × 2 Esslöffel Leinöl einzunehmen, da es zu 60 % Omega-3-Fettsäuren enthält, welche das Immunsystem gegen übermässige Entzündungen hemmen, vor Oxidation und vor Krebs schützen. Es muss immer sogleich wieder verschlossen werden und im Kühlschrank im Dunkeln aufbewahrt werden. Gibt man Zitronensaft hinzu, so schützt dies vor Oxidation. Avocados enthalten viel Omega-3-Fettsäuren. Es ist gut, diese nach dem Aufschneiden immer mit frischem Zitronensaft zu beträufeln und sie nicht stehen zu lassen, bis man sie isst. Das Verhältnis der Omega-3- zu den Omega-6-Fettsäuren muss mindestens 1:5 sein. Wir empfehlen aber ein Verhältnis von 1:2 bis 1:3. Dies erreicht man, wenn man allen Salatsaucen 1/3 Leinöl zugibt und in jedes Birchermüesli 1 Esslöffel Leinöl. Dies verändert den Geschmack nicht, wenn das Leinöl frisch ist und nicht oxidiert.

Gekochte Speisen

Gekochte Speisen sind angenehm, aber für die Gesundheit nicht notwendig. Wenn man gesund ist oder nach der Heilung, kann die Rohkost mit einem Drittel gekochter Vollwertkost ergänzt werden. Als Heildiät bei Glomerulonephritis, interstitieller Nephritis, nephrotischem Syndrom, bei einer Purpura Schönlein-Henoch und chronisch rezidivierenden Harnwegsinfekten, bei „interstitieller Cystitis" muss man bis zur Heilung bei der Rohkostdiät bleiben, da sich die Heilung sonst deutlich verzögert.

Schonendes Kochen und Dämpfen

Heute wird kaum eine Hausfrau oder Berufstätige auf den Dampfkochtopf verzichten wollen. Dies spart viel Zeit und ist gesünder, da die Inhaltsstoffe weniger aus den Gemüsen ausgewaschen werden. Vor allem bei den Suppen lohnt sich der Einsatz des Dampfkochtopfs bei praktisch allen Rezepten. Die Kochzeit beträgt nur 1/3 bis ¼ der normalen Kochzeiten. Auch bei vielen Gemüse- und Kartoffelrezepten kann man die Nahrung im Dampfkochtopf schonend dämpfen und erhält in viel kürzerer Zeit Gerichte, deren Farbe, Aroma, Vitamine und Nährstoffe erhalten bleiben. Übrigens kann man bei Gemüse (nicht bei Kartoffeln) die Kochzeiten auch beim konventionellen Dämpfen nach Wunsch verkürzen, wenn man die Gemüse knackiger, „mit Biss" liebt. Bei Getreidespeisen ist der Einsatz des Dampftopfes bei Getreidesorten mit langen Kochzeiten (z.B. grobem Mais) empfehlenswert, nicht aber bei Teigwaren.

Suppen

Die Rezepte sind für 1 Person berechnet.

In den folgenden Suppen- und Gemüserezepten wird sehr viel Gemüsebrühe verwendet. In einem kleinen Haushalt lohnt es sich jedoch nicht, täglich frische Gemüsebrühe zuzubereiten. Stattdessen kann man gewöhnliches Wasser und zum Würzen salzfreie, biologische Gemüsebouillon oder Pasten verwenden. Diese sind im Reformhaus erhältlich. Rahm* verfeinert Suppen und Gemüse. Bei veganer Diät kann man mit Mandelpüree, Sesamrahm oder veganer Mayonnaise oder etwas Olivenöl verfeinern. Bei Unverträglichkeit für Weizen soll das in den Rezepten angegebene Vollkornmehl durch Reis-, Hirse- oder Hafermehl ersetzt werden.

Gemüsebrühe
als einzige Ausnahme ist dieses Rezept für 4 Personen berechnet
1 Essl. Reform-Pflanzenfett
1 Zwiebel
2 Karotten
1 kleiner Sellerie (150 g)**
Kohl, Mangoldblätter
1 Lauchstengel
3–4 l Wasser
½ Lorbeerblatt
Liebstöckel, Basilikum oder
andere, vorzugsweise frische
oder getrocknete Kräuter

Zwiebel mit der braunen Schale halbieren und Schnittfläche im heissen Fett goldgelb rösten. Die klein geschnittenen Gemüse beifügen und mindestens ¼ Std.

zugedeckt auf kleiner Flamme dämpfen. Mit dem Wasser ablöschen und 2 Stunden auf kleiner Flamme kochen. Nach Belieben würzen.

**Bei strenger, natriumfreier Diät weglassen

Gemüsebouillon
3 dl Gemüsebrühe
evtl. wenig Kelpamare, ausser bei salzfreier Diät
10 g Nussmus oder Reform-Pflanzenfett
Petersilie, Schnittlauch, frisch gehackte Kräuter

Die nach obigem Rezept zubereitete Gemüsebrühe über Nussmus oder Pflanzenfett und Kräuter anrichten. Evtl. mit Kelpamare nachwürzen.

Suppeneinlagen

Butterklösschen*
½ Essl. Butter
1 Essl. Mehl
¼ dl Milch, heiss
½ Ei
Liebstöckel, Basilikum, Petersilie, Schnittlauch,
Majoran, evtl. etwas Muskat

Das Mehl in der Butter dünsten, die heisse Milch beifügen und schlagen, bis sich die Masse von der Pfanne löst. Das Ei verquirlen und unter den heissen Teig schlagen. Mit Kaffeelöffelchen Klösschen in die kochende Bouillon geben und 5 Min. leicht ziehen lassen. Würzen.

Griessklösschen*
10 g Butter
1 ½ Essl. feiner Griess
½–1 Ei
Majoran, Muskat

Butter schaumig rühren. Griess und Ei mit der Butter gut vermengen und ½ Std. ruhen lassen. Mit Kaffeelöffelchen zu Klösschen formen, in die kochende Gemüsebrühe geben und 15 bis 20 Min. leicht ziehen lassen.

Reissuppe, klare
½ Essl. Reform-Pflanzenfett
etwas gehackte Zwiebel
1 kleine Karotte
etwas Sellerie**
etwas Lauch
1 Essl. Reis
6 dl Gemüsebrühe
Schnittlauch

Zwiebel, fein geschnittene Gemüse und Reis zusammen dämpfen. Heisse Gemüsebrühe zufügen und 15–20 Minuten kochen. Über fein geschnittenen Schnittlauch und Pflanzenfett anrichten.

** Bei strenger, natriumfreier Kost weglassen.

Reissuppe, gebundene
½ Essl. Reform-Pflanzenfett
etwas Sellerie**
1 kleine Karotte
etwas Lauch
1 Essl. Reis
½ Essl. Vollkornmehl oder Reismehl
6 dl Gemüsebrühe oder Wasser
Liebstöckel, Petersilie, Basilikum, Majoran
evtl. wenig Sojasauce
½ Essl. Rahm* oder Sesamrahm
(Rezept Seite 125)
Schnittlauch

Die fein geschnittenen Gemüse und den Reis im Fett dünsten. Das Vollkornmehl darüber streuen, mit der Gemüsebrühe ablöschen und 30 Minuten kochen. Würzen mit Sojasauce und den Kräutern. Rahm und fein geschnittenen Schnittlauch in die Suppenschüssel geben, die Suppe darüber anrichten.

** Bei strenger, natriumfreier Kost weglassen.

Kräutersuppe
1 Essl. Vollkornmehl oder Reismehl
1 dl Milch oder Wasser
5 dl Gemüsebrühe
½ Essl. Rahm* oder Sesamrahm
evtl. 5 g Butter oder Pflanzenmargarine
oder Nussmus oder
1 Eigelb*
Liebstöckel, Basilikum, Estragon,
Majoran, Schnittlauch,
evtl. Muskat oder Kümmel

Vollkornmehl mit etwas kalter Milch oder kaltem Wasser anrühren und in die kochende Gemüsebrühe einrühren.
15 Minuten kochen.
Mit den Kräutern würzen. Rahm und evtl. Butter oder Pflanzenmargarine oder Nussmus oder das Eigelb in die Suppenschüssel geben, Suppe darüber anrichten und verquirlen.

Hafercremesuppe
½ Essl. Reform-Pflanzenfett
2 Essl. feine oder grobe Haferflocken
6 dl Gemüsebrühe
etwas Sellerie**
½ Essl. Rahm* oder Sesamrahm
(Rezept Seite 125)
evtl. wenig Miso
Schnittlauch, evtl. Muskat oder Kümmel

Haferflocken mit oder ohne Pflanzenfett kurz andämpfen, Gemüsebrühe und Sellerie beifügen. Feine Haferflocken 10 Minuten, grobe mindestens 20 Minuten leise köcheln lassen. Nach Belieben würzen. Rahm oder Sesamrahm und Schnittlauch in die Suppenschüssel geben und die passierte Suppe darüber anrichten.

** Bei strenger, natriumfreier Kost weglassen.

Hafergrützsuppe
½ Essl. Reform-Pflanzenfett
2 Essl. Hafergrütze
etwas Zwiebel, gehackt
7 dl Wasser oder Gemüsebrühe
1 dl Milch
etwas Sellerie**, in feine Würfelchen geschnitten
wenig Miso
evtl. 1 Essl. Rahm
Schnittlauch, Petersilie, Majoran oder Borretsch

Zwiebel und Grütze mit oder ohne Pflanzenfett dünsten. Gemüsebrühe und Milch sowie Sellerie beifügen und 45–60 Minuten kochen. Nach Belieben mit wenig Miso würzen. Rahm und Kräuter in die Suppenschüssel geben und die fertige Suppe darüber anrichten.

** Bei strenger, natriumfreier Kost weglassen.

Griesssuppe*
1 Essl. Griess
5 dl Gemüsebrühe
½ Essl. Rahm* oder Sesamrahm
(Rezept Seite 125)
1 Eigelb oder
5 g frische Butter oder Pflanzenfett
oder Nussmus
evtl. wenig Kelpamare
Kümmel, evtl. Muskat
Liebstöckel, Basilikum. Majoran,
Petersilie, Schnittlauch

Griess in die kochende Gemüsebrühe einrühren, Kelpamare und Kümmel beifügen, ½ Std. köcheln. Mit Kräutern beliebig würzen. Rahm und Eigelb oder Butter oder Pflanzenfett oder Nussmus in die Suppenschüssel geben und die fertige Suppe darüber anrichten.

Tomatensuppe
½ Essl. Reform-Pflanzenfett
etwas Zwiebel und Lauch
1 kleine Karotte
1 Knoblauchzehe
1 Tomate
1 Essl. Vollkornmehl
6 dl Gemüsebrühe
evtl. etwas Tomatenpüree

1 Prise Fruchtzucker oder Succanat
Rosmarin, Oregano
5 g Butter* oder Pflanzenfett oder Nussmus
½ Essl. Rahm* oder Sesamrahm
(Rezept Seite 125)
Schnittlauch

Klein geschnittene Gemüse mit oder ohne Pflanzenfett dämpfen, zuletzt die Tomate beifügen. Vollkornmehl darüberstreuen und mit Gemüsebrühe ablöschen. ½ Stunde köcheln, dann passieren. Gewürze und evtl. etwas Tomatenpüree beifügen. Butter oder Pflanzenfett (oder Nussmus) und Rahm in die Suppenschüssel geben und die fertige Suppe darüber anrichten. Mit klein geschnittenem Schnittlauch bestreuen. Nach Wunsch 1 Essl. Reis als Einlage in die Suppe geben oder fettlos geröstete Brotwürfelchen darüberstreuen.

Sommerliche Tomatensuppe
4 reife Sommertomaten
1 Prise Fruchtzucker oder Succanat
1 Prise Meersalz
1 Essl. Rahm

Die Tomaten in Stücke schneiden, kurz aufkochen, würzen und passieren. Rahm dazugeben und die Suppe lauwarm oder kalt servieren.

Verschiedene Gemüsesuppen (Karotten, Spinat, Brokkoli, Blumenkohl)
½ Essl. Reform-Pflanzenfett
etwas gehackte Zwiebel
1½ Essl. Vollkornmehl oder Reismehl
5 dl Gemüsebrühe
1 dl Milch
1 Essl. Rahm* oder Sesamrahm
(Rezept Seite 125)
Gemüse: 1 klein geschnittene Karotte oder 1 kleine Tasse Spinat, gemixt oder fein gehackt, klein gehackter Brokkoli oder Blumenkohl (einige Röschen separat kochen und zurückbehalten)

Zwiebel und Karotten oder Brokkoli oder Blumenkohl mit oder ohne Pflanzenfett dämpfen, Vollkornmehl darüberstreuen und leicht mitdämpfen. Mit Gemüsebrühe und Milch ablöschen und 20–40 Minuten köcheln. Bei der Spinatsuppe zum Schluss den Spinat beifügen und nicht mehr kochen. Die fertige Suppe über den Rahm in der Suppenschüssel anrichten. Bei der Brokkoli- und Blumenkohlsuppe die zurückbehaltenen Röschen beifügen.
Würzen: Für die Karottensuppe Liebstöckel, Rosmarin oder Majoran, 1 Teel. Kümmel.
Für die Spinatsuppe einige Pfefferminzblätter, Petersilie, Schnittlauch, 1 Prise Muskat.
Für die Brokkoli- und Blumenkohlsuppe wenig Basilikum, Petersilie, Schnittlauch, Estragon.

Kerbelsuppe
½ Essl. Reform-Pflanzenfett
etwas Zwiebel
1 mittlere Kartoffel, in Würfel geschnitten
½ Essl. Vollkornmehl
5 dl Gemüsebrühe
1 Essl. Kerbel, gehackt
½ Essl. Rahm* oder Sesamrahm,
(Rezept Seite 125)

Zwiebel mit oder ohne Pflanzenfett anziehen lassen. Kartoffel beifügen, Vollkornmehl darüberstreuen und mit Gemüsebrühe ablöschen. ½ Std. kochen und passieren. Kerbel und Rahm in die Suppenschüssel geben, Suppe darüber anrichten.

Zwiebelsuppe
½ Essl. Reform-Pflanzenmargarine
1 Zwiebel
1 Essl. Mehl oder Reismehl
5 dl Wasser oder Gemüsebrühe
1 Teel. Nussmus
Kelpamare**
Basilikum, Muskat

Die in Streifen geschnittene Zwiebel in der Pflanzenmargarine gut durchdämpfen, Mehl darüberstreuen und kurz mitdämpfen. Wasser oder Gemüsebrühe beifügen und ½ Stunde kochen. Würzen. Das Nussmus in die Suppenschüssel geben und die Suppe darüber anrichten. Nach Belieben kann man die Suppe passieren.

** Bei strenger, natriumfreier Kost weglassen.

Kartoffelsuppe
½ Lauch, in feine Streifchen geschnitten
½ Karotte, in feine Rädchen geschnitten
½ Essl. Vollkornmehl oder Reismehl
5 dl Gemüsebrühe
1 mittlere Kartoffel, klein geschnitten
wenig Miso
Basilikum, Majoran
1 Essl. Rahm* oder Sesamrahm
(Rezept Seite 125)

Lauch und Karotte in wenig Gemüsebrühe dämpfen. Vollkornmehl darüberstreuen, mit der Gemüsebrühe ablöschen. Kartoffel beifügen und weich kochen. Würzen. Basilikum, Majoran und evtl. Rahm in die Suppenschüssel geben und die fertige Suppe darüber anrichten.

Frühlingssuppe
½ Essl. Reform-Pflanzenfett
1 Essl. Mehl oder Reismehl
5 dl Wasser oder Gemüsebrühe
wenig Zwiebel
1 Esslöffel zarte Karotten
Spinatblätter
1 dl Milch*
1 Essl. Rahm oder Sesamrahm
(Rezept Seite 125)
Liebstöckel, Sauerampfer-, Brennnessel- oder
Löwenzahnblätter

Mehl im Pflanzenfett leicht dünsten, Wasser oder Gemüsebrühe beifügen und ½ Std. kochen. Karotten, Zwiebel, Spinatblätter fein wiegen, der Suppe beifügen und einige Min. ziehen lassen. Milch und Rahm beifügen, würzen.

Lauchcremesuppe
½ Essl. Reform-Pflanzenfett
¼ Lauch
1 ½ Essl. Mehl oder Reismehl
6 dl Gemüsebrühe
1 Essl. Rahm* oder Sesamrahm
(Rezept Seite 125)
evtl. 1 Eigelb*
Kelpamare**, Muskat

Grob geschnittenen Lauch im Pflanzenfett dünsten, bis der Lauch zusammenfällt. Mehl darüberstreuen, Gemüsebrühe beifügen und ½–¾ Std. kochen. Würzen. Rahm und Eigelb in die Suppenschüssel geben und die passierte Suppe darüber anrichten.

** Bei strenger, natriumfreier Kost weglassen.

Minestra
½ Essl. Reform-Pflanzenfett
2 Essl. Lauch
etwas Zwiebel, fein gehackt
einige Sellerieblätter
½ Teller Mangoldblätter
7 dl Wasser oder Gemüsebrühe
1 Essl. Liebstöckel oder Thymian
½ Knoblauchzehe, ausgepresst
Basilikum, Petersilie, Schnittlauch
15 g Teigwaren oder Reis
5 g Butter* oder Pflanzenmargarine
oder Nussmus

Zwiebel, Lauch, Sellerieblätter und Mangold, alles klein geschnitten, langsam dämpfen. Gemüsebrühe beifügen, würzen und ½ Std. kochen. Teigwaren oder Reis 15–20 Minuten mitkochen. Zum Verfeinern Rahm oder Nussmus oder Pflanzenmargarine beifügen.

Gemüse

Spinat, gehackt
¼ l Gemüsebrühe
200 g Spinat (dicke Stiele entfernen)
¼ Knoblauchzehe, durchgepresst
Pfefferminzblätter, Salbei
1 Tasse roher Spinat
evtl. etwas frische Butter* oder Reform-Pflanzenmargarine

Spinat in der Gemüsebrühe kurz abwellen, abgiessen, hacken, wiegen oder mixen. Spinat in die Pfanne zurückgeben und heiss werden lassen. Knoblauch und Kräuter beifügen. Den rohen Spinat sehr fein wiegen oder mixen, vor dem Anrichten beifügen und etwas frische Butter oder Pflanzenmargarine dazugeben.

Spinat, ganze Blätter („en branches“)
300 g Spinat (dicke Stiele entfernen, den gröberen Winterspinat evtl. zuerst abwellen)
1 Essl. Pinienkerne
evtl. 1 Essl. Rosinen
Pfefferminzblätter, Salbei, Petersilie
evtl. etwas flüssige Butter* oder Reform-Pflanzenmargarine

Spinat nicht zugedeckt auf kleiner Flamme mit ganz wenig Wasser dünsten. Pinienkerne, Gewürze und evtl. Rosinen beifügen und noch kurz weiterdämpfen. Zum Schluss evtl. flüssige Butter oder Pflanzenmargarine daruntermischen.

Lattich
1 Lattich
1 l Wasser
etwas Zwiebel, gehackt
½ Essl. Reform-Pflanzenfett
1 dl Gemüsebrühe
2 Essl. Rahm* oder Sesamrahm (Rezept Seite 125)

Lattich halbieren, im Wasser halbweich kochen, abtropfen lassen, zusammenlegen und in feuerfeste Form geben. Zwiebel im Pflanzenfett anziehen lassen und über das Gemüse verteilen. Gemüsebrühe beifügen und 30–40 Min. im Ofen schmoren. 5 Min. vor dem Anrichten den Rahm darübergiessen.

Endiviengemüse
1 grosser Endivienkopf

Zubereitung genau gleich wie beim Lattich.

Bei strenger, natriumfreier Kost weglassen.

Chicorée gedämpft
2 Stangen Chicorée
½ Essl. Reform-Pflanzenfett
3 Essl. Gemüsebrühe
Majoran, Thymian
etwas Butter* oder Pflanzenmargarine oder Nussmus

Chicoréestangen halbieren und in die Pfanne einschichten. Erwärmtes Pflanzenfett sowie Gemüsebrühe über die Chicorée geben, würzen und zugedeckt auf kleiner Flamme ½ Std. dämpfen. Zum Schluss zerlassene Butter oder Pflanzenmargarine oder Nussmus über das angerichtete Gemüse verteilen.

Krautstiele an Béchamelsauce
3 Stängel Krautstiele
½ Essl. Reform-Pflanzenfett
½ dl Gemüsebrühe
wenig Zitronensaft oder 1 Teel. Mandelpüree
Estragon, Petersilie und Schnittlauch
Béchamelsauce (Rezept* Seite 147)

Die in 3 cm lange Stücke geschnittenen Krautstiele im Pflanzenfett dünsten, Gemüsebrühe mit Zitronensaft oder Mandelpüree beifügen und zugedeckt auf kleiner Flamme ½ bis ¾ Std. weich kochen, würzen. Das fertige Gemüse mit Béchamelsauce mischen.

Stangensellerie
3–4 Stangen Stangensellerie
½ Zwiebel, gehackt
etwas Apfel, fein geschnitten
1 dl Gemüsebrühe
1 Teel. Mandelpüree
wenig Sojasauce
Selleriekraut

Die in 8 cm lange Stücke geschnittenen Stangensellerie in eine Pfanne legen. Zwiebel und Apfel ohne Fett leicht andünsten und darüber verteilen. Gemüsebrühe und Mandelpüree beifügen und ½ bis ¾ Std. weich kochen. Würzen.

Überbackener Fenchel mit Frischkäse-Creme*
1 grösserer oder 2 kleine Fenchel
Pfeffer
einige Tropfen Zitrone
1 Frischkäse*

Fenchel vierteln und in wenig Wasser halbweich dämpfen. Die einzelnen Lagen des Fenchels auseinanderziehen und in eine feuerfeste Form legen. Mit Zitronensaft beträufeln, pfeffern. Den Frischkäse mit 2 Esslöffeln Fenchelsud verrühren und auf dem Gemüse verteilen. Im heissen Ofen überbacken.

Gemüsecurry
1 Essl. Sonnenblumenöl
1 Frühlingszwiebel
200 g Gemüse (z.B. Lauch, Karotten, Zucchetti, Spargel)
½ Teel. Vollkornmehl oder Reismehl
1 Messerspitze (oder mehr, je nach Geschmack) Curry
½ Teel. Gemüsebrühe
½ Orange
1 Teel. Sultaninen
1 Prise Vollzucker (Succanat)
Pfeffer

Die in feine Ringlein geschnittene Frühlingszwiebel im leicht erwärmten Öl anziehen lassen. Mehl und Curry darüber streuen und mit der Gemüsebrühe ablöschen. Die klein geschnittenen Gemüse zugeben und zugedeckt ca. 15 Minuten dämpfen. Von der Orange zwei, drei Schnitze zurückbehalten, den Rest auspressen und die Sultaninen im Saft einlegen. Wenn das Gemüse weich ist, Sultaninen und Orangensaft beigeben, heiss werden lassen und mit Zucker und Pfeffer abschmecken. Anrichten und die Schnitze darüber verteilen.

Karotten, gedämpft
3–4 Karotten
1 dl Gemüsebrühe
1 Teel. Mandelpüree
1 Prise Fruchtzucker
Majoran, Thymian, Rosmarin
Petersilie

Die in Scheiben oder Stängelchen geschnittenen Karotten in der Gemüsebrühe 30–45 Min. dämpfen, evtl. das Mandelpüree beigeben. Würzen. Zum Schluss die gehackte Petersilie darüber streuen.

Erbsen und Karotten
½ Essl. Reform-Pflanzenfett
100 g frische süsse Erbsen, enthülst
1 dl Gemüsebrühe
Majoran, Thymian, Liebstöckel, Petersilie, Schnittlauch
150 g in Scheiben geschnittene Karotten, nach dem obigen Rezept für gedämpfte Karotten zubereitet.

Erbsen kurz im Pflanzenfett dünsten, Gemüsebrühe beifügen, weich kochen. Würzen. Karotten und Erbsen mischen oder auf der Platte abwechslungsweise anrichten.

Erbsen auf französische Art
¼ Salatkopf oder Lattich
150–200 g Erbsen, enthülst
1 dl Gemüsebrühe
Petersilie, Schnittlauch
Majoran, Thymian, Liebstöckel

10 g Nussmus
1 Teel. Vollkornmehl oder Reismehl

Den in feine Streifen geschnittenen Salatkopf oder Lattich zusammen mit den Erbsen in der Gemüsebrühe auf ganz kleinem Feuer dämpfen, bis sie weich sind. Würzen. Nussmus mit Vollkornmehl mischen, dazugeben und kurz aufkochen.

Kefen (Zuckererbsen), gedämpft
200 g Kefen
1 dl Gemüsebrühe
1 Prise Zucker (Succanat)
etwas Petersilie oder Liebstöckel
Schnittlauch, Majoran, Thymian
frische Butter oder Pflanzenmargarine
oder Nussmus

Kefen und Kräuter in der Gemüsebrühe zugedeckt ½ bis ¾ Std. dämpfen. Würzen und beim Anrichten frische Butter* oder Pflanzenmargarine oder Nussmus darüber geben.

Grüne Bohnen mit Tomaten
½ Essl. Reformmargarine
½ Zwiebel
250 g Bohnen
wenig Knoblauch
Bohnenkraut, Petersilie
1–2 Tomaten
etwas Kümmel, Majoran, Liebstöckel

Die gehackte Zwiebel in der Reformmargarine dünsten. Die Bohnen, die in kleine Würfel geschnittenen Tomaten und die Kräuter beifügen und ca. 1 Stunde dämpfen, wenn nötig etwas Wasser zugeben. Würzen.

Sellerie, gedämpft*
½ Essl. Reformmargarine
½ Zwiebel
½ Sellerie
1 dl Gemüsebrühe
etwas Zitronensaft, Majoran
1 Teel. Mandelpüree
feinste Apfelscheibchen, Nüsse

Die gehackte Zwiebel in der Reformmargarine dünsten, den in kleine viereckige Scheiben geschnittenen Sellerie mit der Gemüsebrühe beifügen und in ½ bis ¾ Std. weich kochen. Würzen. Zum Verfeinern Mandelpüree beifügen und nach Wunsch auch einige Apfelscheibchen mitdämpfen. Zum Schluss mit gehackten Nüssen bestreuen.

Sellerie mit Béchamelsauce*
1 kleinen Sellerie wie oben zubereiten und zuletzt mit einer Béchamelsauce (Rezept Seite 147) vermischen.

*Bei strenger natriumfreier Diät weglassen

Schwarzwurzeln, gedämpft
ca. 250 g Schwarzwurzeln, gerüstet
½ Essl. Reform-Pflanzenfett
½ Zwiebel
½ dl Milch* oder Sesamrahm
1 dl Gemüsebrühe
Zitrone, Liebstöckel, Lorbeer, Gewürznelke, Basilikum
wenig Miso
Petersilie, Schnittlauch

Schwarzwurzeln in fingerlange Stücke schneiden, in die Pfanne legen. Die im Pflanzenfett gedämpfte klein gehackte Zwiebel darübergeben, Milch und Gemüsebrühe darübergiessen, würzen und das Gemüse auf kleiner Flamme 1 Stunde kochen. Beim Anrichten frische Petersilie und Schnittlauch darüberstreuen.

Randengemüse (Rote Bete)
Wurzelspitzen und Blätter bis ca. 2 cm abschneiden, gut waschen, ohne die Haut zu verletzen.
350 g Randen
1 dl Gemüsebrühe
1 Prise Fruchtzucker
¼ Lorbeerblatt, Liebstöckel, Kümmel, Muskat
ganz wenig Knoblauch, Petersilie

etwas Zitronensaft, Zitronenmelisse
1 Essl. Vollkornmehl oder Reismehl, kalt angerührt
1 Essl. Mandelpüree

Die Randen im Dampfkochtopf in ca. 25 Min. weich kochen. Schälen und in feine Scheiben schneiden. In der Gemüsebrühe mit den Kräutern und Gewürzen gut mischen und ¼ Std. leicht kochen. Zum Binden das Vollkornmehl darunterrühren und am Schluss das Mandelpüree beifügen.

Topinambur
250 g Topinambur
etwas Gemüsebrühe
Basilikum
1 Teel. Mandelpüree

Die Topinambur wie Kartoffeln in der Schale (Rezept Seite 140) kochen. Schälen, in Scheiben schneiden und in der Gemüsebrühe weich dämpfen. Würzen und zum Verfeinern das Mandelpüree daruntermischen.
Man kann die Topinambur auch mit Béchamelsauce (Rezept Seite 147) und etwas geriebenem Käse anrichten.

Tomatengemüse
4–5 Tomaten
½ Essl. Reform-Pflanzenfett
½ Zwiebel
Fruchtzucker
ein wenig Knoblauch
Rosmarin, Majoran, Basilikum
evtl. 1 Essl. Maizena
Petersilie oder Schnittlauch oder Dill

Zwiebel und Fruchtzucker im Pflanzenfett in der Bratpfanne leicht bräunen. Die Tomaten mit kochendem Wasser überbrühen und schälen, in Stücke schneiden, zu den Zwiebeln geben und mitdämpfen, bis sie etwas eingekocht sind. Knoblauch und Gewürze beifügen und fertig kochen; zum Binden das Maizena daruntermischen.
Über die angerichteten Tomaten reichlich gehackte Petersilie oder andere Kräuter streuen.

Tomaten, gedämpft
2–3 Tomaten
10 g Reform-Pflanzenfett oder Butter
½ Zwiebel, gehackt
Provence-Kräuter (Basilikum, Rosmarin, Thymian, Salbei), Petersilie

Die Zwiebel ohne Fett leicht anziehen lassen. Die halbierten Tomaten auf ein eingefettetes Blech oder in die feuerfeste Form legen. Kleine Stücklein Pflanzenfett oder Butter auf jede Tomatenhälfte geben, ebenso die gedünstete Zwiebel und die Kräuter darüber verteilen. Im Ofen kurz dämpfen.
Nach Belieben werden einige Tomaten gemixt oder ganz fein gehackt, mit Rahm vermischt, rasch aufgekocht und über die angerichteten Tomaten verteilt.

Tomaten, gefüllt
2–3 Tomaten
1 Teel. Reis pro Tomate
Butter oder Pflanzenmargarine oder Nussmus
etwas Zwiebel und Knoblauch
Rosmarin, Majoran, Thymian, Basilikum
Lorbeer, Muskat
evtl. Gemüsebrühe

Von den Tomaten den Deckel abschneiden und aushöhlen. Das Tomatenmark hacken und mit 1 Teel. ungekochtem Reis und den Kräutern und Gewürzen vermischen. Die Masse einfüllen, Butterflöckchen oder Pflanzenmargarine oder Nussmus daraufgeben und die abgeschnittenen Deckel aufsetzen. Im Ofen bei guter Unterhitze 20–30 Min. backen.

Tomaten à la provençale
2 Tomaten
1 Essl. gehackte Petersilie
1 Essl. Paniermehl (Brösel) oder Reispaniermehl

Tomaten halbieren, auf ein Blech geben. Paniermehl und Petersilie mischen und mit einem Löffel auf die Tomaten verteilen. Im Ofen 15 Min. backen.

Zucchetti-Tomatengemüse
½ Essl. Reform-Pflanzenfett
½ Zwiebel, gehackt
300 g Zucchetti
50 g Tomaten
Knoblauch, Rosmarin. Majoran, Thymian, Basilikum
Petersilie, Schnittlauch, Dill
evtl. etwas Maizena
1 Teel. Mandelpüree

Zwiebel im Pflanzenfett anziehen lassen. Zucchetti in Würfel schneiden, Tomaten schälen und ebenfalls in Würfel schneiden. Beide Gemüse zugeben und weich schmoren. Würzen. Wenn sich zu viel Flüssigkeit gebildet hat, wird etwas angerührtes Maizena und 1 Teel. Mandelpüree zuletzt beigefügt.

Peperoni, grüne, gelbe oder rote
Sie eignen sich sehr gut als Beigabe zu anderen Gerichten.
150–200 g Peperoni
½ Essl. Reform-Pflanzenfett
½ Zwiebel, gehackt
Knoblauch, Rosmarin, Majoran, Thymian, Basilikum, Petersilie

Peperoni in Streifen schneiden und zusammen mit Zwiebel, Kräutern und Gewürzen in der Bratpfanne im Pflanzenfett zugedeckt ½ Std. dämpfen.

Ratatouille
50 g Peperoni
100 g Zucchetti
50 g Auberginen
1 Tomate
½ Zwiebel, gehackt
wenig Knoblauch
1 Essl. Reform-Pflanzenfett
Rosmarin, Majoran, Thymian, Basilikum, Petersilie

Peperoni, Zucchetti, Aubergine und Tomate (geschält) in Würfel schneiden. Zwiebel und Knoblauch im Pflanzenfett dämpfen, Gemüse beigeben und 1 Std. zugedeckt dämpfen. Würzen. Wenn zuviel Saft entsteht, abgedeckt einkochen lassen.

Auberginen
Die Auberginen waschen, evtl. schälen
1 Essl. Reform-Pflanzenfett
400–500 g Auberginen
evtl. etwas Gemüsebrühe
wenig Kelpamare**
1–2 Tomaten

Die gewaschenen, evtl. geschälten Auberginen in Würfelchen schneiden und im Pflanzenfett dünsten und weich dämpfen. Mit etwas Kelpamare** würzen. Mit einigen Tomatenhälften oder mit etwas Tomatengemüse garnieren.

** Bei strenger, natriumfreier Kost weglassen.

Artischocken
1 Artischocke
¾ l Wasser
1 Essl. Zitronensaft
1 Prise Steinsalz**

Die Stängel dicht an den Artischocken abschneiden. Die untersten harten Blätter entfernen und die Spitzen abschneiden. Halbieren und Blüte herausschneiden, unter dem laufenden Wasser waschen und Schnittfläche mit Zitronensaft einreiben. Wasser zum Kochen bringen, Zitronensaft und Meersalz beifügen und die Artischocke darin weich kochen, ca. ¾ Std. Abtropfen lassen und auf warmer, mit Serviette belegter Platte anrichten.
Mit Joghurtsauce* (Rezept Seite 123) oder mit Mandelpüree- oder Ölsauce servieren.

** Bei strenger, natriumfreier Kost weglassen.

Spargeln
½ Bund Spargeln
1 l Wasser
1 Prise Meersalz**
geriebener Käse*
Nussmus

Die Spargeln waschen und grosszügig schälen. Grüne Spargeln kann man fast ganz belassen. Wasser zum Kochen bringen, die Spargeln in 20–30 Min. weich kochen (grüne brauchen viel weniger lang), mit dem Schaumlöffel herausnehmen und auf einer mit Serviette belegten Platte anrichten. Geriebenen Käse darüberstreuen und mit flüssigem Nussmus begiessen.
Als Variante Sauce Vinaigrette (siehe Rezept 151) dazu servieren.

** Bei strenger, natriumfreier Kost weglassen.

Blumenkohl oder Brokkoli
(nur aus biologischem Anbau)
1 kleiner Blumenkohl oder Brokkoli (250 g)
1 Teel. Reform-Pflanzenfett
1 Knoblauchzehe
1 dl Gemüsebrühe
Pfeffer
Pinienkerne oder Mandelsplitter

Blätter und Strunk unter der Blume abschneiden. Strunk schälen und in grössere Stücke schneiden, Blume in Röschen teilen. Die gehackte Knoblauchzehe im Pflanzenfett hell dünsten, Blumenkohl oder Brokkoli beifügen und kurz mitdünsten. Mit der Gemüsebrühe ablöschen und etwa 5 Minuten köcheln lassen. Mit Pfeffer würzen. Pinienkerne oder Mandelsplitter ohne Fett kurz in der Bratpfanne rösten und über das Gemüse verteilen.

Kohlrabi mit Kräutern
1 Kohlrabi
1 dl Gemüsebrühe
1 Essl. zarte Kohlrabiblätter, gehackt
1 Essl. Rahm* oder Sesamrahm (Rezept Seite 125)
Béchamelsauce (Rezept Seite 147)

Kohlrabi in 4 Stücke, dann in feine Scheibchen schneiden und in der Gemüsebrühe zugedeckt ½–¾ Std. kochen, zuletzt die Kohlrabiblätter und den Rahm beifügen.
Die Béchamelsauce mit verschiedenen gehackten Kräutern vermischen und über die fertig gekochten Kohlrabi anrichten.

Rosenkohl, gedämpft
½ Essl. Reform-Pflanzenfett
200 g gereinigter Rosenkohl
1 dl Gemüsebrühe
Muskat, Basilikum

Den Rosenkohl im Pflanzenfett leicht dämpfen, Gemüsebrühe beifügen und ½ Stunde weichdämpfen. Würzen. Evtl. beim Anrichten etwas flüssige Butter darübergeben.

Kohl oder Weisskraut, gedämpft
(bei Blähsucht meiden) (alle Kohlarten gut kauen, roher Kohlsaft stets erlaubt!)
½ Essl. Reform-Pflanzenfett
½ Zwiebel, gehackt
250 g junger Kohl
1 dl Gemüsebrühe
evtl. etwas Kelpamare*
Muskat, Kümmel, 1 Prise Meersalz**
Basilikum oder Liebstöckel

Zwiebel im Pflanzenfett dünsten, den in 2 cm Streifen geschnittenen Kohl beifügen, dämpfen, bis das Gemüse zusammenfällt. Mit Gemüsebrühe ablöschen und auf kleinem Feuer ½ Std. weich kochen. Würzen.
Grüner, ausgewachsener Kohl muss zuerst kurz in Wasser abgewellt werden.

** Bei strenger, natriumfreier Kost weglassen.

Kohl, gehackt
(bei Blähsucht meiden)
200 g Kohl
1 l Wasser
½ Essl. Reform-Pflanzenfett
etwas Knoblauch
1 kl. Essl. Mehl
1 dl Gemüsebrühe oder halb Milch, halb Gemüsebrühe
1–2 Essl. Rahm* oder Sesamrahm (Rezept Seite 125)
wenig Kelpamare**, Muskat, Kümmel, Petersilie

Kohl in 4 Stücke schneiden, im Wasser weich kochen, dann abtropfen lassen und fein hacken. Im Pflanzenfett kurz dünsten, etwas fein gehackten Knoblauch und Mehl darüberstreuen und ¼ Stunde kochen, dann Gemüsebrühe oder Milch beifügen und heiss werden lassen. Würzen. Mit Rahm verfeinern.

** Bei strenger, natriumfreier Kost weglassen.

Rotkraut
(bei Blähsucht meiden)
½ Essl. Reform-Pflanzenfett
250 g Rotkraut
½ Essl. Zitronensaft
½ Apfel
½ Essl. Reis
1 dl Gemüsebrühe
½ dl Traubensaft oder Süssmost
1 Apfel
etwas Butter* oder Olivenöl

Das fein gehobelte Rotkraut im Pflanzenfett dünsten. Zitronensaft, den in feine Scheibchen geschnittenen Apfel sowie den Reis dazugeben und weiterdünsten. Mit Gemüsebrühe und Traubensaft oder Süssmost ablöschen und auf kleiner Flamme zugedeckt 1–1½ Stunde weich dämpfen. Den zweiten Apfel schälen, in Schnitze schneiden, mit Butter bestreichen und auf einem Blech im Ofen schmoren. Zur Garnitur des angerichteten Rotkrauts.

Lauchgemüse
(bei Blähsucht meiden!)
200 g gerüsteter Lauch
½ Essl. Reform-Pflanzenfett
1 dl Gemüsebrühe
½ Essl. Rahm* oder Sesamrahm (Rezept Seite 125)
evtl. etwas geriebener Käse

Den Lauch in 10 cm lange Stücke schneiden, in die Bratpfanne einschichten, Pflanzenfett und Gemüsebrühe darübergeben und zugedeckt langsam schmoren. Zuletzt Rahm beifügen, evtl. geriebenen Käse darüberstreuen.

Linsen
150 g Linsen
2 dl Gemüsebrühe
1 besteckte Zwiebel
½ Essl. Reform-Pflanzenfett
½ Zwiebel
½ Essl. Zitronensaft oder 1 Essl. Rahm*

Linsen über Nacht einweichen und abtropfen lassen. In der Gemüsebrühe mit der besteckten Zwiebel die Linsen weich kochen. Die gehackte Zwiebel im Pflanzenfett dünsten, das Mehl darüberstreuen und zu den Linsen geben. Mit Zitronensaft oder Rahm verfeinern.
Gewisse Linsensorten (z.B. rote) brauchen nicht eingeweicht zu werden und haben eine kurze Kochzeit.

Salate von gekochten Gemüsen

Karotten, Sellerie, Randen (Rote Bete), Bohnen, Blumenkohl, Brokkoli, Zucchetti, Mangold oder Krautstiele eignen sich besonders gut für diese Salate.
Die Gemüse werden in Gemüsebrühe oder Wasser weich gekocht, abgetropft und klein geschnitten (Würfelchen, Scheibchen, Röschen, Streifen). Mit Salatsauce oder mit Vinaigrette oder Mayonnaise anmachen. Als Gewürz Zwiebeln und gehackte Kräuter.

Kartoffelsalat
200 g Kartoffeln
½ dl Gemüsebrühe
1 Essl. Mayonnaise (Rezept Seite 148)
½ Essl. Zwiebeln, gehackt
Borretsch, Schnittlauch, Petersilie, Zitronenmelisse, Majoran, Thymian, Dill

Die Kartoffeln im Dampftopf weich kochen, noch heiss schälen und in Scheiben schneiden. Die heiss gemachte Gemüsebrühe darübergiessen und etwas stehen lassen, dann die Mayonnaise daruntermischen. Mit Zwiebel und Kräutern würzen. Anstelle von Mayonnaise kann man Öl, Zitronensaft und Rahm gut verquirlen und mit den Kartoffeln vermischen.

Kartoffelsalat mit Gurken
1 grosse Kartoffel
¼ Gurke
2 Essl. Joghurtsauce (Rezept Seite 123)
½ Knoblauchzehe
Dill oder Borretsch, Schnittlauch, Petersilie, Zwiebel

Die Kartoffel wie oben beschrieben vorbereiten. Die geschälte Gurke auf grober Raffel raffeln und dazugeben. Mit Joghurtsauce vermischen und mit Zwiebel und Kräutern würzen.
Vor dem Anrichten die Salatschüssel mit der Knoblauchzehe ausreiben.

Salade niçoise*
1 gekochte Kartoffel
1 kleine Tomate
Radieschen
einige Gurkenscheiben
1 hart gekochtes Ei*
1 Essl. Öl
½ Essl. Zitronensaft
Petersilie, Schnittlauch oder Dill, Zitronenmelisse, Borretsch
einige Kopfsalatblätter

Kartoffel, Tomate, Radieschen und das Ei in Scheiben schneiden und zusammen mit den Gurkenscheiben mit der Salatsauce aus Öl, Zitronensaft und Kräutern anmachen. Direkt vor dem Servieren die Kopfsalatblätter in breite Streifen schneiden und mit dem Salat vermischen oder den Salat auf die Kopfsalatblätter anrichten.

Reissalat
50 g Reis
2 dl Wasser
2 Essl. Quarksauce* (Rezept Seite 122) oder Mandelpüreesauce 123)
½ Essl. Zwiebel, gehackt
¼ Tomate
Schnittlauch, Petersilie oder Basilikum
einige Salatblätter

Reis im Wasser kochen, kurz abspülen und erkalten lassen. Zwiebel, fein gewürfelte Tomate und Kräuter unter die Quarksauce geben.
Den Reis mit der Sauce vermischen und auf Salatblätter anrichten.

Selleriesalat mit Soja-Mayonnaise**
½ kleiner Sellerie
½–1 Essl. Zitronensaft
2 Baumnüsse
evtl. ¼ Apfel
1 Essl. Soja-Mayonnaise (Rezept Seite 123)

Die rohe Sellerieknolle in streichholzdünne Streifen schneiden oder hobeln. Zitronensaft darüberträufeln, um ein Braunwerden zu verhindern. Die grob gehackten Baumnüsse und den geraffelten Apfel dazugeben und mit der Mayonnaise vermischen.

** Bei strenger, natriumfreier Kost weglassen.

Gemüsesülzchen
2½ dl Gemüsebrühe
2 g Agar-Agar
einige Tropfen Zitronensaft
etwas Kelpamare**

frische Gurkenscheiben
Tomatenwürfelchen
gekochte Brokkoliröschen
gekochte Erbsen
gekochte, klein geschnittene Bohnen

Agar-Agar ist ein pflanzliches Gallertpulver, das anstelle der tierischen Gelatine für Gemüse- und Fruchtköpfchen, Saucen und Puddings usw. verwendet wird.
Das Agar-Agar-Pulver in die lauwarme Gemüsebrühe geben und langsam erhitzen, bis das Geliermittel gut aufgelöst ist. Mit Zitronensaft und Kelpamare würzen. In ausgespülte Förmchen etwas Sulze einfüllen, fest werden lassen. Mit Gemüsescheibchen garnieren, wieder Sulze darübergeben, fest werden lassen usw., bis die Förmchen gefüllt sind.
Die erkalteten Sülzchen stürzen und auf Salatblättern servieren.

** Bei strenger, natriumfreier Kost weglassen.

Kartoffelgerichte

Kartoffeln in der Schale (Pellkartoffeln)
3–4 kleine Kartoffeln
Wasser

Kartoffeln abbürsten und waschen. Pfanne mit gelochtem Einsatz oder Drahtsieb mit Wasser bis zum Einsatz füllen, Kartoffeln hineingeben, zudecken und 30 bis 40 Minuten kochen. Im Dampfkochtopf sind sie in 8–10 Minuten weich.

Backkartoffeln
3–4 kleine Kartoffeln
1 Essl. Olivenöl
Butter oder Nussmus

Die Kartoffeln abbürsten, waschen.
Auf der oberen Seite die Haut 3–4-mal einritzen, mit Öl bepinseln und auf eingefettetem Blech bei mittlerer Hitze 30–40 Min. backen. Auf die fertigen Kartoffeln je ein Stückchen Butter* oder Nussmus geben.

Quarkkartoffeln*
3–4 kleine Kartoffeln
50 g Magerquark
1–2 Essl. Milch oder Rahm
Schnittlauch oder Kümmel oder Majoran
1 Prise Meersalz

In die obere Seite der Kartoffeln eine Rille schneiden und zubereiten wie Backkartoffeln. Für die Füllung Quark mit Milch oder Rahm schaumig rühren und Gewürze beifügen. Mit einem Löffel über die Rille der gebackenen Kartoffeln verteilen oder mit dem Dressiersack aufspritzen.

Kümmelkartoffeln
2–3 mittelgrosse, längliche, schmale Kartoffeln
1 Teel. Kümmel
1 Essl. Olivenöl

Die Kartoffeln abbürsten, waschen und durch die schmale Mitte halbieren. Kümmel auf die Schnittflächen streuen. Die Kartoffeln mit der Schnittfläche nach unten auf ein gefettetes Blech legen, mit Öl bepinseln und ¾ Std. bei mittlerer Hitze backen.

Bouillonkartoffeln
250 g Kartoffeln
1–2 dl Gemüsebrühe
Liebstöckel, Thymian
10 g Butter* oder Pflanzenmargarine oder Nussmus

Kartoffeln waschen, schälen, halbieren oder in Stücke schneiden und in der Gemüsebrühe mit den Gewürzen weich kochen. Butter oder Pflanzenmargarine oder Nussmus über die angerichteten Kartoffeln verteilen.

Rahmkartoffeln*
200 g Kartoffeln
Zwiebel, gehackt

1 dl Gemüsebrühe
½ dl Rahm, evtl. Milch
Thymian, Muskat
Petersilie

Kartoffeln schälen, in Scheibchen schneiden, zusammen mit der Zwiebel ohne Fett kurz anziehen lassen und mit der Gemüsebrühe und den Gewürzen weich kochen, würzen. Zuletzt Rahm oder Milch beifügen. Die angerichteten Kartoffeln mit gehackter Petersilie bestreuen.

Kartoffeln mit Tomaten
200 g Kartoffeln
½ kl. Zwiebel
1 dl Gemüsebrühe
1 kl. Tomate
1 Essl. Rahm* oder Sesamrahm (Rezept Seite 125)
Majoran oder Rosmarin oder Thymian

Die gehackte Zwiebel und die geschälten, in Scheiben geschnittenen Kartoffeln ohne Fett kurz anziehen lassen, dann mit der Gemüsebrühe halbweich kochen. Die geschälte Tomate in Schnitze schneiden, beifügen und fertig kochen. Würzen. Zuletzt Rahm oder Sesamrahm dazugeben.

Kartoffelschnee
4 Kartoffeln
Wasser
getrocknete Tomaten
Zwiebelringlein
Butter* oder Pflanzenmargarine oder Nussmus

Kartoffeln waschen, schälen, in Stücke schneiden und im Dampf mit wenig Wasser weich kochen. Durch die Kartoffelpresse direkt auf eine warme Platte spritzen. Flüssige Butter oder Pflanzenmargarine oder Nussmus darüber geben und mit fein geschnittenen getrockneten Tomaten oder goldgelb gedämpften Zwiebelringlein garnieren.

Kartoffelpüree
4 Kartoffeln
wenig Wasser
1 dl Milch
Muskat
evtl. 1 Essl. Rahm* oder Olivenöl
fein gehackter Majoran, fein gehackter Kümmel
etwas Knoblauch
getrocknete Tomaten
Zwiebelringe

Kartoffeln schälen, in Stücke schneiden und im Dampf weich kochen. Durch die Kartoffelpresse passieren. Milch erwärmen, das Kartoffelpüree dazugeben, schaumig rühren und würzen. Evtl. mit Rahm verfeinern. Auf heisser Platte anrichten und mit den fein geschnittenen getrockneten Tomaten oder mit goldgelb gerösteten Zwiebelringen garnieren.

Kartoffelpfluten
4 Kartoffeln
1 dl Milch
10 g Butter* oder Olivenöl
10 g Butter* oder Nussmus
Muskat

Die Kartoffeln zubereiten wie Kartoffelpüree, mit Muskat würzen. Kleine Schöpfkelle in heisse Butter tauchen, Pfluten ausstechen und auf heisser Platte anrichten. Weitere Butter oder Nussmus darübergeben.

Schmorkartoffeln
2 kleine Kartoffeln
wenig Wasser
1 dl Gemüsebrühe
1–2 Essl. Rahm* oder Sesamrahm (Rezept Seite 125) oder Nussmus
Muskat, Thymian
Petersilie

Kartoffeln schälen und halbieren, im Dampf halbweich kochen. Mit der Schnittfläche nach unten in eine feuerfeste Platte legen. Gemüsebrühe darübergiessen, würzen und im Ofen schmoren, bis die Flüssigkeit eingekocht ist. Rahm oder Nussmus darübergeben und mitschmoren, bis die Kartoffeln leicht gebräunt sind. Mit der Schnittfläche nach oben anrichten und mit gehackter Petersilie bestreuen.

Prinzesskartoffeln*
3 Kartoffeln
wenig Wasser
1 Essl. salzlosen Käse oder Quark
½ Essl. Reform-Pflanzenfett
1 dl Milch
1 Ei
2 Essl. Milch
1 Essl. Rahm oder Milch
Butterstückchen
Muskat, fein gehackter Majoran

Die Kartoffeln im Dampf kochen, schälen und in dicke Scheiben schneiden. Diese in eine feuerfeste Form geben und den geriebenen Käse oder Quark darunterermischen. Würzen. Das Pflanzenfett und die Milch darübergeben und im Ofen 10 Min. backen. Das verquirlte Ei mit Milch und Rahm mischen und darübergiessen. Die Butterstückchen darauf verteilen und die Kartoffeln im Ofen 10–15 Min. fertig backen.

Kartoffelschnitten mit Spinat*
1 grosse Kartoffel
1 dl Gemüsebrühe
100 g Spinat
etwas Butter oder Pflanzenmargarine oder Nussmus
Knoblauch, Petersilie, Schnittlauch
evtl. Pfefferminze oder Salbei, Muskat

Die geschälte Kartoffel der Länge nach in 1 cm dicke Scheiben schneiden und sorgfältig weich kochen. Auf ein bebuttertes Blech legen. Den Spinat zubereiten wie Blattspinat (Rezept Seite 132), würzen und auf die Kartoffeln verteilen. Evtl. geriebenen Käse darüberstreuen und Butter oder Pflanzenmargarine oder Nussmus in kleinen Stückchen darauflegen. Kurz im Ofen überbacken.

Lyonerkartoffeln
1 Essl. Reformmargarine
½ Essl. Olivenöl
3 kleine Kartoffeln
1 kleine Zwiebel

Reformmargarine und Öl erhitzen. Die geschälten, in Scheiben geschnittenen Kartoffeln im heissen Fett halbweich kochen. Die in Streifen geschnittene Zwiebel beifügen und fertigbacken.

Kartoffelstängelchen (roh gebraten)
3 grosse Kartoffeln
½ Essl. Reformmargarine oder
½ Essl Olivenöl
Muskat, Rosmarin

Die Kartoffeln schälen, in Stängelchen schneiden und in einem Tuch trocknen. Margarine oder Öl erhitzen und die Stängelchen hineingeben. Kurze Zeit zugedeckt und dann etwa ½ Stunde abgedeckt weiterbraten. Würzen.

Kartoffel-„Gulasch"
1 Zwiebel
1 grosse Kartoffel
1 grüne Peperoni
1–2 dl Wasser
Majoran, Thymian, Rosmarin, Petersilie

Zwiebel und Kartoffel in kleine Würfel, Peperoni in Stücke schneiden und zusammen, mit dem Wasser bedeckt, in ca. 15 Minuten weich kochen. Kräftig würzen und anrichten.

Ayurvedische Kartoffeln
(ein apartes, sehr aromatisches Gericht, für 3–4 Portionen)
5 grosse Kartoffeln
½ Soja-Drink
1 Packung Soja-Creme (Ersatz für Crème fraîche)

je 1 Bund frischer Dill, frischer Schnittlauch, frische Petersilie
½ Zitrone, ausgepresst
1–2 Teel. Kurkuma
½ Teel. Curry
wenig Sojasauce

Die gut gebürsteten Kartoffeln in dicke Scheiben schneiden und ca. 5 Minuten kochen. Inzwischen in einer Pfanne den Soja-Drink, vermischt mit der Soja-Creme, langsam erhitzen (auf keinen Fall kochen!). Kurkuma nach Geschmack und Curry darunterrühren und mit Sojasauce abschmecken. Die Kartoffelscheiben in die Sauce legen und ca. 10 Minuten leicht köcheln lassen. Zum Schluss die frischen klein gehackten Kräuter über die Kartoffeln streuen und sofort servieren.

Getreidespeisen

Japanischer Reis
80 g Vollkornreis
1½–2 dl Gemüsebouillon
10 g Butter oder Pflanzenmargarine oder Nussmus
1 kl. geschälte Zwiebel, mit Lorbeerblatt und Gewürznelke besteckt

Den Reis in die kochende Bouillon mit besteckter Zwiebel geben und 40 Minuten kochen. Erkalten lassen, Zwiebel entfernen. Den Reis im Ofen wieder heiss werden lassen und beim Anrichten erwärmte Butter oder Pflanzenmargarine oder Nussmus darüber geben.

Risotto
80 g Vollkornreis
½ Essl. Reformmargarine
1 Essl. Zwiebel, gehackt
2 dl Gemüsebrühe oder Wasser
getrocknete Pilze
frische Kräuter nach Geschmack, Rosmarin
10 g frische Butter* oder Pflanzenmargarine oder Nussmus

Zwiebel in der Margarine anziehen, Reis beifügen und dünsten, bis er glasig ist. Gemüsebrühe oder Wasser heiss dazugeben und „al dente“ (30–40 Minuten) kochen. Die fein gehackten, getrockneten Pilze und Kräuter beigeben und etwas mitkochen. Zuletzt Butter oder Pflanzenmargarine oder Nussmus mit der Gabel daruntermischen.

Safranreis
Zubereitung wie Risotto. Eine Messerspitze Safranpulver mit etwas Bouillon auflösen und beifügen.

Riz créol mit Gemüsen
½ Essl. Reform-Pflanzenfett
80 g Vollkornreis
2 Essl. Gemüse, sehr fein gewürfelt (Lauch, Sellerie**, Karotten)
2 dl Gemüsebrühe
frisch gehackte Kräuter nach Geschmack

Reis und Gemüse andämpfen, heisse Gemüsebrühe und die Kräuter dazugeben und 30–45 Min. kochen.

**Bei strenger natriumfreier Diät weglassen.

Tomatenreis
80 g Vollreis
½ Essl. Reformmargarine
1 Essl. Zwiebel, gehackt
wenig Knoblauch, ausgepresst
1 grosse Tomate
ca. 1 dl Gemüsebrühe
Rosmarin, Majoran, Muskat
evtl. Basilikum
etwas Vollzucker (Succanat)
10 g Butter* oder Pflanzenmargarine

Zwiebel und Knoblauch in der Margarine anziehen, Reis beifügen und dünsten, bis er glasig ist. Geschälte, in Würfel geschnittene Tomate beigeben. Gemüsebrühe dazugiessen, Gewürze beifügen und 30–45 Min. kochen. Zuletzt frische Butter oder Pflanzenmargarine daruntermischen.

Reis mit Zucchetti
½ Essl. Reform-Pflanzenfett
80 g Vollreis
1 Essl. Zwiebel, gehackt
150 g zarte Zucchetti
1 ½ dl Gemüsebrühe oder Wasser
frisch gehackter Dill
10 g Butter* oder Pflanzenmargarine
oder Nussmus

Zucchetti in Würfel schneiden. Weitere Zubereitung wie Tomatenreis (Rezept Seite 143).

Reis mit Spinat*
80 g Vollkornreis
½ Essl. Reformmargarine
100 g Spinat
etwas Zwiebel, gehackt
2 dl Gemüsebrühe oder Wasser
Muskat und Pfefferminze
10 g frische Butter* oder Pflanzenmargarine oder Nussmus

Spinat grob schneiden. Weitere Zubereitung wie Tomatenreis (Rezept Seite 143).

Bei strenger natriumfreier Diät weglassen

Reis mit Erbsen (Risi bisi)
80 g Vollkornreis
150 g zarte Erbsen, enthülst
½ Essl. Reformmargarine
etwas Zwiebel, gehackt
je 1 Prise Fruchtzucker und Steinsalz**
½ dl Gemüsebrühe
etwas Zwiebel, gehackt
1 ½–2 dl Wasser
10 g Butter oder Pflanzenmargarine
oder Nussmus
Petersilie

Zwiebel mit Fruchtzucker und Meersalz in der Margarine dünsten. Die Erbsen beifügen und leicht mitdämpfen, dann Gemüsebrühe zugiessen und die Erbsen weich kochen. In einer separaten Pfanne einen Risotto (Rezept Seite 143) zubereiten. Zuletzt die gekochten Erbsen daruntermischen. Über den angerichteten Reis Butter oder Pflanzenmargarine oder Nussmus und gehackte Petersilie geben.

** Bei strenger, natriumfreier Kost weglassen.

Reisauflauf mit Tomaten
½ Essl. Reform-Pflanzenfett
80 g Vollreis
2 kleine Tomaten
etwas Zwiebel, gehackt
2 Essl. Gemüse (Lauch, Sellerie*, Karotten)
1 ½ dl Gemüsebrühe
1 Prise Meersalz**
Petersilie, Liebstöckel
10 g Butter oder Pflanzenmargarine

Zwiebel und sehr fein gewürfeltes Gemüse kurz dünsten, den Reis beifügen und glasig werden lassen. Mit heisser Gemüsebrühe ablöschen, würzen und 30–45 Min. kochen. Den fertigen Reis und die in Scheiben geschnittenen Tomaten lagenweise in eine feuerfeste Form schichten, mit Flöckchen von Butter oder Pflanzenmargarine belegen und 10 Min. im Ofen backen.

** Bei strenger, natriumfreier Kost weglassen.

Indisches Reisgericht
80 g Vollkornreis
2 dl Gemüsebrühe
1 kleine Banane
1 kleiner Apfel
1 Essl. Rosinen
1 Teel. Sonnenblumenkerne
1 Teel. Sesamsamen
Safran, Curry, frische Ingwerwurzel

Reis mit Gemüsebrühe nicht ganz weich kochen (ca. 30–40 Minuten). Die in Scheiben geschnittene Banane, den geschälten und blättrig geschnittenen Apfel samt Rosinen unter den Reis mischen und

5–10 Min. weiter kochen. Nach Geschmack mit Safran, Curry und geriebener Ingwerwurzel würzen. Sonnenblumenkerne und den ohne Fett leicht gerösteten Sesam darüberstreuen.

Griessbrei*
50 g Griess
3 dl Milch
2 dl Wasser
1 Essl. Sesamrahm (Rezept Seite 125)
je 1 Essl. Fruchtzucker und Zimt

Griess in die kochende Flüssigkeit einrühren und 15–20 Min. kochen. Über den angerichteten Griessbrei den Rahm verteilen und mit Fruchtzucker und Zimt gemischt bestreuen.

Griessgnocchi*
50 g Griess
ca. 3 dl Milch
Muskat
1 Ei
½ dl Milch
2 Essl. Rahm
1 Essl. Schnittlauch
1 Essl. salzloser Käse
10 g Butter* oder Nussbutter

Griess in die kochende Milch einrühren, mit Muskat würzen und 15–20 Min. kochen. Auf einem Brett ca. 1½ cm dick ausstreichen, erkalten lassen und runde Plätzchen ausstechen. Zuerst die Abfallstückchen in eine bebutterte Auflaufform geben und dann die runden Plätzchen schön darüber anordnen. Ei mit Milch und Rahm verquirlen und darübergiessen, Schnittlauch, geriebenen Käse und die Butterflöckchen darüber verteilen. Im Ofen langsam backen, bis die Eimasse fest ist.

Polenta
½ Essl. Olivenöl
50 g Maisgriess, mittelfein
3 dl Wasser
Muskat
½ Essl. frische Butter* oder
Pflanzenmargarine oder Nussmus

Die Pfanne mit dem Öl einölen. Wasser zum Kochen bringen und den Mais einrühren. 5 Min. auf schwachem Feuer unter stetigem Rühren kochen. Würzen und 45–60 Min. auf kleinem Feuer fertig kochen. Zuletzt Butter oder Pflanzenmargarine oder Nussmus untermischen. Nach Belieben können auch ohne Fett geröstete Zwiebelscheiben darübergegeben werden.

Maisschnitten
50 g Mais
20 g Griess* oder Reismehl
3½ dl Wasser
1 Esslöffel Reform-Pflanzenfett
Muskat
Schnittlauch, Petersilie, Basilikum

Mais, Griess und Wasser zu Polenta verarbeiten, würzen. Den fertigen Brei auf einem Brett etwa 1½ cm dick ausstreichen, erkalten lassen. Verschobene Vierecke schneiden und im erhitzten Fett beidseitig goldgelb backen.

Hirsotto
½ Essl. Reform-Pflanzenfett
50 g Hirse
1 Essl. Zwiebel, gehackt
1½ dl Gemüsebrühe
½ Zwiebel

Zwiebel und heiss abgespülte Hirse im Pflanzenfett glasig dünsten, die heisse Gemüsebrühe beifügen und 20 Min. kochen. Beim Anrichten Zwiebelstreifen oder Zwiebelringe, ohne Fett geröstet, darüber verteilen.

Hirsotto mit Gemüse
40 g Hirse
1 Essl. Zwiebel, gehackt
2 Essl. Gemüsewürfelchen
(Lauch, Sellerie**, Karotten oder Karotten und Erbsen)

1 ½ dl Gemüsebrühe
etwas Kelpamare**
Rosmarin
evtl. 1 Essl. geriebener salzloser Käse
10 g frische Butter oder Nussmus

Zwiebel, Gemüsewürfelchen und heiss abgespülte Hirse glasig dünsten. Heisse Gemüsebrühe dazugiessen, würzen und 20 Min. kochen. Beim Anrichten evtl. geriebenen Käse und Butter- oder Nussmus-Flöckchen darübergeben.

**Bei strenger natriumfreier Diät weglassen

Schrotbrei
2 Essl. Schrot (Weizen*, Hafer, Roggen)
3 Essl. Wasser

Den Schrot 12 Stunden einweichen. Dann mit dem Wasser aufsetzen und 10 Min. kochen oder 1 Std. im Wasserbad kochen.

Nudeln, Spaghetti, Makkaroni usw.*
Bei einer Heildiät sollte man keine Eierteigwaren verwenden. Es gibt ja nebst den bekannten italienischen Teigwaren aus Hartweizen* ausgezeichnete Vollkornteigwaren, Sojateigwaren, Dinkelteigwaren. Dazu findet man unzählige Saucen, die allerdings oft viel Fett (Öl, Butter, Käse, Rahm) enthalten.
Am bekömmlichsten sind die „al dente" gekochten Teigwaren mit einer klassischen oder einfachen Tomatensauce (s. Rezepte im Kapitel Saucen).

Spätzle oder Knöpfli (ohne Ei)*
60 g Vollkornmehl
20 g Sojamehl
1 dl Milchwasser
1 l Wasser
1 Essl. Reform-Pflanzenmargarine
Zwiebelstreifen
Schnittlauch und Petersilie

Vollkorn- und Sojamehl und Milchwasser gut mischen und klopfen, bis der Teig Blasen wirft, dann mindestens 1 Std. ruhen lassen.
Wasser zum Kochen bringen. Den Teig portionenweise durch ein grob gelochtes Sieb ins kochende Wasser streichen oder auf ein Holzbrettchen geben und mit einem Messer feine Streifen ins kochende Wasser fallen lassen. Knöpfli oder Spätzle ziehen lassen, bis sie an die Oberfläche steigen. Mit einem Schaumlöffel herausnehmen und auf einer heissen Platte anrichten. Nach Wunsch mit in Pflanzenmargarine (oder ganz ohne Fett) gerösteten Zwiebelstreifen, Schnittlauch und Petersilie verfeinern.

Spinat*- oder Tomatenknöpfli*
70 g Vollkornmehl (davon ⅓ Sojamehl)
1 Ei*
1 dl Milchwasser
1 Handvoll Spinat, roh, gehackt
oder 1 Teelöffel Tomatenpüree
1 dl Wasser
Schnittlauch und Petersilie

Vollkorn- und Sojamehl, Ei und Wasser zu einem glatten Teig verarbeiten und 1 Stunde ruhen lassen. Den Spinat oder das Tomatenpüree dem Teig beifügen, mit Schnittlauch und Petersilie würzen. Dann Knöpfli oder Spätzli zubereiten wie obiges Rezept.

**Bei strenger natriumfreier Diät weglassen.

Haferflockenbrätlinge
½ Essl. Reformmargarine
1 Essl. gehackte Zwiebel
2 Essl. klein geschnittener Lauch, Sellerie*, Spinat
50 g Haferflocken
½ dl Gemüsebrühe
Pflanzenmargarine oder Sonnenblumenöl
Pfefferminze oder Salbei

Zwiebel und Gemüse in der Margarine dünsten, Haferflocken und Gemüsebrühe beifügen und zu dicklichem Brei kochen.

Würzen. Auf einem Brett ca. 1 cm hoch ausstreichen und erkalten lassen. Rechtecke schneiden. Margarine oder Öl erhitzen und die Brätlinge auf beiden Seiten goldgelb backen.

Mürbeteig*
200 g Mehl
80–100 g Butter
1 Essl. Fruchtzucker
1 Ei

Die Butter in feinen Flocken auf das Mehl verteilen und fein reiben. Fruchtzucker und Ei beifügen, leicht kneten, bis ein glatter Teig entsteht. ½ Std. an kühlem Ort ruhen lassen.

Saucen

Bei einer Heildiät sind die Saucen ein schwieriges Kapitel, denn fast alle Rezepte enthalten viel Fett (Butter, Öl, Rahm) sowie Käse und Eier. Auf jeden Fall sollte man die Verbindung von heissem Fett und Mehl (Béchamelsauce) meiden; diese Mischung ist für die Verdauung und die Nieren sehr belastend. Wir haben hier ein paar erlaubte Rezepte zusammengestellt, wobei einige von den klassischen abweichen – nichtsdestotrotz ausgezeichnet schmecken!

Klassische Béchamelsauce (Rezept 1)*
½ Essl. Reform-Pflanzenfett
½ Essl. Butter
1 Essl. Mehl
½ dl Milch
½ dl Gemüsebrühe oder Wasser
1 Prise Meersalz, Muskat
frisch gemahlener weisser Pfeffer

Butter und Pflanzenfett erwärmen, das Mehl hineinsieben und leicht dünsten. Milch und Gemüsebrühe langsam unter ständigem Rühren beifügen. 20 Minuten kochen. Salzen und würzen.

Béchamelsauce ohne Ei (Rezept 2)*
Für 4 Personen:
2–3 Essl. Weizenmehl
1 l Milch
1 Lorbeerblatt
1 Essl. Gemüsebrühe
1 geriebene Zwiebel
je 1 Prise Muskat und frisch gemahlener weisser Pfeffer
gehackte Petersilie

Das Mehl ohne Fett kurz rösten, bis es duftet (es darf nicht dunkel werden), dann leicht abkühlen lassen. Unter ständigem Rühren die Milch beifügen, Lorbeerblatt, Gemüsebrühe und Zwiebel dazugeben und alles aufkochen. Würzen. Nach ca. 5 Minuten das Lorbeerblatt entfernen, die Sauce anrichten und mit Petersilie bestreuen.

Aus dieser Grundsauce lassen sich viele Varianten herstellen, z.B.

Meerrettichsauce
Zum Schluss 10 g fein geraffelten Meerrettich beigeben und die Sauce noch 5 Min. fertig kochen.

Kapernsauce
Die fertige Sauce mit ganzen oder gehackten Kapern und Zitronensaft abschmecken.

Olivensauce
Die Sauce mit 4–5 Essl. Tomatenmark und 2 Essl. gehackten Oliven rasch aufkochen. Evtl. mit einer Messerspitze Cayennepfeffer nachwürzen.

Kräutersauce
Unter die fertige Sauce viel fein gehackte Kräuter wie Petersilie, Liebstöckel, Kerbel, Basilikum, Estragon, Origano usw. mischen.

Champignonsauce
Unter die fertige Sauce 3–4 Essl. feinst gehackte rohe Champignons mischen und mit Zitronensaft abschmecken.

Béchamelsauce (Rezept 3)
Für 4 Personen:
2 Essl. Weizenmehl* oder Reismehl
½ l Sojamilch
1 Lorbeerblatt
1 fein geriebene Zwiebel
2 Teel. rotes Miso
je 1 Prise Pfeffer und Paprika
gehackte Petersilie

Das Mehl ohne Fett kurz rösten, bis es aromatisch duftet. Etwas abkühlen lassen, dann unter ständigem Rühren die Sojamilch zugiessen, Lorbeerblatt und Zwiebel beifügen und alles knapp 5 Min. kochen lassen.
Das Miso darunterrühren, das Lorbeerblatt entfernen und die Sauce mit Pfeffer und Paprika abschmecken. Gehackte Petersilie darüberstreuen.
(Miso ist eine fermentierte Sojabohnenpaste, die sich ausgezeichnet zum Würzen eignet und ähnlich wie die bekannte Sojasauce schmeckt, aber kein Kochsalz enthält.)

Tomatensauce, klassisches Rezept
½ Essl. Reform-Pflanzenfett
1 Essl. Zwiebel
½ Knoblauchzehe, durchgepresst
2 Essl. Karotten, Sellerie**, Lauch
2 kl. Tomaten
1 Prise Vollzucker (Succanat)
1 Teel. Tomatenpüree
1 ½ dl Gemüsebrühe oder Wasser
Lorbeerblatt, Rosmarin, Thymian

Gehackte Zwiebel, durchgepressten Knoblauch und grob geschnittenes Gemüse im Pflanzenfett gut dämpfen. Die in Stücke geschnittenen Tomaten und das Tomatenpüree mitdämpfen. Gemüsebrühe oder Wasser beifügen, würzen und ½ Std. leise köcheln lassen. Auf Wunsch passieren.

** Bei strenger, natriumfreier Kost weglassen.

Tomatensauce auf einfache Art
3 Tomaten
wenig Miso
1 Prise Vollzucker (Succanat)
Schnittlauch, Basilikum
1 Essl. Olivenöl

Tomaten in Stücke schneiden, weich dämpfen, würzen und auf Wunsch passieren. Zum Verfeinern etwas Olivenöl beigeben.

Zwiebelsauce
½ Essl. Reformmargarine
1 kleine Zwiebel
1 Essl. Mehl
1 dl Gemüsebrühe
etwas Nussmus
Muskat, Miso oder Kelpamare**

Die in Streifen geschnittene Zwiebel in der Margarine dünsten, Mehl darüberstreuen und mit Gemüsebrühe ablöschen. 20 Minuten kochen. Würzen. Die fertige Sauce evtl. passieren und etwas Nussmus zum Verfeinern beigeben.

** Bei strenger, natriumfreier Kost weglassen.

Mayonnaise, klassisches Rezept
für 4 Personen:
1 Eigelb
1 Essl. Zitronensaft
2 dl Öl
Zwiebel, Kräuter, wenig Kelpamare**

Das Eigelb mit einigen Tropfen Zitronensaft gut verquirlen. Unter gleichmässigem Rühren mit dem Schwingbesen das Öl tropfenweise beifügen. Wird die Mayonnaise zu dick, mit etwas Zitronensaft verdünnen. Zuletzt nach Belieben würzen.

** Bei strenger, natriumfreier Kost weglassen.

Remouladensauce, klassisches Rezept*
für 4 Personen:
Mayonnaise, nach obigem Rezept
1 hart gekochtes Ei, gehackt
1 Essl. Cornichons, gehackt
einige Kapern
1 Teel. Petersilie, gehackt
Tomatenwürfelchen

Die verschiedenen Zutaten mit der fertigen Mayonnaise vermischen, die Tomatenwürfelchen als Garnitur verwenden.

Mayonnaise ohne tierisches Eiweiss
siehe Rezept Seite 149

Remouladensauce ohne tierisches Eiweiss
für 4 Personen:
Mayonnaise ohne tierisches Eiweiss (Rezept Seite 149) zubereiten und mit 1 Essl. gehackten Cornichons, einigen Kapern und gehackter Petersilie vermischen. Zum Garnieren Tomatenwürfelchen.

Vinaigrette
für 4 Personen:
2 Essl. Olivenöl
2 Essl. Arachideöl
2½ Essl. Zitronensaft
2 Essl. Wasser oder Gemüsebrühe
½ Zwiebel, gehackt
1 Ei, hart gekocht, gehackt
1–2 Cornichons, gehackt oder fein gewiegt
Petersilie oder Schnittlauch
1 Essl. Tomatenwürfelchen

Öl, Zitronensaft und Gemüsebrühe sämig schwingen, dann die weiteren Zutaten beifügen, gut vermischen.

Belegte Brötchen

Belegte Brötchen sind allgemein beliebt als Vorspeise oder für ein sommerliches Abendessen, auch als Proviant für Wanderungen und Reisen oder als Mittagsverpflegung im Büro.

Aufstriche und Zutaten lassen sich auf immer neue Weise variieren, es stehen auch verschiedene vollwertige Brotsorten zur Verfügung, teilweise bereits vorgeschnitten. Salzloses Toastbrot sollte mindestens 1 Tag alt sein, bevor man es in dünne Scheiben schneiden kann.
Die Rezepte sind hier für 4 Personen berechnet.

Grundaufstriche

bei strenger Diätform die Brötchen nur mit Pflanzenmargarine bestreichen und mit Rohkost belegen.

Guacamole (Avocadomousse)
2 reife Avocados
Saft von ½ Zitrone
½ kleine Zwiebel, gehackt
2 Knoblauchzehen, durchgepresst
evtl. Meersalz** und weisser Pfeffer

Das herausgelöste Fruchtfleisch der Avocados mit dem Zitronensaft im Mixer pürieren. Zwiebel und Knoblauch daruntermischen und mit Meersalz und weissem Pfeffer abschmecken. Evtl. 1 Essl. Soja-Creme (anstelle von Crème fraîche*) unterziehen.

** Bei strenger, natriumfreier Kost weglassen.

Süsse Avocadocreme
1 reife Avocado
4 Essl. frisch gepresster Orangensaft
1 Essl. Honig
1 Messerspitze Ingwerpulver

Das herausgelöste Fruchtfleisch der Avocado zu Mus zerdrücken oder mixen und mit den anderen Zutaten vermischen. Sofort servieren.

Quarkaufstrich mit Kräutern
100 g Quark*
10 g Reform-Pflanzenmargarine

Kelpamare oder Miso
Kümmel oder Schnittlauch, oder Kräuter wie Dill, Borretsch, Liebstöckel, Basilikum, Origano, Pfefferminze usw.

Quark und Pflanzenmargarine schaumig rühren, Gewürze und abwechslungsweise einzelne Kräuter oder eine Mischung davon daruntermischen.

Garnituren
Die bestrichenen Brötchen können auf folgende Arten garniert werden:
mit Karotten- oder Sellerie**-Rohkost
mit Tomaten, frischen Gurken, Radieschen, Kresse, Zwiebelringlein, Nüssen, Petersilie, Schnittlauch usw.

** Bei strenger, natriumfreier Kost weglassen.

Champignonschnitten*
2 Schnitten salzloses Toastbrot
½ Essl. Reform-Pflanzenfett
1 Tomate
1 Ei, hart gekocht
Champignonsauce

Toastbrot im Pflanzenfett goldgelb backen. Tomate in dicke Scheiben schneiden, kurz schmoren. Je 2 Tomatenscheiben auf die angerichteten Schnitten legen, darauf einige Eischeiben und das ganze mit der Champignonsauce (siehe Rezept Seite 148) übergiessen.

Käseschnitten*
2 Vollkornbrotschnitten salzlos
½ dl Milch
½ Essl. Reform-Pflanzenfett
1 Essl. Mehl
1 dl Milch
50 g salzlosen Käse, gerieben
½ Ei

Die Brotschnitten im Mehl wenden und auf ein gut eingefettetes Blech legen. Mit Pflanzenfett, Mehl und Milch eine Béchamelsauce (Rezept Seite 147) zubereiten. Den Käse mit der ausgekühlten Sauce vermischen und auf die Brotschnitten streichen. Im heissen Ofen etwa 10 Min. backen.

Desserts

Diese Rezepte gelten alle für 4 Personen. Desserts sollen zurückhaltend genossen werden. Zum Süssen verwendet man Honig (besonders geeignet ist der Akazienhonig) oder Ahornsirup oder Agavensaft oder Fruchtzucker oder den Vollzucker (Succanat, Panela u.ä.), der sich aber wegen seines ausgeprägten Eigengeschmacks nicht für jede Süssspeise eignet. Ganz wegzulassen sind Süssspeisen mit viel Zucker, Eiern und Rahm. Aber es gibt schmackhafte Varianten! Bei Diabetes empfehlen wir, sich an unsere Bircher-Benner Handbuch Nr. 7: „Für Diabetiker“.

Fruchtsalat
2 Essl. Honig
1 dl Wasser
1–2 dl Traubensaft oder Süssmost
1–2 Essl. Zitronensaft
600 g Aprikosen oder Pfirsiche, Melonen, Äpfel, Birnen (weiche Sorte), rote Kirschen, entsteint, alle Beerensorten
Wasser und Honig, Traubensaft und Zitronensaft aufkochen und erkalten lassen. Früchte, je nach Jahreszeit zusammengestellt, in feine Scheiben schneiden und in den Sirup geben.

Gefüllte Melonen
2 kleine Melonen
Fruchtsalat nach obigem Rezept

Die Melonen halbieren, aushöhlen und mit dem Fruchtsalat füllen.

Fruchtgelee
3 dl Wasser oder Traubensaft
1–2 Essl. Honig
10 g Agar-Agar, pulverisiert
7 dl Fruchtsaft von Orangen oder Beeren
Agar-Agar ist eine pflanzliche Gallerte, die statt der tierischen Gelatine für Gemüse- und Fruchtköpfchen, Saucen und Puddings verwendet wird.

Wasser mit Honig und Agar-Agar gut verquirlen und auf kleiner Flamme unter stetigem Rühren erhitzen, bis sich das Agar-Agar ganz aufgelöst hat. Fruchtsaft damit vermischen und sofort in Gläser oder Dessert-Coupes anrichten. Nach Belieben mit Sesamrahm (Rezept Seite 125) garnieren.

Apfelmus
800 g Äpfel
2 dl Wasser oder Süssmost
1–2 Essl. Honig
Zimt oder Zitronenschale
1 dl Sesamrahm (Rezept Seite 125)

Äpfel von Stiel und Fliege befreien, in Stücke schneiden, zusammen mit dem Wasser oder Süssmost und dem Honig weich kochen und passieren. Zimt oder Zitronenschale (von ungespritzten Zitronen!) daruntermischen. Zum Verfeinern Sesamrahm zum Apfelmus servieren.

Apfel- oder Birnenkompott
800 g Äpfel oder Birnen
2–3 dl Wasser oder Süssmost
1 Essl. Honig
abgeriebene Zitronenschale (von ungespritzten Zitronen)
oder etwas Zimt

Äpfel oder Birnen schälen, Kerngehäuse entfernen und in Schnitze schneiden. Die Flüssigkeit zum Kochen bringen, Honig und Zitronenschale oder Zimt beifügen und die Äpfel oder Birnen darin weich kochen.

Gefüllte Äpfel I
800 g Äpfel
½ l Wasser oder Süssmost
1 Essl. Honig
¼ Zimtstengel
Quitten-, Himbeer- oder Johannisbeergelee
oder Rosinen und Weinbeeren mit etwas Honig

Wasser oder Süssmost mit Honig und Zimtstengel zum Kochen bringen. Äpfel schälen, halbieren, aushöhlen, portionenweise in den heissen Saft geben und langsam weich kochen. Mit dem Schaumlöffel herausheben und mit der Schnittfläche nach oben auf einer flachen Platte anrichten. Mit dem gewünschten Gelee oder mit der Rosinen-Weinbeeren-Honigmischung die Äpfel füllen.

Gefüllte Äpfel II
4 grosse oder 8 kleine Äpfel
4 Essl. Haselnüsse, gemahlen
2 Essl. Korinthen
4 Essl. Sesamrahm (Rezept Seite 125)
1–2 Essl. Honig
abgeriebene Zitronenschale (von ungespritzter Zitrone)
10 g Butter oder Pflanzenmargarine oder Nussmus
1 Essl. Vollzucker
1–2 dl Süssmost

Haselnüsse, Korinthen, Sesamrahm, Honig und Zitronenschale vermischen, in die vorbereiteten Äpfel (Kerngehäuse entfernt, Schale eingeritzt) einfüllen und in eine Auflaufform geben. Butter, Pflanzenmargarine oder Nussmus und Zucker auf die Äpfel verteilen und Süssmost 1 cm hoch dazugiessen. 20–30 Min. im Ofen backen.

Dörrobstsalat mit Trauben und Pinienkernen
200 g gedörrte Feigen
200 g Datteln
200 g gedörrte Äpfel

400 g weisse Trauben
Saft von 1 Zitrone
2 Essl. Honig
50 g Pinienkerne

Die Dörrfrüchte zerkleinern, die Hälfte der Trauben halbieren, die anderen auspressen. Alle Früchte in eine Schüssel geben. Den Saft der Zitrone und der Trauben mit dem Honig gut mischen, über die Früchte giessen. Vor dem Servieren kühlstellen. Die Pinienkerne trocken rösten und über den Fruchtsalat streuen.

Erdbeercoupe
500 g Erdbeeren
80 g Fruchtzucker
2 dl Rahm

Die Beeren mixen oder durch ein Haarsieb streichen. Fruchtzucker beifügen und mit dem geschlagenen Rahm sorgfältig mischen. Mit ganzen Beeren garnieren. Auf diese Weise können auch andere Früchte verwendet werden.

Früchtecoupe
250 g Früchte (Birnen, Aprikosen, Pfirsiche und Beeren)
2 dl Wasser
2 Essl. Fruchtzucker
½ Portion Vanillecreme
1 dl Rahm

Mit den Früchten, Wasser und Fruchtzucker ein Kompott kochen. Die Vanillecreme (Rezept Seite 153) über die Früchte giessen und mit dem geschlagenen Rahm garnieren.

Heitisturm (Heidelbeerbrei)
(leicht stopfend)
1 kg Heidelbeeren
80–100 g Fruchtzucker
2 dl Wasser
1 Essl. Mehl* oder Reismehl
2 Essl. Wasser
30 g Butter
20 g Brotwürfelchen

Die Heidelbeeren waschen, zusammen mit Wasser und Fruchtzucker 5–10 Minuten kochen. Das Mehl mit Wasser anrühren, beifügen, aufkochen und anrichten. Die Brotwürfelchen in Butter leicht rösten und darübergeben.

Erdbeer- oder Himbeercreme
300 g Beeren
Vanillecreme*
1–2 dl Rahm oder Sesamrahm
(Rezept Seite 125)

Eine Vanillecreme nach Rezept Seite 153 zubereiten und mit den gemixten oder passierten Beeren vermischen. Rahm oder Sesamrahm darunterziehen oder separat dazu servieren.

Zitronencreme
¾ l Milch
1–2 Zitronen, ungespritzte
1 Essl. Maizena oder Pfeilwurzmehl
3 Essl. Milch
2 Essl. Honig
Rahm oder Sesamrahm (Rezept Seite 125) nach Belieben

Die dünn abgeschälte Zitronenschale mit der Milch aufkochen, das mit etwas kalter Milch angerührte Maizena oder Pfeilwurzmehl zugeben und nochmals aufkochen, Honig dazufügen, unter ständigem Schwingen zurück in die Pfanne geben und bis vors Kochen bringen. Die erkaltete Creme absieben und einige Löffel Zitronensaft dazugeben, ebenso Sesamrahm nach Belieben.

Orangencreme
Zubereiten wie Zitronencreme
(siehe Rezept oben)

Orangencreme (kalt gerührte)
1 Stück Orangenschale (von unbehandelter Frucht)
1 dl Wasser
1 kleiner Teel. Agar-Agar, pulverisiert
2 dl Orangensaft

1 Teel. Zitronensaft
5 Essl. Fruchtzucker
1 Essl. Mandelpüree
2 dl Rahm* oder Sesamrahm (Rezept Seite 125)

Wasser mit Orangenschale und Agar-Agar langsam erhitzen, bis das Agar-Agar gut aufgelöst ist. Orangen- und Zitronensaft damit vermengen. Eier mit Fruchtzucker schaumig rühren und mit der Früchtecreme vermischen. Den Rahm steif schlagen und sorgfältig darunterziehen, in Coupes oder Gläser anrichten und etwa 1 Stunde stehen lassen.

Zitronencreme (kalt gerührte)
1 Stück Zitronenschale (von unbehandelter Frucht)
1 ½ dl Wasser
1 kleiner Teel. Agar-Agar, pulverisiert
3–4 Essl. Zitronensaft
5 Essl. Fruchtzucker
1 Essl. Mandelpüree
2 dl Rahm* oder Sesamrahm (Rezept Seite 125)

Zubereitung wie Orangencreme.

Orangensulzköpfchen
5 dl Orangensaft
5 g Agar-Agar, pulverisiert (pflanzliche Gallerte, statt Gelatine)
1 Essl. Fruchtzucker

3 dl Orangensaft, Agar-Agar und Zucker gut verquirlen und auf kleiner Flamme unter stetigem Rühren erhitzen (nicht kochen), bis sich das Agar-Agar vollständig aufgelöst hat. Restlichen Orangensaft dazugeben und in kalt ausgespülte Förmchen anrichten. Kaltstellen.

Sesamstängelchen*
100 g Syramena-Zucker
2 Essl. Honig
100 g Sesam, nicht gemahlen

Syramena-Zucker ist ein heller Vollrohr-Kristallzucker und in Bioläden erhältlich. Den Zucker in einer trockenen Pfanne erhitzen und rühren, bis ein helles Karamell entstanden ist. Den flüssigen Honig dazugiessen und gut vermischen. Sesam hineingeben und nochmals gut mischen. Die Masse in eine Form oder auf ein eingeöltes Brett giessen, leicht abkühlen lassen und in Vierecke oder Rauten schneiden. Erkalten lassen.

Vanillecreme, klassische*
¾ l Milch
1 Vanillestängel
1 Essl. Maizena
3 Essl. Milch
3 Eier
40–80 g Fruchtzucker oder Honig

Milch mit Vanillestängel zum Kochen bringen. Maizena mit Milch anrühren und in die kochende Milch geben, kurz aufkochen. Die Eier und den Fruchtzucker verquirlen, etwas kochende Milch dazurühren, unter gutem Schwingen zurück in die Pfanne geben und bis vors Kochen bringen.

Vanillecreme, ohne Ei
1 Vanilleschote
¼ l Wasser
40 g Weizenmehl* oder Reismehl
3 Essl. Honig
ca. 200 ml Soja- oder Mandelmilch

Die Vanilleschote mit spitzem Messer aufschneiden, das Mark herauskratzen und alles mit dem Wasser aufkochen lassen. Das Weizenmehl unter ständigem Rühren in das Vanillewasser geben und zu einem dicken Brei ausquellen lassen. Etwas abkühlen lassen, dann den Honig und die Sojamilch oder Mandelmilch gut darunterrühren. Je nach dem Quantum der Sojamilch entsteht eine Vanillecreme oder eher eine Vanillesauce. Bis zum Servieren kaltstellen.

Vanillesauce
s. Vanillecreme (Rezept Seite 153) mit etwas mehr Soja- oder Mandelmilch zubereitet.

Apfelcreme
¼ l Milch* oder Mandelmilch
½ Vanillestängel
1 Teel. Maizena
1 Essl. Milch
1 Ei
1 Essl. Fruchtzucker
400 g Äpfel
½ dl Wasser oder Süssmost
2 Essl. Fruchtzucker
Zitronenschale abgerieben (von ungespritzter Frucht)
1–2 dl Rahm* oder Sesamrahm (Rezept Seite 125)

Aus Milch, Vanillestängel, Maizena, Ei und Fruchtzucker eine Vanillecreme nach obigem Rezept bereiten. Äpfel mit Wasser oder Süssmost, Fruchtzucker und Zitronenschale zu dickem Apfelmus kochen und mit der Vanillecreme vermischen. Den Rahm steif schlagen und darunterziehen oder die Creme damit garnieren.

Mandelmilchsauce
4 dl Milch* oder Mandelmilch
50 g Mandeln oder Mandelmus
2 Essl. Honig
1 Essl. Maizena oder Pfeilwurzmehl
2 Essl. Wasser

Milch zusammen mit den geschälten, geriebenen Mandeln (oder dem Mandelmus) und dem Honig aufkochen. Maizena oder Pfeilwurzmehl im kalten Wasser anrühren und in die kochende Milch einrühren. Die fertige Sauce gut mixen.

Hagebuttensauce
70 g Hagebuttenpüree
oder Hagebuttenmark (in Bioläden erhältlich)
2 dl Wasser oder Traubensaft
1–2 Essl. Honig
evtl. einige Tropfen Zitronensaft

Die Zutaten zusammen aufkochen, den Zitronensaft zuletzt beifügen.

Rotweinsauce (alkoholfrei)
2 dl Wasser
Zitronen- oder Orangenschale (von ungespritzten Früchten)
1 Zimtstängel
1 Nelke
1–2 Essl. Honig
2 dl roter Traubensaft
20 g Mandeln

Wasser, Schale, Gewürze und Honig zusammen einige Min. kochen, dann absieben. Traubensaft dazugeben und erwärmen (nicht kochen). Die geschälten, in Stifte geschnittenen Mandeln beifügen.

Rote Grütze (Kaltschale)
7 dl Johannisbeer-, Himbeer- oder Erdbeersaft
3 dl roter Traubensaft oder Wasser
70 g Griess* oder Reismehl
1 Essl. Maizena (Maismehl)

Beerensaft und Traubensaft zusammen aufkochen, Griess und Maizena einrühren und 10 Min. kochen. In ausgespülte Puddingform einfüllen und kalt stellen.
Mit Vanillesauce (Rezept Seite 154) oder Mandelmilchsauce (Rezept Seite 154) servieren.

Rote Grütze, dänische Art
1 kg Beeren (Himbeeren, Johannisbeeren, Erdbeeren oder entsteinte Kirschen oder alles gemischt)
1 l Fruchtsaft (z.B. Holunder)
2 Päckchen Agar-Agar
Honig nach Geschmack
½ Teel. Naturvanille
Sesamrahm flüssig (Rezept Seite 125)

Gesäuberte und eventuell zerkleinerte Früchte in eine Schüssel geben, mit Honig und Vanille vermischen. Fruchtsaft mit Agar-Agar nach Vorschrift erhitzen und über die Früchte giessen. Die Grütze erstarren lassen. Dazu den flüssigen Sesamrahm servieren.

Apfelküchlein*
4 Essl. Mehl
5 Essl. Wasser
2 Essl. Süssmost
1 Eiweiss
6 Äpfel (Boskop)
Reform-Pflanzenfett
Fruchtzucker und Zimt

Mehl, Wasser und Süssmost zu glattem Teig verarbeiten, zum Schluss das steif geschlagene Eiweiss darunterziehen. Die Äpfel schälen, Kerngehäuse entfernen und in 1 cm dicke Scheiben schneiden. Diese im heissen Pflanzenfett schwimmend hellbraun ausbacken. Die fertigen Küchlein in der Fruchtzucker-Zimtmischung wenden.

Griessköpfchen*
150 g Griess
1 ½ l Milch
1 Prise Salz**
2 Essl. Fruchtzucker
1 Zitronenschale, abgerieben (von ungespritzter Frucht)
1 Ei, zerklopft
40 g Mandeln, geschält, gerieben
30 g Rosinen
Himbeersirup

Mit Griess, Milch, Salz und Zitronenschale einen Griessbrei kochen, den Fruchtzucker zuletzt beifügen. Das zerklopfte Ei mit den Mandeln und Rosinen unter den Griessbrei mischen und in eine Puddingform einfüllen. Kaltstellen. Mit Himbeersirup servieren.

** Bei strenger, natriumfreier Kost weglassen.

Reis-Zitronenpudding
9 dl Wasser
Saft und Schale von 1 ungespritzter Zitrone
1 Prise Meersalz**
150 g Fruchtzucker
150 g Reis
2 dl Rahm* oder Sesamrahm
(Rezept Seite 125)

Wasser und Gewürze (Zitronenschale in Würfelchen geschnitten) zum Kochen bringen. Reis dazugeben und 30 Min. kochen, erkalten lassen. Den geschlagenen Rahm daruntermischen und in eine kalt ausgespülte Puddingform einfüllen. Kaltstellen

Gesundheitstees

Für Tees sollen möglichst die ganzen Blätter verwendet werden, da die ätherischen Öle bei feiner Zerstückelung (Sachetform) verloren gehen. Bitter- und Blähungstees ungesüsst trinken, anderen Tees kann man etwas Honig und/oder verdünnten Zitronensaft beifügen.

Bittertee
Wermut
Tausendgüldenkraut
Benediktinerkraut
Zu gleichen Teilen mischen, anbrühen und 5 Min. ziehen lassen.
Bei Appetitlosigkeit ½ Std. vor den Mahlzeiten 2–3 Essl. davon trinken (leicht galletreibend), verdauungsfördernd.
Sensible Menschen nehmen nur Tausendgüldenkraut (Zubereitung wie Kamillentee).

Wermuttee
Anbrühen und 5 Min. ziehen lassen.
Starker Bittertee, stark galletreibend, magensaftfördernd.
Schluckweise tagsüber trinken.

Blähungstee
Bei nierenkranken Menschen mit Übelkeit, Völlegefühl und Blähungen sehr wirksam
Kümmel, Fenchel, Anis zu gleichen Teilen mischen, anbrühen und 20 Min. ziehen lassen.
Bei Blähungen nach den Mahlzeiten 1 Tasse voll trinken.

Kamillentee
Nur kurz anbrühen. Wenn man ihn länger ziehen lässt, kann er Übelkeit bewirken.
Bei Leibschmerzen zum Trinken.
Wirkt reinigend und beruhigend auf den Magen und den Darm.
Für Einläufe und Spülungen.

Pfefferminztee
Nur anbrühen.
Beruhigend, galletreibend, den Dünndarm anregend.

Verveinetee (Eisenkraut)
Nur anbrühen.
Beruhigend, entschleimend, galletreibend.
In Frankreich sehr beliebter Genusstee, nachmittags und abends.

Solidagotee (Goldrute, Heidnisch Wundkraut)
1 Min. kochen, 10 Min. ziehen lassen. Bei Wassersucht, Blasen- und Nierenentzündungen. Wassertreibend. 2–3 Tassen täglich. (Vgl. Seite 62)

Bärentraubenblättertee
1 ½ Essl. Bärentraubenblätter in 5 dl Wasser 5 Min. leise kochen. 10 Min. stehen lassen, absieben. Bei Blasenentzündungen.

Goldmelissentee
Nur anbrühen.
Sehr beruhigend, auch vor dem Schlafen zu trinken.

Orangenblütentee
2–3 Blüten 2–3 Min. kochen, etwas ziehen lassen und absieben. Mit Honig süssen.
Beruhigend. Vor dem Schlafen trinken.

Zitronenschalentee
Für 2 Tassen: 1 ungespritzte Zitrone, möglichst, in Demeterqualität, dünn schälen. Mit kochendem Wasser überbrühen und 5 Min. ziehen lassen, dann absieben. Vor dem Einschlafen mit etwas Honig trinken.

Lavendeltee
1 Teel. Lavendelblüten anbrühen, etwas stehen lassen.
Beruhigend, harmonisierend, entzündungshemmend, bei Schlaflosigkeit.

Hagebuttentee
Aus ganzen Hagebutten: 2–3 Essl. Hagebuttenkörner und -schalen in 1 ½ l Wasser 12 Std. einweichen, dann ½–¾ Std. leise kochen, absieben. Den Rest der gekochten Hagebutten kann man am folgenden Tag nochmals mit den frischen Hagebutten aufkochen. Leicht galletreibend und wassertreibend, erfrischend, anregend.
Oder mit einem Beutelchen angiessen.

Heidelbeertee
Stopfend, beruhigend.
1 Esslöffel getrocknete Heidelbeeren 12 Stunden einweichen und 5 Minuten kochen. Absieben.

Salbeitee
Entzündungshemmend, die Schleimhäute pflegend,
1 Essl. Salbei
1 Tasse Wasser
Mit kochendem Wasser übergiessen und einige Minuten ziehen lassen. Dann den Tee abgiessen und möglichst warm trinken.

Rezeptverzeichnis

Äpfel, gefüllte I 151
Äpfel, gefüllte II 151
Apfelküchlein 155
Apfelmüesli 114
Apfelmüesli mit Joghurt oder Sauer- oder Buttermilch 115
Apfelmüesli mit Mandel- oder Sesampüree (vegan) 114
Apfelmüesli mit Rahm 115
Apfelmus 151
Artischocken 136
Auberginen 136
Avocadocreme, süsse 149
Avocadomousse, (Guacamole) 149
Ayurvedische Kartoffeln 142

Bärentraubenblättertee 156
Béchamelsauce, klassische (Rezept 1) 147
Béchamelsauce ohne Ei (Rezept 2) 147
Béchamelsauce (Rezept 3) 148
Belegte Brötchen 149
Bettsafttag 106
Birchermüesli 114
Bittertee 155
Blähungstee 156
Blumenkohl 137
Bohnen, grüne, mit Tomaten 134
Brokkoli 137
Butterklösschen 128
Butter, Pflanzenfette und Öle 126

Champignonschnitten 150

Desserts 150
Dörrobstsalat mit Trauben und Pinienkernen 151

Eisenkrauttee 156
Endiviengemüse 132
Erbsen auf französische Art 133
Erbsen und Karotten 133
Erdbeercoupe 152
Erdbeercreme 152

Fenchel, überbacken, mit Frischkäse-Creme 133
Frischkornschrotbrei mit Banane 116
Frischkornschrot mit Beeren 116
Frischkornschrot mit Orangensaft 117
Frischsaftfasten 106
Früchtecoupe 152
Früchtefastentage 107
Früchte-Frischkorn-Speisen 116
Fruchtgelee 151
Fruchtsäfte 113
Fruchtsalat 150
Frühlingssuppe 131

Garnituren für belegte Brötchen 150
Gekochte Speisen 127
Gemüse 117, 121, 122, 132
Gemüsebouillon 128
Gemüsebrühe 127
Gemüsecurry 133
Gemüsesäfte 113
Gemüsesülzchen 139
Gemüsesuppen, verschiedene (Karotten, Spinat, Brokkoli, Blumenkohl) 130
Gesundheitstees 155
Getreidekörner als Kindernahrung 121
Getreidekörner, gekeimt 121
Getreidespeisen 143
Gewürze 122
Goldmelissentee 156
Goldrutentee (Solidago virgaurea) 62
Griessbrei 145
Griessgnocchi 145
Griessklösschen 128
Griessköpfchen 155
Griesssuppe 129

Grundaufstriche für belegte Brötchen 149
Guacamole (Avocadomousse) 149

Hafercremesuppe 129
Haferflockenbrätlinge 146
Hafergrützsuppe 129
Hagebuttensauce 154
Hagebuttentee 156
Heidelbeerbrei (Heitisturm) 152
Heidelbeertee 156
Heildiät mit lebendiger, vegetabiler Frischkost 105
Heitisturm (Heidelbeerbrei) 152
Himbeercreme 152
Hirsotto 145
Hirsotto mit Gemüse 145

Indisches Reisgericht 144

Japanischer Reis 143
Joghurtsauce 119, 123

Kaltschalen 117
Kaltschale, rote Grütze 154
Kamillentee 156
Kapernsauce 147
Karotten, gedämpft 133
Karotten mit Erbsen 133
Kartoffelgerichte 140
Kartoffeln als Prinzesskartoffeln 142
Kartoffeln an Bouillon 140
Kartoffeln, gebacken 140
Kartoffeln, geschmort 141
Kartoffeln in der Schale (Pellkartoffeln) 140
Kartoffeln mit Kümmel 140
Kartoffeln mit Quark 140
Kartoffeln mit Rahm 140
Kartoffeln mit Tomaten 141
Kartoffelpfluten 141
Kartoffelpüree 141
Kartoffelsalat 139
Kartoffelsalat mit Gurken 139
Kartoffelschnee 141
Kartoffelschnitten mit Spinat 142
Kartoffelsuppe 131
Käseschnitten 150
Kefen (Zuckererbsen), gedämpft 134
Kerbelsuppe 130
Knöpfli 146
Kohl, gedämpft 137
Kohl, gehackt 138
Kohlrabi mit Kräutern 137
Kräutersauce 147
Kräutersuppe 129
Krautstiele an Béchamelsauce 132

Lattich 132
Lauchcremesuppe 131
Lauchgemüse 138
Lavendeltee 156
Linsen 138
Lyonerkartoffeln 142

Maisschnitten 145
Makkaroni 146
Mandelmilch 125
Mandelmilchsauce 154
Mandelpüree- oder Sesampüree-Sauce (mild) 123
Mandelpüree- oder Sesampüree-Sauce (vegan) 119
Mayonnaise aus Soja-Vollkornmehl statt Ei (vegan) 123
Mayonnaise, klassisches Rezept 119, 123, 148
Mayonnaise mit Quark 120
Mayonnaise, ohne tierisches Eiweiss (vegan) 149
Meerrettichsauce 147
Melonen, gefüllte 150
Milcharten 125
Mineralwasser für Nierenkranke 112
Minestra 131
Müesli mit Beeren oder Steinobst 116
Müesli mit getrockneten Früchten 116
Müesli mit Kondensmilch 116
Müesli mit verschiedenen Früchten 116
Mürbeteig 147

Nahrungsmittel gegen Krebs 96
Nahrungsmittel zur Bekämpfung von Infektionskrankheiten der Harnwege 97
Nahrungsmittel zur Kräftigung und Modulation des Immunsystems 97

Öle, Pflanzenfette, Butter 126
Olivensauce 147

Ölsauce (mild) 122
Orangenblütentee 156
Orangencreme 152
Orangensulzköpfchen 153

Pellkartoffeln 140
Peperoni, grüne, gelbe oder rote 136
Pfefferminztee 156
Pflanzenfette, Butter, Öle 126
Pikante Quarksauce 120
Pinienkernmilch 125
Polenta 145
Prinzesskartoffeln 142

Quarkaufstrich mit Kräutern, für belegte Brötchen 149
Quark-Joghurtsauce 119
Quark-Mayonnaise 120
Quarksauce 122

Rahmsauce 119, 123
Randengemüse (Rote Bete) 134
Ratatouille 136
Reisauflauf mit Tomaten 144
Reis, japanisch 143
Reis mit Erbsen (Risi bisi) 144
Reis mit Spinat 144
Reis mit Zucchetti 144
Reissalat 139
Reissuppe, gebundene 128
Reissuppe, klare 128
Reis-Zitronenpudding 155
Remouladensauce, klassisches Rezept 149
Remouladensauce ohne tierisches Eiweiss (vegan) 149
Rezepte für Nieren- und Blasenkranke 113
Risi bisi (Reis mit Erbsen) 144
Risotto 143
Riz créol mit Gemüsen 143
Rohgemüse, geeignete Kräuter und Saucen 122
Rohgemüse, gemischt 121
Rohgemüse gemixt – püriert 122
Rohkost 106
Rohkost-Tagesmenüs 108
Rohkosttag mit Zulage 109
Rosenkohl, gedämpft 137
Rote Bete Gemüse (Randen) 134
Rote Bete und Salate 138
Rote Grütze, dänische Art 154
Rote Grütze (Kaltschale) 154
Rotkraut 138
Rotweinsauce (alkoholfrei) 154

Safranreis 143
Säfte 113
Salade niçoise 139
Salate und Rohgemüse 117
Salate von gekochten Gemüsen 138
Salatsaucen 118, 122
Salatsaucen, passende, Tabelle 124
Salatsaucen süss-sauer 120
Salbeitee 156
Salzarme Kost 111
Salzlose Nierenschonkost 109
Saucen 147
Schmorkartoffeln 141
Schrotbrei 146
Sellerie-Apfel-Bananen-Rohkost 121
Selleriesalat mit Soja-Mayonnaise 139
Sesamfrappé 125
Sesammilch 125
Sesamrahm 125
Sesamstängelchen 153
Sojamilch 125
Solidagotee (Goldrute) 156
Spaghetti 146
Spargeln 137
Spätzle 146
Speisezettel 106

Teigwaren 146
Tomaten à la provençale 135
Tomaten, gedämpft 135
Tomaten, gefüllt 135
Tomatengemüse mit Zucchetti 136
Tomatenreis 143
Tomaten, roh, gefüllt 121
Tomatensauce auf einfache Art 148
Tomatensauce, klassisches Rezept 148
Tomatensuppe 129
Tomatensuppe, sommerliche 130
Topinambur 135

Übergangskost 109

Vanillecreme, klassische 153
Vanillecreme, ohne Ei 153
Vanillesauce 154
Verveinetee (Eisenkraut) 156
Vinaigrette 149
Vollsafttag 106

Weisskraut, gedämpft 137
Wermuttee 155
Wochenpläne 110

Zitronencreme 152
Zitronencreme (kalt gerührte) 153
Zitronenschalentee 156
Zubereitung von Rohgemüsen 117
Zucchetti-Tomatengemüse 136
Zuckererbsen (Kefen), gedämpft 134
Zwiebelsauce 148
Zwiebelsuppe 130

Literaturnachweis

1 Urodynamik (Harnblasendruckmessung): *Zystometrie.* urologielehrbuch.de; abgerufen am 11. Januar 2010

2 Kremling H.: *Zur Entwicklung der klinischen Diagnostik.* Würzburger medizinhistorische Mitteilungen 23, 2004, S. 233–261

3 Faber U.: Langzeitverlauf bei Adulter Polyzystischer Nierendegeneration nach Nierentransplantation. Dissertation, Heinrich-Heine-Universität Düsseldorf, 2000

4 Gabow O.A. et al.: Renal structure and hypertension in autosomal dominant polycystic kidney disease. Kidney International, 38, 1990, S. 1177–1180

5 Kühn W. et al.: Autosomal dominante polyzystische Nierenerkrankung. In: Ärzteblatt, 104/2007, S. A3022–A3028

6 Fried L.F. et al.: *Duodenal obstruction in polycystic kidney disease. Case report and review of the literature.* Am. J. Nephrol., 18, 1998, S. 318–320

7 Frei U. et al.: *Nierenersatztherapie in Deutschland.* (PDF; 1,4 MB) In: QuaSi-Niere Jahresbericht 2005/2006. Berlin

8 Kühn W. et al.: *Autosomal dominante polyzystische Nierenerkrankung.* Ärzteblatt, 104/2007, S. A3022–A3028

9 Shokeir M.H.: *Expression of adult polycystic kidney disease in childhood: a longitudinal study. Clin. Genet.*, 14, 1978, S. 61–72

10 Gretz N. et al.: *Is gender a determinant for evolution of renal failure? A study in autosomal dominant polycystic kidney disease.* Am J Kidney Dis., 14, 1989, S. 178–183

11 Sherstha R. et al.: *Postmenopausal estrogen therapy selectively stimulates hepatic enlargement in women with autosomal dominant polycystic kidney disease.* Hepatology, 26, 1997, S. 1282–1286

12 Harris P.C. et al.: *Cyst number but not the rate of cystic growth is associated with the mutated gene in ADPKD.* J Am Soc Nephrol., 17, 2006, S. 3013–3019

13 Orth S.R. et al.: *Smoking as a risk factor for end-stage renal failure in men with primary renal disease.* Kidney Int., 54, 1998, S. 926–931

14 Fick G.M. et al.: *Causes of death in autosomal dominant polycystic kidney disease.* J Am Soc Nephrol., 5, 1995, S. 2048–2456

15 Universität Basel: *Sekundäre Zystenniere nach Dialyse wegen Analgetika-Nephropathie.* Abbildung eines Histologischen Präparates; abgerufen am 8. September 2008

16 Matson M.A. et al.: *Acquired cystic kidney disease: occurrence, prevalence, and renal cancers.* Medicine (Baltimore), 69, 1990, S. 217–226

17 Belibi F.A. et al.: *The effect of caffeine on renal epithelial cells from patients with autosomal dominant polycystic kidney disease.* J Am Soc Nephrol., 13, 2002, S. 2723–2729

18 Schmid M. et al.: *Natriuresis-pressure relationship in polycystic kidney disease.* J. Hypertens., 8, 1990, S. 277–283

19 Colleen B.Z.: *Polycystic Kidney Disease: An Overview and Commentary.* Dialysis and Transplantation, 28, 1999, S. 468–474

20 Qin S. et al.: *Failure to ubiquitinate c-Met leads to hyperactivation of mTOR signaling in a mouse model of autosomal dominant polycystic kidney disease.* The Journal of clinical investigation, Band 120, Nummer 10, Oktober 2010, S. 3617–3628

21 Shillingford J.M. et al.: *The mTOR pathway is regulated by polycystin-1, and its inhibition reverses renal cystogenesis in polycystic kidney disease.* Proc Natl Acad Sci., 103, 2006, S. 5466–5471

22 Serra A.L. et al.: *Sirolimus and kidney growth in autosomal dominant polycystic kidney disease.* The New England Journal of Medicine, Band 363, Number 9, August 2010, S. 820–829

23 Leuenroth S.J. et al.: *Triptolide Reduces Cystogenesis in a Model of ADPKD.* J Am Soc Nephrol., 19, 2008, S. 1659–1662

24 Torres V.E. et al.: *Effective treatment of an orthologous model of autosomal dominant polycystic kidney disease*. Nat Med, 10, 2004, S.363–364

25 Patel V. et al.: *Advances in the pathogenesis and treatment of polycystic kidney disease*. Current Opinion in Nephrology and Hypertension Band 18, Nummer 2, März 2009, S.99–106

26 Torres V.E. et al.: *Renal stone disease in autosomal dominant polycystic kidney disease*. Am. J. Kidney Dis., 22, 1993, S, 513–519

27 Higashihara E. et al.: *Clinical aspects of polycystic kidney disease*. J. Urol., 147, 1992, S.329–332

28 Taylor J.M. et al.: *Diet and polycystic kidney disease: A pilot intervention study.* Clinical Trial Clin Nutr 2017 Apr; 36 (2): 458–466

29 Omede F. et al.: *Dietary phosphate restriction attenuates polycystic kidney disease in mice*. Am J Physiol Renal Physiol. 2020 Jan 1; 318 (1): F35–F42

30 Bankovic-Calic N. et al.: *Effect of a modified low protein and low fat diet on histologic changes and metabolism in kidneys in an experimental model of polycystic kidney disease*. Srp Arh Celok Lek Jul–Aug 2002; 130 (7–8): 251–7

31 Zusammenfassung des EMEA für Cystadane (PDF; 387 kB)

32 Maditz K.H. et al.: *Feeding soy protein isolate and oils rich in omega-3 polyunsaturated fatty acids affected mineral balance, but not bone in a rat model of autosomal recessive polycystic kidney disease.* Comparative Study BMC Nephrol. 2015 Feb 10; 16: 13

33 Mc Graw N.H. et al.: *Soy-based renoprotection.* Review World J Nephrol. 2016 May 6; 5 (3): 233–57

34 Kretz N. et al.: *Influence of diet and underlying renal disease on the rate of progression of chronic renal failure.* Infusionsther Klin Ernahr 1987 Oct; 14 Suppl 5: 21–5

35 Tanner G.A. et al.: *Dietary citrate treatment of polycystic kidney disease in rats*. Nephron Physiol. 2003 Jan; 93 (1): P14–20

36 Rodriguez-Iturbe B. et al.: *The current state of poststreptococcal glomerulonephritis*. J Am Soc Nephrol 2008; 19: 1855–1864

37 Debiec H. et al.: *Early-childhood membranous nephropathy due to cationic bovine serum albumin.* The New England Journal of Medicine. 364, Nr.22, 2.Juni 2011, ISSN 1533-4406, S.2101–2110

38 Ruggenenti P. et al.: *Effects of rituximab on morphofunctional abnormalities of membranous glomerulopathy. Clinical Journal of the American Society of Nephrology: CJASN.* 3, Nr.6, November 2008, ISSN 1555-905X, S.1652-9

39 Sunderkötter K.: *Nomenklatur der kutanen Vaskulitiden – deutschsprachige Definitionen des Dermatologischen Anhanges zur Chapel Hill Consensus Conference*. Review J Dtsch Dermatol Ges 2018 Dec; 16 (12): 1425–1433

40 Benedum J.: *Die Frühgeschichte der künstlichen Niere*. In: AINS. Anästhesiologie Intensivmedizin Notfallmedizin Schmerztherapie. Band 38, Nr.11, November 2003, S.681–688

41 Vasold M.: *Dialyse*. In: Werner E. Gerabek, Bernhard D. Haage, Gundolf Keil, Wolfgang Wegner (Hrsg.): Enzyklopädie Medizingeschichte. De Gruyter, Berlin/New York 2005, ISBN 3-11-015714-4, S.304 f

42 Saran R. et al.: *US Renal Data System 2017 Annual Data Report: epidemiology of kidney disease in the United States*. American Journal of Kidney Diseases. Band 71, 3 (suppl 1), 2018, S.1–673

43 Weinhandl E.D. et al.: *Propensity-Matched Mortality Comparison of Incident Hemodialysis and Peritoneal Dialysis Patients. Journal of the American Society of Nephrology: ASN*. Band 21, Nr.3, März 2010, S.499–506

44 Heaf G. et al.: *Relative Survival of Peritoneal Dialysis and Haemodialysis Patients: Effect of Cohort and Mode of Dialysis Initiation*. PLoS One. März 2014

45 Van de Luijtgaarden M.W. et al.: *Trends in dialysis modality choice and related patient survival in the ERA-EDTA Registry over a 20-year period.* Nephrol Dial Transplant. Band 31, Nr.1, Januar 2016, S.120–128

46 Waldum-Grevbo B. et al.: *Impact of initial dialysis modality on mortality: a propensity-matched study.* BMC Nephrology: 179. Band 16, Juni 2015, S.179

47 Sanabria M. et al.: *Dialysis outcomes in Colombia (DOC) study: a comparison of patient survival on peritoneal dialysis vs hemodialysis in Colombia.* Kidney Int Suppl., 2008 Apr

48 Troidle L. et al.: *Treatment and outcome of CPD-associated peritonitis*. Ann Clin Microbiol Antimicrob., 2006, 5, S.6

49 Sanabria M. et al.: *Dialysis outcomes in Colombia (DOC) study: a comparison of patient survival on*

peritoneal dialysis vs hemodialysis in Colombia. Kidney Int Suppl., 2008 Apr

50 Majumder A. et al.: *Ärztliche Arbeitstechniken.* 2016, S. 62 f.

51 Sarre H. J.: *Nierenkrankheiten.* 4. Auflage. Georg Thieme Verlag, Stuttgart 1976, ISBN 3-13-392804-X, S. 603

52 Krebs – Krebs in Deutschland 2013/2014 – Häufigkeiten und Trends. (PDF) gemeinsame Veröffentlichung des Robert Koch-Instituts und der Gesellschaft der epidemiologischen Krebsregister in Deutschland e.V., S. 100–103

53 Eintrag zu Trichlorethylen in der GESTIS-Stoffdatenbank des IFA, abgerufen am 19. Juli 2012

54 Triebig G.: *Nierenzellkarzinom als Berufskrankheit.* Deutsches Ärzteblatt. Jahrgang 114, Heft 9, 3. März 2017, S. 160

55 Becker F. et al.: *Wichtige Aspekte der organerhaltenden Nierentumorchirurgie: Indikationsstellungen, neuer Standard und onkologische Ergebnisse.* Deutsches Ärzteblatt Int. Band 106, Nr. 8, 2009, S. 117–122

56 Meng X. et al.: *Tumor location does not limit percutaneous treatment of small renal masses with microwave ablation. Annals of Translational Medicine.* Band 0, Nr. 0, 27. August 2019, ISSN 2305-5847, S. 58

57 Bansal Da. Et al.: *Percutaneous ablation for renal masses.* Annals of Translational Medicine. Band 0, Nr. 0, 8. Mai 2019, ISSN 2305-5847, S. 1

58 Anglickis M. et al.: *Microwave Thermal Ablation versus Open Partial Nephrectomy for the Treatment of Small Renal Tumors in Patients Over 70 Years Old.* Medicina (Kaunas, Lithuania). Band 55, Nr. 10, 1. Oktober 2019

59 Robert C. et al.: *Nephrectomy Followed by Interferon Alfa-2b Compared with Interferon Alfa-2b Alone for Metastatic Renal-Cell Cancer. The New England Journal of Medicine.* Band 345, Nr. 23, 6. Dezember 2001, ISSN 0028-4793, S. 1655–1659

60 Flanigan R.C. et al.: *Nephrectomy Followed by Interferon Alfa-2b Compared with Interferon Alfa-2b Alone for Metastatic Renal-Cell Cancer.* The New England Journal of Medicine. Band 345, Nr. 23, 6. Dezember 2001, ISSN 0028-4793, S. 1655–1659

61 Reiter M.A. et al.: *Nierenzellkarzinom – Medikamentöse Therapie und prognostische Modelle.* Onkologe. 20, 2014, S. 1241–1254

62 Stadler W.M. et al.: *Prognostic factors for survival with gemcitabine plus 5-fluorouracil based regimens for metastatic renal cancer.* The Journal of Urology. Band 170, 4 Pt 1, Oktober 2003, S. 1141–1145

63 Motzer R.J. et al.: *Pazopanib versus sunitinib in metastatic renal-cell carcinoma. The New England Journal of Medicine.* Band 369, Nr. 8, 22. August 2013, S. 722–731

64 Reiter M.A. et al.: *Nierenzellkarzinom – Medikamentöse Therapie und prognostische Modelle.* Onkologe. 20, 2014, S. 1241–1254

65 Mc Dermott D.F. et al.: *Immunotherapy and targeted therapy combinations in renal cancer.* Current clinical pharmacology. Band 6, Number 3, August 2011, ISSN 2212-3938, S. 207–213

66 Doehn C. et al.: *Gibt es eine Indikation zur neoadjuvanten oder adjuvanten Systemtherapie beim Nierenzellkarzinom?* Der Urologe. Volume 46, Number 10 / Oktober 2007

67 May M. et al.: *Ten-year survival analysis for renal carcinoma patients treated with an autologous tumour lysate vaccine in an adjuvant setting.* Cancer immunology, immunotherapy: CII. Band 59, Nr. 5, Mai 2010, S. 687–695

68 Motzer R.J. et al.: *Nivolumab plus Ipilimumab versus Sunitinib in Advanced Renal-Cell Carcinoma.* The New England Journal of Medicine. Band 378, Nr. 14, 5. April 2018, S. 1277–1290

69 Krebs – Krebs in Deutschland 2013/2014 – Häufigkeiten und Trends. (PDF) gemeinsame Veröffentlichung des Robert Koch-Instituts und der Gesellschaft der epidemiologischen Krebsregister in Deutschland e.V., S. 100–103, abgerufen am 10. Oktober 2018

70 Gregory E. et al.: *Oral Antibiotic Exposure and Kidney Stone Disease.* Journal of the American Society of Nephrology. S. ASN.2017111213, doi: 10.1681/ASN.2017111213

71 Ärzte Zeitung: *Wunderwaffe: Achterbahnfahren schüttelt Nierensteine ab.* Abgerufen am 8. Oktober 2018

72 Ig-Nobelpreis: *Zwischen Nierensteinen auf der Achterbahn und Fruchtfliegenschnüffeln.* ZEIT ONLINE. (zeit.de [abgerufen am 8. Oktober 2018])

73 Pak et al.: *Long-term treatment of calcium nephrolithiasis with potassium citrate. J Urol.* 1985; 134, S. 11–19

74 Fintelmann V. et al.: Lehrbuch der Phytotherapie. Hippokrates-Verlag, Stuttgart 2005

75 Kaufman D.W. et al.: *Oxalobacter formigenes May Reduce the Risk of Calcium Oxalate Kidney Stones*. Journal of the American Society of Nephrology. Nr. 19, 2008, S. 1197–1203

76 Renz-Polster H. et al.: Basislehrbuch Innere Medizin. Urban & Fischer, München 2008, ISBN 3-437-41053-9, S. 941–950

77 Gimdt M. et al.: *Nephrologie und Hochdruck*. Hendrik Lehnert, Karl Werdan (Hrsg.): Innere Medizin – essentials. 4. Auflage, Thieme, Stuttgart 2006, ISBN 3-13-117294-0, S. 530 f.

78 Gastmeier M. et al.: *Prevalence of nosocomial infections in representative German hospitals. The Journal of hospital infection.* Band 38, Nummer 1, Januar 1998, S. 37–49,

79 Huland H. et al.: *Harnwegsinfektion*. In: Richard Hautmann, Hartwig Huland: Urologie. Springer, 3. Auflage, Heidelberg 2006, ISBN 3-540-29923-8, S. 134–148

80 Leitlinie *Brennen beim Wasserlassen* der Deutschen Gesellschaft für Allgemeinmedizin (DEGAM), online abrufbar (als pdf [Memento vom 7. April 2016 im Internet Archive]), zuletzt abgerufen am 27. Oktober 2015

81 Stein G. et al.: *Medikamentöse Therapie von Harnwegsinfekten. Der Internist*. Band 49. Nummer 6, Juni 2008, S. 747–755

82 S-3 Leitlinie AWMF-Register-Nr. 043/044: Epidemiologie, Diagnostik, Therapie und Management unkomplizierter bakterieller ambulant erworbener Harnwegsinfektionen bei erwachsenen Patienten. 17. Juni 2010 (PDF; 1,4 MB)

83 Karamali M. et al.: *Molecular pathogenesis of interstitial cystitis/bladder pain syndrome based on gene expression*. Review J Cell Physiol 2019 Aug; 234 (8): 12301–12308

84 Rais Bahrami S. et al.: *Symptom profile variability of interstitial cystitis/painful bladder syndrome by age*. BJU Int 2012 May; 109 (9): 1356–9

85 Grundy L. et al.: *Cross-organ sensitization between the colon and bladder: to pee or not to pee?* Review Am J Physiol Gastrointest Liver Physiol 2018 Mar 1; 314 (3): G301–G308

86 Friedlander J. et al.: *Diet and its role in interstitial cystitis/bladder pain syndrome (IC/BPS) and comorbid conditions.* Review BJU Int 2012 Jun; 109 (11): 1584–91

87 Aragon I. M. et al.: *The Urinary Tract Microbiome in Health and Disease*. Review Eur Urol Focus. 2018 Jan; 4 (1): 128–138

88 Magistro G. et al.: *The Urinary Tract Microbiome: The Answer to All Our Open Questions?* Review Eur Urol Focus 2019 Jan; 5 (1): 36–38

89 Hiergeist H. et al.: *Clinical implications of the microbiome in urinary tract diseases*. Review Curr Opin Urol. 2017 Mar; 27 (2): 93–98

90 Geregory W.T. et al.: *Does the Urinary Microbiome Play a Role in Urgency Urinary Incontinence and Its Severity?* Front Cell Infect Microbiol 2016 Jul 27; 6: 78

91 Antunes-Lopes T. et al.: *The Role of Urinary Microbiota in Lower Urinary Tract Dysfunction: A Systematic Review*. Eur Urol Focus 2020 Mar 15; 6 (2): 361–369

92 Fürst P. et al.: *Ernährungsmedizin.* Thieme-Verlag, Stuttgart 2004, S. 95

93 Ross A. C. et al.: *Modern Nutrition in Health and Disease*. 11. Auflage. Wolters Kluwer, Baltimore 2014, ISBN 978-1-60547-461-8, S. 457

94 Parcell S. et al.: *Sulfur in human nutrition and applications in medicine*. Review Altern Med Rev. 2002 Feb; 7 (1): 22–44

95 Asma B. et al.: *Standardised high dose versus low dose cranberry Proanthocyanidin extracts for the prevention of recurrent urinary tract infection in healthy women [PACCANN]: a double blind randomised controlled trial protocol*. Randomized Controlled Trial BMC Urol 2018 May 2; 18 (1): 29

96 Schilcher H.: *Leitfaden Phytotherapie*. Urban & Fischer, München 2007. ISBN 978-3-437-55348-6, S. 113 f.

97 Bärentraubenblätter – Uvae Ursi folium – Datenblatt von pharmakobotanik.de. zuletzt abgerufen am 26. Februar 2013

98 De Nunzio C. et al.: *Role of D-Mannose in the Prevention of Recurrent Uncomplicated Cystitis: State of the Art and Future Perspectives*. Review Antibiotics (Basel) 2021 Apr 1; 10 (4): 373

99 Lenger S.M. et al.: *D-mannose vs other agents for recurrent urinary tract infection prevention in adult women: a systematic review and meta-analysis*. Meta-Analysis Am J Obstet Gynecol. 2020 Aug; 223 (2): 265.e1–265.e13

100 Villa Nueva C.M. et al.: *Coffee consumption, genetic susceptibility and bladder cancer risk*. Cancer Causes Control 2009 Feb; 20 (1): 121–7

101 Yu E.Y.W. et al.: *Coffee consumption and risk of bladder cancer: a pooled analysis of 501,604 participants from 12 cohort studies in the Bladder Cancer Epidemiology and Nutritional Determinants (BLEND) international study. Meta-Analysis*. Eur J Epidemiol 2020 Jun; 35 (6): 523–535

102 Wu W. et al.: *Coffee consumption and bladder cancer: a meta-analysis of observational studies. Meta-Analysis*. Sci Rep 2015 Mar 12; 5: 9051. doi: 10.1038/srep09051

103 Koizimi A. et al.: *Taste-modifying sweet protein, neoculin, is received at human T1R3 amino terminal domain*. Biochem Biophys Res Commun 2007 Jun 29; 358 (2): 585–9

104 Zhao X. et al.: *New Insight into the Structure-Activity Relationship of Sweet-Tasting Proteins: Protein Sector and Its Role for Sweet Properties*. Front Nutr 2021 Jun 18; 8: 69 1368

105 Vartolomei M.D. et al.: *Impact of alcohol consumption on the risk of developing bladder cancer: a systematic review and meta-analysis*. Meta-Analysis World J Urol 2019 Nov; 37 (11): 2313–2324

106 Sun J-W et al.: *Obesity and risk of bladder cancer: a dose-response meta-analysis of 15 cohort studies*. Review PLoS One 2015 Mar 24; 10 (3): e0119313

107 Gill E. et al.: *The Sirenic Links between Diabetes, Obesity, and Bladder Cancer*. Review Int J Mol Sci 2021 Oct 15; 22 (20): 11150

108 Zhu Z. et al.: *Risk of bladder cancer in patients with diabetes mellitus: an updated meta-analysis of 36 observational studies*. Review BMC Cancer 2013 Jun 26; 13: 310

109 Silberstein J.L. et al.: *Evidence-based principles of bladder cancer and diet*. Review Urology 2010 Feb; 75 (2): 340–6

110 Larsson S.C. et al.: *Fruit and vegetable consumption and risk of bladder cancer: a prospective cohort study*. Cancer Epidemiol Biomarkers Prev 2008 Sep; 17 (9): 2519–22

111 Sacerdote C. et al.: *Intake of fruits and vegetables and polymorphisms in DNA repair genes in bladder cancer*. Multicenter Study Mutagenesis. 2007 Jul; 22 (4): 281–5

112 Holick C.N. et al.: *Intake of fruits and vegetables, carotenoids, folate, and vitamins A, C, E and risk of bladder cancer among women (United States)*. Cancer Causes Control. 2005 Dec; 16 (10): 1135–45

113 Bermejo L.M. et al.: *Milk and Dairy Product Consumption and Bladder Cancer Risk: A Systematic Review and Meta-Analysis of Observational Studies*. Meta-Analysis Adv Nutr 2019 May 1; 10 (suppl_2): S224–S238

114 Andolfi C. et al.: *The Urinary Microbiome and Bladder Cancer: Susceptibility and Immune Responsiveness*. Review Bladder Cancer 2020 Sep 21; 6 (3): 225–235

115 Markowski M.C. et al.: *The Microbiome and Genitourinary Cancer: A Collaborative Review*. Review Eur Urol 2019 Apr; 75 (4): 637–646

116 Huang X. et al.: *The inflammatory microenvironment and the urinary microbiome in the initiation and progression of bladder cancer*. Review Genes Dis 2020 Oct 13; 8 (6): 781–797

117 Bajic C. et al.: *The Urinary Microbiome: Implications in Bladder Cancer Pathogenesis and Therapeutics*. Review Urology 2019 Apr; 126: 10–15

118 Eble J.N. et al.: *World Health Organization Classification of Tumours – Pathology and Genetics of Tumours of the Urinary System and Male Genital Organs.* Lyon 2004, S. 90–108

119 Martini T.: *Urothelkarzinom der Harnblase: Diagnostik.* in Maurice S.M. et al.: *Die Urologie – Retroperitoneum, Niere, Harnblase, Harnröhre, Tumortherapie.* Heidelberg, 2016, S. 711–719

120 S3-Leitlinie Früherkennung, Diagnose, Therapie und Nachsorge des Harnblasenkarzinoms, Langversion 2.0 – März 2020, AWMF-Registernummer: 032/038OL, S. 124

121 Böcker W. et al.: *Pathologie.* 4. Auflage. München 2008, S. 893–896

122 Lindemann-Docter K. et al.: *Histopathologie des Harnblasenkarzinoms.* Der Urologe Band 47, 2008, S. 627–638

123 Moll R. et al.: *Uroplakins, specific membrane proteins of urothelial umbrella cells, as histological markers of metastatic transitional cell carcinomas. The American Journal of Pathology*. Band 147, Nr. 5, November 1995, S. 1383–1397

124 Mellon K. et al.: *Cell cycling in bladder carcinoma determined by monoclonal antibody Ki67*. In: *British Journal of Urology*. Band 66, Nr. 3, September 1990, S. 281–285

125 Sarkis A.S. et al.: *Nuclear overexpression of p53 protein in transitional cell bladder carcinoma: a marker for disease progression. Journal of the National Cancer Institute.* Band 85, Nr. 1, 6. Januar 1993, S. 53–59

126 Decobert M. et al.: *Maintenance bacillus Calmette-Guérin in high-risk nonmuscle-invasive bladder cancer: how much is enough? Cancer.* Band 113, Nr. 4, 15. August 2008, S. 710–716

127 Alexandre R. et al.: *The management of BCG failure in non-muscle-invasive bladder cancer: an update. Canadian Urological Association Journal.* Band 3, 6 Suppl 4, Dezember 2009, S. S199–S205

128 Hartwig Huland, M. G. Friedrich: *Harnblasenkarzinom.* Richard Hautmann, Hartwig Huland: *Urologie.* 3. Auflage. Heidelberg 2006, S. 202–212

129 Babjuk M. (chair) et al.: *EAU Guidelines on Non-muscle-invasive Bladder Cancer (Ta, T1 and CIS)* (Memento vom 18. Juli 2014 im Internet Archive) 2014

130 Bolenz C.: *Urothelkarzinom der Harnblase: Chirurgische Therapie,* in Wirth M. (Hrsg.): *Die Urologie – Retroperitoneum, Niere, Harnblase, Harnröhre, Tumortherapie.* Heidelberg, 2016, S. 735–741

131 Mak R.H. et al.: *Long-term outcomes in patients with muscle-invasive bladder cancer after selective bladder-preserving combined-modality therapy: a pooled analysis of Radiation Therapy Oncology Group protocols 8802, 8903, 9506, 9706, 9906, and 0233. Journal of Clinical Oncology: Official Journal of the American Society of Clinical Oncology.* Band 32, Nr. 34, 1. Dezember 2014, S. 3801–3809

132 S3-Leitlinie *Früherkennung, Diagnose, Therapie und Nachsorge des Harnblasenkarzinoms*, Langversion 2.0 – März 2020, AWMF-Registernummer: 032/038OL, S. 78, S. 230–248, S. 272

133 Huland H. et al.: *Harnblasenkarzinom.* In: Richard Hautmann, Hartwig Huland: Urologie. 3. Auflage. Heidelberg 2006, S. 202–212

134 Damyanov I.: *The Lower Urinary Tract and Male Reproductive System.* In: R. Rubin, D. Strayer u. a.: *Rubin's Pathology.* 5. Auflage. Philadelphia 2008, S. 752–758

135 Eble J.N. et al.: *World Health Organization Classification of Tumours – Pathology and Genetics of Tumours of the Urinary System and Male Genital Organs.* Lyon 2004, S. 90–108

136 Szeto H.H. et al.: *Protection of mitochondria prevents high-fat diet-induced glomerulopathy and proximal tubular injury.* Kidney Int 2016 Nov; 90 (5): 997–1011

137 Agrawal S. et al.: *Dyslipidaemia in nephroti Review Curr Opin Urol 2017 Mar; 27(2): 93–98c syndrome: mechanisms and treatment.* Review Nat Rev Nephrol 2018 Jan; 14 (1): 57–70

138 D'Agati V.D. et al.: *Obesity-related glomerulopathy: clinical and pathologic characteristics and pathogenesis.* Review Nat Rev Nephrol 2016 Aug; 12 (8): 453–71,

139 Gilley K.N. et al.: *Influence of total western diet on docosahexaenoic acid suppression of silica-triggered lupus flaring in NZBWF1 mice.* PLoS One 2020 May 15; 15 (5): e0233183. doi: 10.1371/journal.pone.0233183. eCollection 2020

140 Coppo R.: *The gut-kidney axis in IgA nephropathy: role of microbiota and diet on genetic predisposition.* Pediatr Nephrol 2018 Jan; 33 (1): 53–61

141 Gretz N. et al.: *Does a low protein diet really slow down the rate of progression of chronic renal failure?* Blood purif. 1989; 7 (1) 33–38

142 Peters H. et al.: *Tandem antifibrotic actions of L-arginine supplementation and low protein diet during the repair phase of experimental glomerulonephritis.* Kidney Int 2000 Mar; 57 (3): 992–1001

143 Hertzan Levy S. et al.: *Glomerular basement membrane anionic sites in adriamycin nephropathy: effect of saline loading and nitric oxide modulation.* Nephron 2000 Apr; 84 (4): 354–61

144 Attini R. et al.: *Pregnancy, Proteinuria, Plant-Based Supplemented Diets and Focal Segmental Glomerulosclerosis: A Report on Three Cases and Critical Appraisal of the Literature.* Review Nutrients 2017 Jul 19; 9 (7): 770

145 Attini R. et al.: *Vegan-vegetarian low-protein supplemented diets in pregnant CKD patients: fifteen years of experience.* BMC Nephrol 2016 Sep 20; 17 (1): 132

146 Gentile M.G. et al.: *Treatment of proteinuric patients with a vegetarian soy diet and fish oil.* Clinical Trial Clin Nephrol 1993 Dec; 40 (6): 315–20

147 Amico G.D. et al.: *Effect of dietary manipulation on the lipid abnormalities and urinary protein loss*

in nephrotic patients. Clinical Trial Miner Electrolyte Metab 1992; 18 (2–5): 203–6
148 Amiot-Carlin M.J.: *Fruit and vegetable consumption: what benefits, what risks?* Review Rev Prat. 2019 Feb; 69 (2): 139–142
149 Trautmann K.: *Sonntagsbraten mit Risiken*. FAZ 8.4.2004 Nr.84 S 40
150 Devkota S. et al.: *Dietary fat induced taurocholic acid promotes pathobiont expansion and colitis in Il 10-mice.* Nature 487, 2012: 104–108
151 David L.A, et al.: *Diet rapidly and reproducibly alters the human gut microbiome.* Nature 505, 2014: 559–63
152 Huerta-Avila E.E. et al.: *High relative anbundance of lactobacillus reuteri and fructose intake are associated with adiposity and cardiometabolic risk factors in children from Mexico City.* Nutrients, 2019 Mai 28; 1 (6). pli: E1207. Doi: 103390/nu11061207
153 Faith J.J. et al.: *The long-term stability of the human gut microbiota.* Science 341, 2013: 1237–1243
154 Cryan J.F. et al.: *Mind-alterations microorganisms: the impact of the gut microbiota on brain and behaviour.* Nat Rev Neurosci. (2012) 13: 701–12
155 Möhle L. et al.: *Monocytes provide a link between antibiotic induced changes in gut microbiota and adult hippocampal neurogenesis.* Cell Rep. (2016) 15: 1945–46
156 Roshchina V.: *Evolutionary considerations of neurotransmitters in microbial, plant, and animal cells.* In: Lyte L. et al.: editors. Microbial Endocrinology Interkingdom Signalling in Infectious Disease and Health. New York, NX: Springer; (2010): 17–52
157 Asano Y. et al.: Critical role of gut microbiota in the production of biologically active, free catecholamines in the gut lumen of mice. Am J Physiol Gastrointest Liver Physiol. (2012) 303: G1288–95
158 Vrieze A. et al.: *Transfer of intestinal microbiota from lean donors increases insulin sensitivity in individuals with metabolic syndrome.* Gastroendocrinology (2012) 143: 913–6.e7
159 Wostman B.: *Morphology and physiology, endocrinology and biochemistry.* In: Wostman B.S. editor. Germfree and Gnotobiotic Animal Models. Boca Raton, FL: CRC Press (1996): 43–71
160 Wikoff W.R. et al.: *Metabolic analyses reveals large effects of gut microflora on mammalian blood metabolites.* Proc Natl Acad Sci USA (2009) 106: 3698–703
161 Schorr M. et al.: *The endocrine manifestations of anorexia nervosa: mechanisms and management.* Nat Rev Endocrinol (2017) 13: 174–86
162 Grenham S. et al.: *Brain-gut-microbe communication in health and disease.* Front Physiol (2011) 2: 94
163 Messaoudi M. et al.: *Assessment of psychotropic-like properties of probiotiv formulation (Lactobacillus helveticus R0052 and Bifidobacterium longum R=175) in rats and human subjects.* Br J Nutr (2011) 105:755–64
164 Petra A.I. et al.: *Spectrum of mast cell activation disorders.* Expert Rev Clin Immunol (2014) 10: 729–39
165 Jesus P. et al.: *Alteration of intestinal barrier function during activity-based anorexia in mice.* Clin Nutr Edinb Scotl (2014) 33: 1046–53
166 Kleiman S.C. et al.: *The intestinal microbiota in acute anorexia nervosa and during renourishment: relationship to depression, anxiety, and eating disorder psychopathology.* Psychosom Med (2015) 77: 969–81
167 Million M. et al.: *Correlation between body mass index and gut concentrations of Lactobacillus reuteri, Bifidobacterium animalis, Methanobrevibacter smithii and Escherichia coli.* Int J Obes (2005) 37: 1460–66
168 Bircher-Benner M.O.: *Eine neue Ernährungslehre.* Wendepunkt Verlag Berlin, Leipzig, Zürich, 10.Auflage, 1945
169 Bircher-Benner M.O.: *Grundzüge der Ernährungstherapie aufgrund der Energie-Spannung der Nahrung*. Verlag Otto Salle, Berlin, 1905 und 1905
170 Kasnacev V.P.: in Jezowska-Trzebiatovska B. et al.: *Photon emission from biological systems, proceedings of the first international Symposium,* Wroclav, Pland Jan. 1986
171 Bischof M.: *Biophotonen, das Licht in unseren Zellen*. ISBN 3-86150-095-7
172 Popp F.A.: *Biologie des Lichtes, Grundlagen der ultraschwachen Zellstrahlung*. Verlag Paul Parey, ISBN 3-489-61734-7
173 Popp F.A.: *Unsere Lebensmittel in neuer Sicht.* ISBN 3-596-11459-4

174 Van Vijck R. and E. Utrecht Univeriy: *An Introduction to Human Biophoton Emission.* Forsch Komplementärmed. Klass. Naturheilkd. 1005, 12 S.77–83

175 Prigogine I. et al.: *Dialog mit der Natur.* Piper Verlag München, ISBN 3-492-11181-5

176 Pischinger A.: *Das System der Grundregulation, Grundlagen für eine ganzheitsbiologische Theorie der Medizin.* Huat-Verlag, Heidelberg, 1990. 8. erweiterte Auflage, ISBN 3-7760-1183-1

177 Jezowska-Trzebiatowska et al.: *Photon emission from biological systems, proceedings oft he first international Symposium,* Wroclav, Pland Jan, in Popp. F.A.: *Biologie des Lichtes, Grundlagen der ultraschwachen Zellstrahlung,* Paul Parey-Verlag, ISBN 3-489 61734-7

178 Bischof M.: *Biophotonen: das Licht in unseren Zellen.* Verlag 2001, ISBN 3-86150-095-7

179 Van Vijck R. et al.: *An Introduction to Human Biophoton Emission.* Utrecht University Forsch. klass. Naturheilkunde. 1005, 12, S.77–83

180 Pischinger A.: *Das System der Grundregulation, Grundlagen für eine ganzheitsbiologische Theorie der Medizin,* Haug-Verlag Heidelberg, 1990, ISBN 3-7760-1183-1

181 Chang et al.: *Prospektive epidemiologische studie bei Vegetariern: Ergebnisse nach 10 Jahren Follow-up.* Deutsches Krebsforschungszentrum Heidelberg, 1991

182 Watzel B. et al.: *Bioaktive Substanzen in Lebensmitteln.* Hippokrates-Verlag, Stuttgart, ISBN 3-7773-1115-4, 1995

183 Trock et al.: *Dietary fiber, vegetables and colon cancer, critical review and meta-analysis of the epidemiologic evidence.* J. Natl Cancer Inst 82 (199): 650–61

184 Oynlola O. et al.: *Fruit and vegetable consumption and all cause cancer and CVD mortality: analysis of Health Survey for England data.* J. Epidemiol Community Health Published online first 19.4.2014 doi: 10.1136/jech-2013-203 500

Stichwortverzeichnis

2-Naphthylamin 73, 74
4-Aminodiphenyl 74
4-Chlor-o-toluidin 74
α1-Mikroglobulin 35
β-Amyloide 93
β-Carotin 61, 97

Ableitung des Harns nach der Entfernung der Blase 80
Achterbahnfahrt, Wirkung 50
Ackerschachtelhalm (Equisetum arvensae) 62
Aconitum napellus 64
Acrylnitrit 74
ACTH 42
Adenokarzinom der Niere 41
Adenokarzinome 78
Adipositas **85**, 87, 90
Advanced Glycation Endproducts (AGEs) 86
Aflatoxine 96
AIDS 33, 59
Akanthozyten 30
Akzeptable tägliche Aufnahmemenge (ADI) 74
Albumin 10
Aldosteron 9, **13**, **14**
Alkohol 96
Alumina 72
Alzheimerkrankheit 93
Ammoniak 13
Amyloide 61, **93**, 95
Amyloidose **33**
Anämie 43
Andialyse 38
A-Nephropathie 86
Aneurysma 28
Angiotensine 9, **13**
Angst 98
Anthocyane 60
Antibasalmembran-Antikörper-Glomerulonephritis 30
Antibiotika 52, 73
Antibiotische Therapie der Blasenentzündung 56
Antibiotische Therapien 48, 55
Anticholinergika 68
Antidiuretisches Hormon (ADH) **13**
Antidiuretisches Hormon (Vasopressin) 27
Antikörper 88
Antioxidantien 59, 61
Antithrombin-III 32
Anxiolytika 98
Apis mellifica 64
Arachidonsäurestoffwechsel 60
Arnica montana 64
Aromatische Amine 73
Arsen 73
Arteriosklerose 85, 86, 89, **93**
Arteriovenöser Shunt 37
Arthritis 59, 93
Arthrose 93
Atezolizumab 80
Ausgusssteine 48
Autoantikörper 10
Autoimmunerkrankung 35
Autoimmunkrankheit 29
Autoimmunkrankheit (Lupus erythematodes) 30
Autoimmunreaktionen 94
Automatisierte Peritonealdialyse (APD) 39
Autosomal dominant 25
Autosomal dominant vererbte Krankheit (ADPKD) 25
Autosomal-dominant vererbte Zystenniere 25
Autosomal-rezessiv vererbte polyzystische Nierenerkrankung (ARPKD) 26
Axitinib 46
Azidose, tubuläre 48
Azofarbstoffe 74

Bacillus Calmette-Guérin (BCG) 79
Bäder 100
Bakterienflora des Darms 58
Bakteroides 88
Ballaststoffe 87, 96
Bärentraube (Uvae ursi folium) 62
Basalmembrane 9, 10, 29, 32, 86
Basenreserve 13
BAT-Werte (Biologische Arbeitsstofftoleranz) 74
Bauchfellentzündung 39
Beckenbodenschwäche 69
Beckenbodentraining 68, **69**
Beckenschmerzsyndrom, chronisches 58
Belastungsinkontinenz (Stressinkontinenz) 66
Belladonna 64
Belladonna C200 71
Benzidin 74
Benzpyren 73
Bestrahlung 73
Bestrahlung vor der Operation 80
Beta-3-Adrenozeptoren 68
Beta-hämolysierende Streptokokken der Gruppe A 31
Betain 28, 59
Bevacizumab 46
Bewegung **98**
Bifidobakterien 88
Bilharziose 78
Bindegewebe, schlaffes 52
Biologische Information **92**, 95
Biophysikalische Qualität der Nahrungsmittel 90

Birchermüesli 114
Birkenblätter (betulae folium) 63
Blase
- Funktionsstörung 57
- Infektionen **54**
- Krankheiten **52**
- neurogene Funktionsstörungen 58
- überaktiv 68
Blasenentfernung, radikale 79
Blasenentleerungsstörungen 20
Blasenentzündungen, chronische 59
Blasenkapazität 15
Blasenkarzinom
- Einteilung nach dem Ursprungsort 78
- immunhistochemische Beurteilung 78
- Klassifikation 77
- Prognose 81
- Therapie 79
Blasenkrebs **73**
- Alkohol 74
- Aromatische Amine 74
- Ausbreitungstadien 77
- Diabetes mellitus 75
- Diagnose 76
- Ernährung 75
- Harnabflussstörungen 75
- Kaffeekonsum 73
- künstliche Süssstoffe 74
- Naturheilkunde 82
- Rauchen 73
- Symptome 76
- Übergewicht 75
Blasenschmerzen 58
- chronische 57
Blasenspiegelung 76
Blasentraining 70
Blutdruck 13, 14, 26
Blutgerinnungsstörung 16
Bluthochdruck 24, 25, 26, 29, 30, 32, 41, 87, 89
Blutzuckerregulation 88
Blutzuckerspiegel 89
Butter, Pflanzenfette und Öle 126

Cadmium 41
Calcium carbonicum 52
Calciumoxalat-Dihydrat-Steine 48
Calciumphosphat-Steine 48
Candida albicans 55
Cantharis 64
Capaene 60
Carcinoma in situ 79
Carotinoide 61, 97
Causticum C200 71
Chaosprinzip 92
Chemotherapie 82
- adjuvante 45
- neo-adjuvante 45
Chlorambucil 34
Chlorhaltige Lösungen 73
Chlorophyll A-Moleküle 91
Chlorophylltrichter 91
Cholesterin 85, 93
Chondroitinsulfat 59
Chromosoms 9 78
Cisplatin 80
C-Met-Inhibitoren 27
C-Met-Tyrosinkinase 27
Cola 51
Cortisol 88
C-raktives Protein (CRP) 56
Cranberrys 70
Cyclophosphamid 34
Cystinsteine 48, 49, 51
Cytokinen 88

Darmbarriere 88
Darm-Blasenachse **75**
Darmentzündung, chronische 87
Darmflora 86, 88, 94
- gestörte 57
Darm-Harnwegsachse **88**
Darm-Hautachse **88**
Darm-Hirnachse **88**
Darm-Nierenachse **86**
Dauerkatheter 73
DECT-Telefone, tragbare 61
Degeneration 92, 93
Dehydratation 48
Dense Deposit Disease 31
Depression 59, 88
Desoxyribonucleinsäure (DNA) 91
Desserts 150
Diabetes 39, 59, 95
Diabetes des Typs 2 90
Diabetes mellitus 16, 24, 33, 55
- des Typs I 94
Dialyse 10, 26, 37, 85
Dialysetherapie
- Indikation zum Beginn 40
Diät **87**
- Durchführung 102
- fettreiche 85
- glutenfreie 86
- kochsalzarm 86
- vegane 86, **87**
- vegetarische 86
- vegetarische, eiweissarme 86
Dimethylsulfoxid 59
Dissipatives System **92**
distaler Tubulus 13
D-Mannose 63
DNA-Peroxydation 61
Döderlein-Bakterien 55
Dopamin 88
Dranginkontinenz 66
- motorische 66
- sensorische 66
Ductus-Bellini-Karzinom 41
Dulcamara 64
Durchlässigkeit der Darmschleimhaut 88
Dyspareunie 57

Echinacea angustifolia 52
Echter Katzenbart (Orthosiphon) 51
Einteilung von G1 bis G3 78
Eiseninfusion 38
Eiweiss **16**, 86, 89
Eiweiss im Urin 85
Eiweissverlust 32
Eiweisszylinder 16
Elektrolythaushalt **13**
Elektrolytstörungen 81
Elektromagnetische Belastung 98

Endokarditis 31
Endothel 9, 86
Endotheliale Glykation 89
Energie
- chaotische 90
- geordnete 90
Energierhaltungsgesetz von Hermann von Helmholz 90
Enterohepatischer Kreislauf 93
Entfernung mit dem Ureteroskop (URS) 49
Entropie 90
Erbsubstanz 91
Ernährung
- fettreiche 87
- vegane 59
Ernährung und chronische Harnwegsinfekte **58**
Erythropoetin **13**, 24, 38, 42
Erythrozytenzylinder 30
Everolimus 46
Exsikkose 48
Extrakorporale Stosswellenlithotripsie (ESWL) 49

Fatty streaks 93
Fäulnistoxine 93
Fehlbesiedlung im Darm 51
Fehlernährung 10, 33, 61, **93**
Fernmetastasen 43, 82
Ferritin 38
Fettakkumulation in den Nierenkörperchen 85
Fette 96
Fettleber 93
Fettstoffwechselstörung 30, 32
Fibromyalgie 58, 59
Fieber, unklares 56
Filtrationsrate 86
Fistel **20**
Flankenschmerzen 42
Flavonoide 60, 61, 97
Fleisch, gegrilltes 75
Fotosynthese 90, 91
Freie Radikale 61, 86, 89
Fremdkörper in der Harnblase 20
Frischsaftfasten (Bettsafttag) 106
Früchtefastentage 107
Früchte-Frischkorn-Speisen 116
Fruktose 87
Fuchsin 73

Gallensteine 16
Gammaaminobezoesäure (GABA) 88
Ganoderma lucidum 61
Gebärmutterhalskrebs 53
Gebärmuttersenkung 54
Gedächtnis 98
Gelbsucht 16
Gemüse 132
Genaktivität der Bakterien 88
Genom 10
Gepulste Hochfrequenzstrahlung des Mobilfunks, von WLAN-Boxen und tragbaren DECT-Telefonen 83
Geschlechtsverkehr 55
Getreidespeisen 143
Gewichtszunahme 95
Glaukom 93
Glomerula 9, 29
Glomeruläre Filtrationsrate (GFR) **18**, 25, 85
Glomerulonephritiden
- primäre 29
- sekundäre 31
Glomerulonephritis 10, 16, **29**, 86, 87, 89, 94
- frühkindliche membranöse 30
- membranöse 32
- membranproliferative 30
- nekrotisierende intra- und extrakapillär-proliferative 32
- primäre membranöse 29
- rapid-progrediente 32
- sekundäre, durch Autoimmunkrankheiten oder Medikamente 32
Glomerulopathien
- nicht entzündliche 32
- primäre 33
- sekundäre 33
Glomerulosklerose 85
- fokal segmentale 31
- segmentale 86
Glomerulum 12
Glucose **13**, 89
Glutathion 59
Glykosaminoglykan, Mangel an 57
Gold 32
Goldrutentee (Solidago virgaurea) 62
Goldrute (Solidago virgaurea) 52, 70
Goldtherapie 35
Grauer und grüner Star 93
Grundregulation 94
Grundregulationssystem 93
Grundregulationssystem des zarten Bindegewebes (Matrix) **92**

Hämaturie 24, 29, 42
Hämodiafiltration 40
Hämodialyse **37**
Hämofiltration 40
Hämolyse 16
Hämoperfusion 40
Hämorrhoiden 93
Hantaviren 35
Harnableitung „nach Coffey“ 80
Harnblase **15**
Harnblasenkarzinom, metastasiert 80
Harndrang 15
- häufiger 57
Harnfluss, verminderter 55
Harninkontinenz 20, 57, 58, **66**
- Naturheilkunde 68
Harnleiter 14
Harnleiterschiene 50
Harnleitersteine, Zertrümmerung 49
Harnröhre **15**
- Strikturen 52
Harnröhrenklappen 52
Harnsäure 13, 16, 51
Harnsäuresteine 48, 51
Harnstoff-Stickstoff 40
Harnwegsinfekte 24, 27, **54**
- chronische 60, 73
- chronisch rezidivierende 87

– Risiko für 55
– Symptome 55
Hashimoto Thyreoiditis 94
Heildiät mit lebendiger, vegetabiler Frischkost (Rohkost) **105**
Heilpflanzen gegen Krebs 82
Heilpflanzen gegen Nierensteine 51
Heimdialyse 38
Heimhämodialyse 38
Helicobacter pylori 33
Heparin 37
Hepatitis
– chronische 30
Hepatitis B 33
Hepatitis C 33
Herzentzündungen 24
Herzinfarkt 93
Herzinsuffizienz 59
Herzrhythmusstörungen 24, 59
Heublumen 70
Heuhechel (Ononis spinosa) 63
High-Density Lipoproteide (HDL) 85
High-intensity focused ultrasound Ablation 45
Hirnblutung 26
Hirnschlag 93
Hirschgeweihsteine 48
Histamin 57
Hochdruck-VUR 52
Homocystein 28
Homocysteinspiegel **59**
Homöopathie 98
– klassische, gegen Krebs 82
Homöopathische Mittel gegen Blasenentzündungen **63**
Honeymoon-Zystitis 55
Hormonelle Therapie in der Menopause 26
Hufeisenniere 48
Hunner-Ulkus 57
Hyaluronsäure 68
Hydronephrose **53**, 76
Hypernephrom 41
Hyperparathyreoidismus 48
Hyperphosphatämie 40

Idiopathisch 29
IgA-Antikörper 54
IgA-Glomerulonephritis 29
IgG1-Antikörper 30
IgG4-Antikörper 30
IMDC-Score (International Metastatic Renal-Cell Carcinoma Database Consortium Score) 44
Immuncheckpoint-Inhibitoren 46, 80
Immunglobulin A 29
Immunglobuline 10, 86
Immunkomplexe 10, 30, 31
Immunmodulation 97
Immunschwäche 52, 54
Immunsuppressive Therapien 34, 55
Immunsystem 61
Immuntherapie 45
– adjuvante spezifische 46
– spezifische 46
– unspezifische 46
Infekte, nosokomiale 54
Infektionen, sexuell übertragbare 58
Infektion in den Harnwegen 16
Infektsteine 48
Information 92
Information des Sonnenlichtes 92
Inkontinenz 10
– extraurethrale 67
– Heilpflanzen 70
– homöopathische Therapie **71**
– operative Methoden 68
– Therapie 67
Insulin 85
Integralgesetz der Nahrung 94
Interferon 45
Interferon alpha (IFNα) 46
Interferon-α-2b 45
Interleukin-2 (IL-2) 46
Intermittierende Peritonealdialyse (IPD) 38
Interstitielle Nephritis 10
Irreversible Veränderungen der Darmflora 87

Jenaer Harnblase 81

Kaffee 26, 51, 96
Kalium 13
Kalium- und Phosphathaushalt 86
Kalorien 90
Kaltschalen 117
Kapillarschlingen 9, 12
Kapillarsystem 9
Kardiovaskuläre Krankheiten 87
Karnofsky-Index 44
Kartoffelgerichte 140
Karzinom
– chromophiles 41
– chromophobes 41
– klarzelliges 41
– neuroendokrines 78
– papilläres 41
Kasein 28
Katecholamin 88
Ketamin 53
Ketonsäuren 16
Klima 98
Kochprobe 16
Kochsalzspiegel hoch nach den Mahlzeiten 86
Kohärenz 91
Kohärenzprinzip 92
Kollagenkrankheit 33
Komplementfaktor C3 31
Komplementsystem 31
Kontinuierliche ambulante Peritonealdialyse (CAPD) 39
Kontinuierliche arteriovenöse Hämodialyse (CAVHD) 40
Kontinuierliche, arteriovenöse Hämofiltration (CAVH) 40
Kontinuierliche venovenöse Hämodialyse 40
Kontinuierliche venovenöse Hämofiltration (CVVH) 40
Kontinuierliche zyklische Peritonealdialyse (CCPD) 38
Kopfschmerzen 58

Korallensteine 48
Koronare Herzkrankheit 26
Körperoberfläche 18
Körperwärme 14
Kortikosteroiden 55
Krampfadern 93
Kräuter und Saucen, passende 122
Kreatinin-Clearance **18**
Kreatininspiegel **18**, 35, 87
Krebs 10, 33, 52, 59, 61, 81, 93
– oxidativer Stress 89
Krebsbekämpfende Diät 47, 82
Kristalle 16
Kuhmilchalbumin 30
Künstlicher Schliessmuskel 68
Kürbissamen 70

Lähmung der Blase 52
Laktobazillen 88
LASER-Amplifikation des Lichtes 91
Laserlithotripsie 50
LASER-Prinzip 91
LASER-Schwelle 91, 92
LDL- und VLD-Lipoproteide 85
Leaky Gut Syndrom 86
Lebendigkeit der Nahrung 94
Lebensenergie 91
Lebensordnung 83
Leberfibrose 25, 26
Leberschäden 51
Leberzirrhose 28, 29
Leberzysten 27
Leiden, degenerative 61
Leinöl 96
Leistungssport 18
Leptin 88
Leukenzephalopathie, progressive multifokale 34
Leukotriene 60
Leukozytose 56
Lichtspeicherung 91
Liebstöckel (Levisticum offizinale) 63
Lilium tigrinum 72
Linolsäure 85
Lipidperoxidation 61
Lipidstoffwechsel 85
Lipidsynthese 85
Lipoproteinlipasensystem 85
Literaturnachweis 161
Löwenzahnwurzel 51
Luftbad 99
Lupus erythematodes 32, 33, 85
Lycopodium clavatum 65
Lymphknoten 93
Lymphome 41
Lymphozyten **32**
Lymphozyten der Th2-Schiene 96
Lymphzellen der Th1-Schiene 96

Magnesiumammoniumphosphat-Steine 48
Mainz-Pouch 80
Makroalbuminurie **24**
Makrohämaturie 20, 76
Makuladegeneration 93
MAK-Werte (Maximale Arbeitsplatzkonzentration) 74
Malaria 33
Markersysteme 76
Matrix 95
Medikamente, immunsuppressive 54, 73
Melatonin 83
Mesangium 29
Metastasen 42
Metastasierung 79
Mikroalbuminurie **24**
Mikrobielle Therapie 88
Mikrobiom 10
Mikrobiom der Harnwege 58, 75
Mikrobiom im Darm 87
Mikrohämaturie 20, 43, 76
Milcharten 125
Milchprodukte 30, 75
minimal Change Glomerulopathie **32**
minimal invasive Therapien 45
Mirabegron 68
Mitomycin C 79
molekulargenetische Diagnostik 25
Molekularsieb 92
Monoklonale Antikörper 34
Morbus Basedow 94
Morbus Berger 29
Morbus Boeck 35
Morbus Hippel-Lindau 41
MRT der Nieren 21
mTOR-Inhibitoren 46
Müdigkeit, chronische 58
Multiple Sklerose 53

N-Acetylcystein 59
Nachtdialyse 38
Nackenguss 101
Nahrungsenergie **90**
Nahrungsmittel
– gegen Krebs 96
– mit antioxydativer Wirkung 61
– mit Entzündungshemmender Wirkung 60
– mit natürlicher antibiotischer Wirkung 60
– photonenhaltige 91
– zur Stärkung und Modulation des Immunsystems 61
Nahrungsökonomie 94
Nahrung, tierische 96
Natrium 13
Natriumverlust 26
Naturheilkunde **84**
Nebennieren 9, 12
Neoadjuvante Chemotherapie 79
Neoblase 80, 81
Nephritis
– interstitielle 26, **35**, 73, 87
– tubulo-interstitielle 35
Nephroblastome 41, 42
Nephrolithen 48
Nephrolithiasis 48
Nephron **12**
Nephronophthisis 26
Nephropathie
– diabetische 33
– membranöse 30
Nephrose 93
Nephrotisches Syndrom 30, **32**, 85, 86, 87

Nervus vagus 88
Nested-Variante 78
Neugeborene 56
Neuralgische Schmerzen 58
Neuraltherapie 72
Neurohypophyse 13
Neurotransmitter 88
Neurovegetative Regulation 12
Niederdruck-Vesikoureteraler Reflux (VUR) 52
Nieren **12**
Nierenbeckenentzündung 49, 54, 55
Nierenbeckenkarzinom 42
Nierenbiopsie 25
Nieren-Blasentee 62
Nierenentzündungen 86
Nierenfunktion **18**
Nierengriess 48
Niereninsuffizienz 10, 18, 24, 25, 29, 35, 47, 85
– chronische 40, 41, 86
– postrenale 49
– terminale 25, 26, **37**
Nierenkanälchen 9, 12
– proximale 41
Nierenkarzinome
– Diagnose 43
– Klassifikation 41
Nierenknäuelchen **12**
Nierenkörperchen 9
Nierenkrebs 26, **41**
Nierenmark 12
Nierenpapillen 12
Nierenpunktion 30
Nierenrinde 12
Nierensteine, Methoden zur Entfernung 49
Nierensteinleiden 87
Nierenszintigraphie 22
Nierentransplantat 56
Nieren- und Blasenkrankheiten, Ernährung **85**
Nieren- und Blasenkrebs 87
Nieren- und Blasensteine **48**
Nierenversagen 86
– akutes 40, 49
– chronisches 59
– diabetisches 93
Nierenzellkarzinom **41**
– Immuntherapie 46
– inoperabel oder metastasiert 45
– Prognose 44, 47
– Prognose-Scores 44
– Therapie 44
– TNM-Klassifikation 43
– Überlebenszeit des metastasierten 46
– UICC-Stadieneinteilung 44
Nierenzysten und Zystenniere **24**
Nitrite 16, 56, 96
Nivolumab 46, 80
NON-REM-Schlafphasen 98
Norepinephrin 88
Nutritiver Reiz 98
Nux vomica 65
Nykturie 57

Obst und Gemüse 86
Ödeme 29, 30, 32
Omega-3-Fettsäuren 28, 86
Orale Tyrosinkinase-Inhibitoren 46
Ordnungstherapie, allgemeine Richtlinien 102
Ordnungstherapie der Nieren- und Blasenkrankheiten **84**
Organübergreifende Sensibilisierung 57
Osmolarität 13
Osteoporose 24, 93
Östrogene 68
o-Toluidin 74
Oxalatsteine 51
Oxalsäuresteine 48
Oxidation 93

Paraneoplastische Syndrome 42
Paraplegie 53
Parathormon 42, 48
Pathologische Darmflora 87
Pazopanib 46
PD-L1 80
Pembrolizumab 80
Penicillamin 32
Penisbändchen 68
Peptidhormone 13
Peritonealdialyse (PD) 38
Peritoneum 39
Perkutane Nephrolitholapaxie (PNL) 49
Pessare 55
Pflanzenöle, ungesättigte 96
Pflege der Haut 99
Phosphatgehalt in der Nahrung 28
Phospholipase A2-Autoantikörper (PLA2R) 29
Photodynamische Diagnostik **76**
Photonen **91**
Phytinsäure 97
Phytoöstrogene 28, 61
Pilzinfekte 52
– vaginale 57
PKHD1-Gen 26
Plattenepithelkarzinome 78
Podozyten 29, 31, **85**
Polyaromatische Kohlenwasserstoffe 73
Polyphenole 61
Positronen-Emissions-Tomografie (PET) 76
Post-Streptokokken Glomerulonephritis 31
Potenzial an biologisch verfügbarer Energie 87
Potter-I-Niere 26
Pouch 81
Präeklampsie 86
Prednison 34
Preiselbeeren (Cranberries) 63, 70
Prevotellabakterien 88
Primärharn 9, 12, 85
Proliferationsmarker Ki-67 78
Prostaglandine 60
Prostaglandinsynthese 97
Prostata 10, 15, 56
– Vergrösserung 52, 54, 66
Prostatakarzinoms 66
Prostatitis, chronische 58
Proteaseinhibitoren 61
Protein p53 78

Proteinurie 24
Proteoglykane 92
Proximaler Tubulus 13
Psoriasis 94
pT1G3-Tumor 79
Pulsatilla pratensis 65
Purine 51
Purpura Schönlein-Henoch 36, 87
Pyelonephritis 49, 54

Quecksilber 35
Quercetin 61, 97

Radiochemotherapie 80
Radiofrequency interstitial tumor ablation (RITA) 45
Radiotherapie 82
Rauchen 26, 61
Rauchen, auch Passivrauchen 41
Reactive Oxygen Species 10
Reflexinkontinenz 67
Reflux **14**
– Klassifikation des vesikoureteralen 53
– primärer 52, 53
– sekundärer 52, 53
– vesikorenaler **52**
– vesikoureteraler 52, 54
Refluxkrankheit kleiner Kinder 20
Reinigung 117
Reizdarmsyndrom 58
REM-Schlaf 98
Renin 9, **13**, 27, 42, 87
Resistenzprüfung 57
Resonanz, ordnende 92
Reversible Veränderung des Mikrobioms 87
Rezepte 113
Rezeptverzeichnis 157
Rezidivierende Harnwegsinfekte 10, 20
Rheumamittel 73
Rheumatoiden Arthritis 94
Rohgemüse, pürierte 122
Rohgemüse und Salate 117
Rohkost 94, 106
Rohkostanteil 51
Rohkostdiät 35, 96
Rosmarin (Salvia rosmarinus) 63
R.O.S. (reactive oxydative species) 93
Rotierende Trommel 37

Saccharin 74
S-Adenosylmethionin 59
Säfte 113
Salate von gekochten Gemüsen 138
Salatsaucen 118, 122
Sammelrohre 12
Sarkoidose 33, 35
Sarkome 41, 42, 78
Sarsaparilla 65
Saucen 147
Saucen zu Salaten und Rohgemüse, passende (Tabelle) 124
Sauerstoffgehalt 96
Säure-Basen-Haushalt **13**, 81
Scharlach 31
Scheidendiaphragma 55
Schilddrüsenentzündungen 33
Schilddrüsenstimulierenden Hormons (TSH) 88
Schistosomiasis 78
Schlaf **98**
Schlafmittel 98
Schlaganfall 26
Schleim als Zusatz zu Säften 114
Schleimhautzellen im Urin 16
Schlingenextraktion 49
Schmerzmittel 41
Schokolade 51
Schwammniere 26
Schwangerschaft 26, 53, 54, 63
Schwarztee 51
Schwefel 59
Seelische Gesundheit 98
Sekundäre Pflanzenstoffe 82, 87, 94
Sekundäre Pflanzenstoffe (Phytochemicals) **60, 96**
Selen 96
semipermeable Membran 37
Sepia C200 71
Sepia officinalis 65
Sepsis 40, 54
Serotonin 88
Signaltransduktionswege 46
Sirolimus 27
Sklerodermie 94
Sklerose, tuberöse 41
Sojaeiweiss 28
Sonnenlicht 90
Sonnenlichtbad 99
Sonografie der Niere 21
Sorafenib 46
Speisen, gekochte 127
Speisezettel 106
Spermizide 55
Stadieneinteilung nach UICC 77
Staphysagria 65
Stark oxidierende Substanzen (R.O.S.) 89
Stickoxid (NO*) 86
Stoffwechselschlacken 93, 95
Störfeld 94
Strahlung des Mobilfunks 61
Stress 88
– oxidativer 85, 86, 95
Stressinkontinenz 66
Struvitsteine 49
Succinat 28
Sulfide 60, 61, 97
Sunitinib 45, 46
Suppen 127
System der Lymphgefässe 93

Tagesmenü 107, 109
Tangeretin 61, 97
TAU-Proteine 93
Taurin 59
Taurocholinsäure 87
Terebentinum 65
Th1-Helferzellen 32
Th2-Helferzellen 32
Therapie der Ursachen 84
Thermoablation 45
Thermodynamik
– 1. Hauptsatz der 90
– 2. Hauptsatz der 90, 92

Thermodynamisches Gleichgewicht 92
Thiosulfinate 60
Thunder God Vine 27
Tierische Eiweisse **61**
Tolvaptan 27
Toxoplasmose 33
Transplantatniere 39
Transportsysteme 13
Transurethralen Prostatresektion (TUR) 66
Transurethrale Resektion 79
Treponema pallidum 33
Trichloräthen 41
Triglycerid- und Cholesterinstoffwechsel **85**
Trinken, richtiges 71
Triptolid 27
Trockenbürsten 101
Tubuli 12
Tubulus 9
Tumore, papilläre 78
Tumorsuppressorgens p53 des Chromosoms 17 78
TVT-Operation („Tension-free vaginal tape") 68
Typ-IV-Kollagen 30
Tyrosinaserezeptoren 45
Tyrosinkinasen VEGFR, PDFGRA/B, FGFR1 46

Übergangskost (salzlose Nierenschonkost) 109
Übergewicht 41, 66, **85**
– und Inkontinenz 71
Überlaufinkontinenz 67
Übersäuerung 89, 95
Ultraschalluntersuchung 17
Ulzerative interstitielle Cystitis 57
Unterleibsschmerzen, chronische 57
Unterschied zwischen Leben und Tod 91
Untersuchungstechnik **20**
Urämie 40
Urämische Enzephalopathie 40
Urämische Perikarditis 40
Uretermündungen 14
Urethra 15
Urethritis 54
Urinkultur 16
Urinstatus 76
Urinzytologie 76
Urobilinogen 16
Urographie
– intravenöse 21, 43
– retrograde 21
Urolitholyse, medikamentöse 49
Uromodulin 55
Uroplakin 78
Urosepsis 54
Urostoma 81
Urothel **15**, 42, 54, 73, 78
Urothelkarzinome 80
UV-Licht 91

V2-Rezeptor 27
Vaginale Mikrobiom 10
Vaginales Band 68
Varikozele 42
Vaskulitis 32, 33
Vegane Frischkostdiät 87
Vegetabile Frischkost 61, 76, 91
Vegetabile Rohkost **87**
Vegetabile Vollwertkost 58
Vegetarier 96
Ventilsteine 48
Vergiftung 40
– durch Medikamente 40
Verlust eines Bruchstücks des Chromosoms 3 41
Vier Engen, wo Steine sich verfangen **14**
Vitalität 98
Vitamin B6 59
Vitamin B12 59, 94, 105
Vitamin-D 24
Vitamine A, C, D und E 96
Vitamine A, C, E 61
Vitamine A, C und D 61, 97
Vitiligo 94
Vollsafttag 106
Vormitternachtsschlaf 83
Vulva, Schmerzen in der 58

Wandern 83
Wärmeenergie 90
Waschung, wechselwarme 101
Wasseranwendungen 99
Wasserhaushalt **13**
Wasserrückresorption 13
Wassertreten 101
Wechseldusche 101
Wechseljahre 55
Wilms-Tumor 42
WLAN 61
Wochenpläne 110

Xanthin-Steine 48

Zellstrahlung, ultraschwache 91
Zellulitis 95
Zink 96
Zivilisationskrankheiten 95
Zwischenzellflüssigkeit 92
Zwischenzellsubstanz **92**
Zyklisches Aminomonophosphat (cAMP) 27
Zystektomie 80
Zystennieren 10
– erbliche 25
– Ernährung 28
– erworbene 25, 26
– Komplikationen 27
– Prognose vererbter 25
Zystitis 54
– chronisch interstitielle 60
– interstitielle 57, 58
Zystoskopie **20**
Zytokeratin 78
Zytokin „VEGF" 46
Zytostatika 46, 73